实用临床护理规范系列

SHIYONG LINCHUANG HULI GUIFAN XILIE

总主编·张玉侠

实用临床护理评估工具手册

秦 薇·主编

U0377205

复旦大学出版社

本书编委会

总主编 张玉侠

主　编 秦　薇

副主编 徐建鸣　曹艳佩　郭　琦　叶丽萍　丁　焱　顾　莺　张　琦

编　者（按姓氏笔画排序）

丁　焱	（复旦大学附属妇产科医院）
王　轶	（上海市徐汇区中心医院）
王晓娇	（复旦大学附属妇产科医院）
王　萍	（复旦大学附属中山医院）
王　颖	（复旦大学附属中山医院）
卢文文	（复旦大学附属华山医院）
叶丽萍	（上海市闵行区中心医院）
史　雯	（上海市徐汇区中心医院）
宁　旋	（上海市徐汇区中心医院）
冯　丽	（复旦大学附属中山医院）
刘睿艳	（复旦大学附属中山医院）
闫亚敏	（复旦大学附属中山医院）
许雅芳	（复旦大学附属华山医院）
肖沙璐	（复旦大学附属中山医院）
吴　燕	（复旦大学附属中山医院）
张育红	（复旦大学附属中山医院）
张　琦	（复旦大学附属中山医院）
陈金星	（上海市徐汇区中心医院）
林　颖	（复旦大学附属中山医院）
季单单	（复旦大学附属中山医院）
周云峰	（复旦大学附属中山医院）
郑　峥	（复旦大学附属中山医院）
俞静娴	（复旦大学附属中山医院）
秦　薇	（复旦大学附属中山医院）
顾春怡	（复旦大学附属妇产科医院）
顾　莺	（复旦大学附属儿科医院）
徐　燕	（复旦大学附属华山医院）
徐建鸣	（复旦大学附属中山医院）
徐晓华	（复旦大学附属中山医院）
郭　琦	（上海市徐汇区中心医院）

黄慧群　　　　（复旦大学附属中山医院）

曹艳佩　　　　（复旦大学附属华山医院）

盛　佳　　　　（复旦大学附属妇产科医院）

康百慧　　　　（复旦大学附属中山医院）

康　艳　　　　（上海市闵行区中心医院）

葛霄琳　　　　（复旦大学附属华山医院）

虞正红　　　　（复旦大学附属中山医院）

颜美琼　　　　（复旦大学附属中山医院）

潘文彦　　　　（复旦大学附属中山医院）

潘诗悦　　　　（复旦大学附属中山医院）

序 一

医疗与护理是构成医学的两个最重要部分。历经百年蕴积的现代护理,对现代医疗卫生健康发挥着越来越重要的作用。如今,护理学已经成为与临床医学平行的一级学科,这为护理学科的发展提供了更广阔的空间,也提出了更高的要求。现代护理学需要对护理实践的经验、规范、研究进行总结凝练,从而形成可推广、可传承的学术体系。

复旦大学附属中山医院护理团队在学科带头人张玉侠教授的带领下,汲取80余年护理实践经验,汇聚集体智慧,总结国内、外最新护理研究成果,编撰了"实用临床护理规范系列"丛书。我有幸先睹为快,阅读了丛书中的部分内容,感触颇深。

这套丛书最大的亮点正是书名中的"规范"和"实用"。"规范"是对医疗护理工作的基本要求,不以规矩则不成方圆,临床工作更是如此。中山医院护理学科80多年来所取得的一切成就,都是基于历代中山护理人对"规范"的严格恪守和实践——规范的临床操作、规范的培训体系、规范的学术研究、规范的管理模式等。正因为中山医院一代代护理人长期坚持严谨、规范的工作作风,才使得中山医院护理学科在多个领域成为行业标杆,并能成为"全球卓越循证护理中心"。积长年护理实践之经验和成果,中山医院护理团队编撰了这套"规范"丛书,形成了一定的理论,供大家分享、借鉴,共同促进我国护理事业的发展和不断提升。"实用"二字则体现了这套丛书的编撰风格。丛书的总主编张玉侠教授和各位编者均是活跃在临床一线的具有丰富护理经验的专家和骨干。他们从临床护理实践的基本问题入手,重"实"、重"用",强调科学护理,尽可能多地呈现护理领域的创新成果。"实用"二字也是基于中山医院护理团队多年来重视临床、重视实践、重视思考、重视培训的工作风格,源于中山医院护理团队多年来的经验积累和实践成果。相信这套丛书对提升护理质量、促进护理学科发展具有一定的指导价值和科学意义。

进入新时代,中山医院作为公立医院中的"国家队",在推进我国医疗卫生事业高质量发展和促进人民健康的进程中应该发挥引领和示范作用。我真诚地向大家推荐这套

"实用临床护理规范系列"丛书，相信它会对广大一线护理人员的临床实践和成长具有较大的借鉴和指导作用，对我国临床护理实践和管理的规范化起到积极的推动作用。

是为序。

中国科学院院士

复旦大学附属中山医院院长

2024 年 8 月

序 二

护理工作是整个医疗卫生工作的重要组成部分，在防病治病、抢救生命、促进健康、减轻病痛和提高生活质量等方面均发挥着不可替代的作用，尤其是在实施"健康中国"战略的奋斗征程中，为人民提供全面、全程、全生命周期的健康服务更是广大护士的责任所在。随着医疗护理新理念、新技术日新月异，将科学、优质、有效的知识和经验整合入临床护理实践是促进临床质量和学科发展的重要策略。护理是一门实践性、操作性很强的应用学科，所谓"工欲善其事，必先利其器"，临床实践中需要有一套科学、实用的参考书籍，以提高工作效率和提高护理质量。

复旦大学附属中山医院护理学科作为国家临床重点专科建设项目，在护理管理、临床护理服务、护理专科技术、护理人才培养等方面均具有较丰厚的积累和创新。为满足临床护理实践的发展需求，复旦大学附属中山医院与全国的临床护理专家携手合作，同时得到各个领域医疗专家的大力支持，共同编写了"实用临床护理规范系列"丛书。本套丛书汇总了当前各专科先进、尖端的医疗技术和护理规范，同时也凝聚了一流大型综合性医院的管理智慧和前沿理念，希望为临床护理管理者和一线人员的实际工作提供借鉴和思路。

"实用临床护理规范系列"丛书总结了中山医院多年的临床护理经验、规范和标准，系统地梳理了重症护理、急诊急救护理、心脏疾病护理、肝脏疾病护理、静脉输液治疗护理、临床护理操作规程、血液净化临床护理等领域的护理重点和核心要素，结合最新指南、最佳证据及国内外专家共识，经过广泛、深入和反复的论证，并遵循严谨的书籍编写程序，希望最终呈现给读者高质量的内容。整套丛书在内容和结构上简洁明了，注重全面性、实践性、应用性元素的融合。本套丛书的出版将有助于一线护士建立科学的临床思维，在现代医学高速发展的进程中为患者提供科学、全面、高效及充满人文精神的整体护理照护。

　　本套丛书的编写得到了复旦大学附属中山医院、复旦大学出版社各级领导及国内各级医疗单位同道的大力支持和悉心指导,在此一并表示衷心的感谢。

　　本套丛书旨在为临床一线护理人员提供实用、前沿的参考性书籍,以助力他们更新专业理念、提升理论水平和优化实践技能。但由于编者水平所限,时间仓促,书中难免有不足之处,在此恳请广大同道及读者提出宝贵意见,以利于日后继续改进!

复旦大学附属中山医院

教授、护理部主任　张玉侠

2024 年 8 月

前　言

随着医学科技的飞速发展,临床护理工作的模式从传统的功能制护理逐步转变为以患者为中心的责任制整体护理。该护理模式强调全面、系统、连续的服务,力求为患者提供最优质的照护体验。在责任制整体护理的实践中,护理程序是其不可或缺的内容,而护理评估作为护理程序的首要环节,对于提高护理质量、保障患者安全具有重要意义。

护理评估是全面、系统、准确、动态地收集患者健康资料的过程,是科学展开护理程序的第一步。基于有效的护理评估,护士开始了解患者健康状况,逐步掌握患者的病情,通过审核、整理与分析评估资料,明确患者健康状况、存在的健康问题及可能的原因,确定患者当前的护理问题/诊断/焦点,针对性提出科学、有效的护理干预措施,为患者的康复保驾护航。

本书旨在为护理从业者提供全面、实用的评估工具参考手册,呈现了一系列全面而实用的护理评估工具,力求将最具价值和实用性的评估工具整合在一起;注重工具的实用性和操作性,力求以清晰、简洁的方式呈现各种评估工具的使用方法。在这个信息快速更新的时代,医学和护理领域不断进步和变革。因此,本书将作为一个灵活的工具集,不断更新和完善。

本书包含 5 章,每章涵盖了不同领域和专业的评估工具。第一章为护理评估概述,阐述了护理评估的概念和意义、护理评估的分类、护理评估工作种类与应用注意事项。第二章为专项护理评估工具,阐述了各种常见的专项评估工具,如自理能力、疼痛、压力性损伤风险等专项评估,帮助护理人员更好地评估和掌握相应病情。第三章为专科护理评估工具,介绍了不同的专科护理评估工具,如心血管专科评估、呼吸专科评估、消化专科评估等,旨在提供针对不同专科疾病患者的护理评估工具。第四章为特殊人群护理评估工具,关注孕产妇、小儿、急诊患者、危重症患者评估,提供针对特殊人群的关键项目的评估工具。第五章为操作技能中的护理评估工具,阐述了伤口护理、造口护理、静脉治疗护理、腹膜透析护理等操作中可使用的评估工具,为护理操作的科学性、有效性提供参考。

本书邀请了众多经验丰富的护理专家参与编写,他们提供了大量的实践经验和案例分析,使本书更具实用性、操作性和指导意义。同时也结合了当前临床护理实践最新进展,参考大量的国内外相关文献和资料编写而成,具有一定的学术价值。衷心希望本书能够为护理工作者提供参考和支持。

本书在编写过程中得到了复旦大学附属华山医院、复旦大学附属妇产科医院、复旦大学附属儿科医院、上海市闵行区中心医院、上海市徐汇区中心医院等参编单位的大力支持,在此向编委、各章节的编者表示诚挚的感谢。

由于时间和水平有限,本书还有不足之处,恳请读者不吝指正,使本书能够不断完善。

复旦大学附属中山医院

护理部副主任,主任护师 秦薇

2024 年 8 月

目 录

第一章 护理评估概论

第一节 护理评估的概念与意义

一、护理评估的概念

1. 评估 评估的解释为评价与估量,也指评价、品评,意为对方案进行评估与论证,以决定是否采纳。英语同义词可以包含 to assess, to estimate, to appraise, to evaluate。而健康照顾领域的评估更加对应 to assess,以评定和估量患者健康问题的状态为主要特征

2. 护理评估 护理评估就是执业护士基于护理学科的专业知识与临床护理实践要求,在所在医疗机构规范要求的评估框架下,全面、系统、准确和动态地收集患者健康资料,并进行审核、整理与分析,进而明确其健康状况、所存在的健康问题及可能的原因,确定该患者当前护理的问题、诊断、焦点的过程。简言之,护理评估就是收集-整理-分析-确定需要解决的问题、诊断、焦点全过程。

二、护理评估的意义

(一)护理评估是开展医疗照顾的前提

1. 护理评估是科学展开护理程序的第一步 护理程序就是一个科学解决患者护理问题的路径,只有通过评估,综合、分析、解释和诊断性推理,进而找出主要的护理问题,才能有针对性地提出科学、有效的护理干预措施。

2. 护理评估是所有诊疗工作的开端 门诊就诊患者通过预检护士的初步评估可以确定就诊的专科和专病;急诊预检护士通过快速评估能够及时根据病情危重程度将患者分级,从而缩短了需要急救的患者抢救时间,为患者赢得更多生机;择期住院的入院患者通过责任护士的护理评估发现高风险点(如跌倒风险),从而做好针对性风险防范的系列准备;待手术患者通过护理评估如压力性损伤风险,可以做好术中减压的防范;静脉治疗(静疗)护士通过评估可以为患者选择合适的静疗通路和置入方式;管饲患者每次管饲前需要通过护士对喂养管通畅情况和胃肠排空状况的评估才能启动管饲;若患者突发意外,需要通过医护人员的快速评估来了解是否需要启动心肺复苏程序。

（二）科学、规范的护理评估是高质量诊疗护理的保证

1. 护理评估是遵循科学原理的产物　护理的发展历史并不长，但从近代护理的直觉护理到现代护理的科学护理变化很多。原来"只评估生命体征"的局限已经被摒弃；现代护理要求专业护士通过评估来确认护理对象的健康问题和基于健康问题的生理、心理及社会反应。因此，护理的科学性大大提升。需要获取更多患者健康和疾病相关的信息，如患者的主要生命体征，患者的营养、活动、休息等基本生活习惯，患者的居住环境、同住家庭成员、潜在的主要照顾者等信息，来确认患者所面临的护理问题。

2. 护理评估通过评估制度和流程保证规范性和客观性　规范的护理评估第一步是问诊，需要护士向患者/陪伴者进行自我介绍，获得患者/陪伴者的理解与应允后，进一步了解患者的基本资料、主诉和日常生活状况，现病史、既往史、个人史和家族史，以及患者的心理社会状况。通过这样的语言和非语言交流，表明护士愿意竭尽所能帮助患者解除疾病困扰，缓解病痛症状，并借此表达同情、同理心。规范的体格检查是第二步，护士使用感官，借助血压计、听诊器等工具，客观评估患者的体征。评估者专业、熟练的评估技能是赢得患者信任的决定性因素。

3. 护理评估始终遵循持续和动态原则　疾病的发展、治疗的转归是持续变化的状态。例如，刚入院患者即使经评估没有下肢深静脉血栓的风险，但肺部肿瘤确诊和肺叶切除手术方案制订后，患者会经历外科手术创伤和麻醉带来的血液动力学改变，外加药物的不良反应和手术后活动受限等巨大变化，就会产生下肢深静脉血栓的高度风险。因此，对于患者的护理评估不应停留在一时一事，而要持续地根据病情变化及时、动态地调整评估频率。

（三）护理评估是护士必须具备的核心能力

护理评估是护理工作的开端。20 世纪 70 年代，各国护理学（协）会推行的护理程序就是从评估开始，通过评估找到患者重点护理问题，随后才能有的放矢地制订护理目标和计划，实施护理措施，评价护理效果，形成完整、动态的护理工作的闭环。20 世纪 80 年代，各国护士学（协）会因国际上医学模式由单纯生物模式转化成生物-心理-社会模式，先后发出过"护士必须具备整体护理评估的能力"的要求；1993 年，国际护士协会在制定护理质量的正式文件中明确表述："护士拥有护理评估技能是高质量护理标准之一"；21 世纪以来，世界卫生组织患者安全联盟和一些医学教育组织也纷纷发布了"信息技术能力是医护人员必须掌握的核心能力之一"；近 10 年来，发达国家专科护士培养教育的开创，专科护士执业范畴的实践呈现高潮，对护理评估的挑战也再次被激发。例如，危重症专科护士运用超声技术评估患者的深静脉血栓，静脉治疗（简称静疗）专科护士运用影像学技术评估患者深静脉位置；呼吸重症护士/呼吸治疗师运用气管镜技术评估患者的气道通畅程度；麻醉专科护士术前访视时应用专科量表评估困难气道患者，从而能在手术过程中更好地应对困难气道患者的麻醉。护士的核心能力必然会随着医学科学进步、信息技术发展和护理职能拓展而不断进步与发展。

第二节　护理评估的分类

一、护理评估的常用分类方法

（一）可以根据不同场所、不同人群、不同目的而有不同的分类方法

1. 依据评估发生的地点　可以分为急诊护理评估、门诊护理评估、社区护理评估和入院护理评估。

2. 依据住院后所处的专科　可以分为外科住院评估、内科住院评估、ICU 护理评估、产房护理评估和化疗护理评估。

3. 依据评估对象所处的不同生命过程　可以分为新生儿出生时状态的阿普加评分（Apgar 评分），儿童发育成长评估，成人护理评估，老年人护理评估和临终期人群的评估。

4. 依据评估目的　可以分为入院评估，手术前评估，出入监护室评估，健康教育评估，出院前评估，专项评估和实施特殊技术的评估。

5. 依据健康问题分类的不同理论架构　可以分为生理-心理-社会评估模式，功能性健康形态模式，马斯洛（Maslow）需求层次模式，人类反应形态模式。

（1）生理-心理-社会评估模式：一般按主观资料与客观资料进行评估及资料综合整理。主观资料分为生理、心理及社会系统分类；客观资料根据来源分为体格检查、辅助检查。该评估模式虽源于传统的医学模式，但比较符合资料收集的习惯，目前在临床上应用广泛。

（2）功能性健康形态模式：又称 Majory Gordon 功能性健康形态模式。该模式是根据所涉及的健康感知与健康管理、营养与代谢、排泄、运动与活动形态、睡眠与休息、认知与感知、自我概念、角色与关系、性与生殖、应对与应激耐受、价值与信念共 11 个形态，将相关的主观资料与客观资料进行整合。由于其资料组织形式有利于护士顺利找出护理问题或诊断，特别是在护理信息系统智能化的基础上，受到比较广泛的关注和一定范围内的实际应用。

（3）马斯洛需求层次模式：将所收集的资料按照马斯洛的 5 个需求层次，即生理需要、安全需要、爱与归属需要、自尊需要与自我实现的需要进行分类。这种分类的组织形式可以协助护士从生理、心理和社会等方面进行资料收集与分析，但与护理问题或护理诊断尚无一一对应关系。

（4）人类反应形态模式：该模式是北美护理诊断协会为使护理问题、护理诊断标准化而发展的一种对应的护理评估分类系统，包括交换、沟通、关系价值、选择、移动、感知、认识和感觉等 9 个方面。

（二）本书的护理评估分类

依据各医疗机构的收治患者类型，治疗手段使用频率，患者风险集中趋势及使用信息化的便捷程度,一般可以自行制订评估的分类与原则。本书根据编者所在医疗机构特点,选择如下评估分类。

1. 一般情况的评估　问诊,查体,心理与社会评估,读取检验结果。

2. 专项护理风险评估　如跌倒/坠床风险评估,营养状态评估。

3. 专科护理评估　如心血管专科评估,呼吸专科评估。

4. 特殊人群评估　如小儿评估,孕妇评估,急诊患者评估。

5. 操作技术中的护理评估　如经外周静脉穿刺中心静脉置管(peripherally inserted central catheter,PICC)相关性血栓风险评估和结肠镜检查肠道准备的质量评估。

二、护理评估的步骤

(一)收集资料的方法

1. 问诊　责任护士对患者或家人等知情者进行有目的、有计划的系统询问,从而获得患者健康史等相关资料的交谈过程。可按一般资料、入院原因、日常生活状况、既往史、个人史、家族史、心理社会状况等内容有序进行。应明确问诊各部分内容的目的,才能更好地理解具体问诊内容及相应的问诊技巧。通过问诊获得的患者机体功能异常和病理学变化的主观感受称为症状,如发热,心前区疼痛等。

举例:值班护士测量体温时发现患者发热,体温39℃,护士在问诊中会关注患者发热发展特点和发热后的伴随反应。例如:起病缓急、原因/诱因、发热程度、热程、热型及伴随症状;病因与诱因:有无发热相关疾病,如感染性疾病、脏器手术等相关接触史;发热的影响:如食欲减退、恶心、呕吐、高热或超高热时甚至会出现谵妄或幻觉,大量出汗甚至脱水;诊疗与护理过程:如采用的治疗与护理措施、给服的药物及名称、剂量和给药途径。再辅以发热症状相关所需的进一步体格检查,如呼吸道听诊、病毒筛查、血象实验室检查,必要时的影像学检查;随后护士会综合分析该患者的问诊、体检和实验室检查结果及医师的诊断,确定当前与发热相关的护理诊断如下:体温过高(与病毒感染有关);体液不足(与大量出汗或液体摄入量不足有关);营养失调(低于机体需要量,与发热所致物质消耗增加及营养物质摄入不足有关)。

2. 体格检查　体格检查是护士运用自己的感官或借助听诊器、电筒、体温计、血压计、叩诊锤等简单的辅助工具对患者进行细致的观察和系统的检查。通过体格检查发现的异常征象称为体征,如皮肤完整性损伤,血压高于正常值等。体格检查有很强的技术性,需要系统、严格的实战训练。体格检查包括视诊、触诊、叩诊和听诊。

(1)视诊:护士通过视觉了解患者全身或局部状态有无异常的检查方法,包括对年龄、性别、发育、营养、面容、表情、体位和步态观察的全身视诊,以及对局部皮肤黏膜的颜色,头颅、胸廓、腹部或骨骼关节外形的局部视诊和对呕吐物/排泄物的观察。

(2)触诊:护士通过手与被检查部位接触后的感觉,或观察患者的反应来判断身体某些部位有无异常的检查方法。例如,以掌指关节和腕关节协同动作旋转或活动的方式轻压触摸,可触及腹部的压痛、搏动和抵抗感;若以指腹对触觉敏感的特点进行腹部深部触诊,可察觉腹腔内脏器的病变情况。

（3）叩诊：指用手指叩击或手掌拍击受检部位的表面，使之震动产生音响，并根据音响特点判断受检部位的脏器有无异常的检查方法。多用于分辨被检查部位组织或器官的位置、大小、形状及密度，如确定心界的大小与形状、胸腔积液的有无与多少。不同的目的可有不同的叩诊手法，如直接叩诊法和间接叩诊法。根据叩击时产生的音调高低和震动的强弱，可将叩诊音分为清音、实音、鼓音、浊音和过清音。

（4）听诊：可分为直接听诊法与间接听诊法。用耳直接贴于受检部位体表进行听诊称为直接听诊法；借助听诊器进行间接听诊的方法，因为对声音有放大作用，且能阻隔环境噪声，所以应用范围广，常用于心、肺及腹部听诊。

（5）嗅诊：以嗅觉判断患者的异常气味与疾病之间关系的检查方法。这些异常气味多来自皮肤、黏膜、呼吸道、胃肠道呕吐物或排泄物，以及脓液或血液。嗅诊时用手将患者或排泄物散发的气味扇向自己鼻部以判别气味的特殊性。

体格检查时，护士应做好各项准备工作，包括检查者、检查对象、所需物品和环境防护准备，并在整个体检过程中尊重和关心患者，依顺序进行动态观察和比较。

3. 心理学与社会学评估　人的心理与社会属性决定了健康的标准，不仅是没有躯体疾病，还包括心理与社会完好适应状态。心理评估的主要目的是评估患者在疾病发生、发展过程中的心理活动过程，包括认知功能、情绪与情感、应激与应对、健康行为、自我概念及精神信仰等，从而发现患者现存或潜在的心理健康问题，为指定心理干预措施提供依据；社会评估的主要目的是评估病变在疾病发生、发展过程中所处的社会环境等，包括角色、家庭、文化和环境等，要明确其对患者健康状况的可能影响，为制订相应的护理措施及促进个体的社会适应能力即身心健康提供依据。

心理学与社会学评估的主要方法是观察法、会谈法；必要时采用一些特定的测量学方法和医学检测法。比如，患者入院时责任护士通过一般的观察与交谈，从患者和照顾者处了解到患者对病情的悲观，对肿瘤治疗的焦虑与恐惧，就会进一步引入住院患者简易心理筛查量表，以确认患者的焦虑和抑郁情况，进而启动心理专科医师的会诊与干预。

4. 实验室检查　运用物理学、化学、生物学的实验技术，对护理对象的血液、体液、分泌物、排泄物及组织细胞等标本进行检验，获得反映机体功能状态、病理生理学变化等的资料，用以判断机体的健康状况，协助明确疾病诊断、制订治疗原则与护理计划，以及评价护理措施的效果。实验室检查大部分标本需要护士采集，实验室检查的报告第一时间大部分呈现在护士台。因此，护士要读懂实验室报告，若出现提示患者处于生命危急状态的实验室危急值报告传递到护士台，护士必须按照医疗机构相关制度，争分夺秒地准确记录、立即报告、紧急处置。

5. 心电图检查　心电图是心脏活动过程中的生物电变化被记录下来所获得的曲线。护士必须掌握心电图检查操作技能，并能读懂心电图报告，同时能识别一些重要的心电图波形变化，如急诊预检、胸痛中心和监护室护士必须能够操作心电图，还要识别重要的心电变化波形，如提示心肌梗死的缺血型 T 波改变、损伤型 ST 段改变和坏死型 Q 波形成、提示心脏骤停的室颤波形等，便于及时发现危急变化，及时启动抢救。

6. 影像学检查 包括放射学、核医学和超声检查 3 个部分。影像学检查结果可以为护理问题/护理诊断/护理焦点的确立提供重要的线索和依据,如留置 PICC 后需要评估导管尖端位置,常通过放射或超声检查来确定;影像学检查的准备及检查后的观察处理也是护士需要进行一一评估的,如放射介入冠状动脉造影检查后的桡动脉/股动脉插管处的压迫止血与观察。

(二)资料的整理、分析与记录要求

1. 确定表达健康问题的形式 护理评估的主要目的是要对所收集的资料进行审核、整理和分析,进而最终形成当前主要的护理问题/诊断/焦点,为制订护理计划提供可靠依据。

(1)护理焦点:就是患者可能面临的最担心的事,比如手术;或目前发生的事件,如手术的伤口疼痛。焦点也是患者在接受医疗护理过程中一个明显的改变,是执行护理活动的原因或理由。比如,化疗带来的疲乏,或者化疗性呕吐的药物预防。焦点通常用几个字表达,但通常不是医学诊断。

(2)护理诊断:是护士关于个人、家庭或社区对现存的或潜在的健康问题或生命过程的反应所做出的临床判断,是护士选择护理措施以达到预期目的的基础,也是护理评估的目的之一。护理诊断是以健康问题(problem),导因(病因)和(或)相关因素(etiology),定义特征(signs 和 symptoms)三部分共同组成的结构化的表述。其中,健康问题是指护理对象本身的健康问题,是需要护理人员运用护理专业知识和方法处理或改善的问题。健康问题的用词必须标准化。导因或相关因素是指直接或间接造成护理对象产生健康问题的因素。每个相关因素都是规划护理计划或护理活动的基本依据,不同的导因虽然引发的健康问题相似,但是患者所需及护理人员所提供的护理处置不同,所以导因是决定护理方向的重要指标。定义特征是具体、可通过测量或观察获得的一组主观和客观症状及征象,显示患者的状况与某个护理诊断相符合,可分为主要定义性特征及次要定义性特征。

(3)护理问题:也是指护理对象本身的健康问题,但却是介于健康问题和护理诊断之间的一种状态。它既是泛指护理对象本身的健康问题,是需要护理人员运用护理专业知识和方法处理或改善的问题,又不似护理诊断必须符合标准化格式,包括清晰的相关病因或确凿的客观症状,并在国际公认的北美护理诊断协会(NANDA)发布的清单范畴内。

2. 整理与核实资料 收集的资料需要进行结构化整理。一是对资料的真实性、准确性及完整性进行核实,以保证资料真实、准确和完整。主观资料通常可以通过患者及照顾者方面获得的资料进行相互印证;客观资料真实准确必须依赖于标准的评估技术、丰富的医学知识和规范化、结构化的资料载体。二是以相应的框架对资料进行综合分类。资料收集的框架与资料分类的框架应该保持一致,若以生理-心理-社会模式框架收集资料时,整理资料也建议将资料如此分类;若以戈登(Gorden)的 11 个功能性健康形态模式收集,资料分类时也应以健康的感知、营养与代谢、排泄、运动与活动和角色关系等形态整理分类。

3. 分析资料　是对所收集的资料及其相互关系进行解释和推理的过程,以判断患者的健康问题及其可能的原因,为最终的对因、对症处理做好准备。第一步是识别正常和异常资料。例如,在正常情况下尿液内部会出现蛋白,但在剧烈活动或运动后尿液中有暂时性微量蛋白出现,需要进行甄别。第二步是形成一个或多个护理焦点/问题/诊断的假设。第三步是判断这些护理焦点/问题/诊断的假设是现存的,还是潜在的。比如,通过洼田饮水试验评估出患者吞咽功能减退,是一个现存的护理焦点,但因为吞咽障碍有导致窒息的风险,窒息的护理焦点/问题/诊断就是一个潜在的健康问题。经过分析问题阶段,形成一个初步的健康问题清单,并进一步分析问题与问题之间的内在联系,以及多个资料线索的支持。如所掌握证据不充分,则需进一步收集以确认或排除。

4. 确认问题　需要确认这些问题是否客观、准确,并需要在实施护理计划的针对性措施时进一步验证,便于及时修订和调整。针对分析资料后所列的问题清单,要依次确认支持问题成立的证据是否充分。若证据不充分,需要进一步收集资料。要确认是否全面地考虑与患者健康有关的因素。若有遗漏,要及时补充收集资料和验证。要质疑和解答各个问题之间是否有相互矛盾或相互包含。确立护理焦点/护理问题/护理诊断并非一次性完成,患者的病情是动态发展的,患者的治疗也是序贯发生的。因此,收集资料是一个动态的过程。但护理焦点/护理问题/护理诊断不是越多越好,一般同一个时间段保持在3~5个。

5. 优先排序　由于一个患者可能同时出现多个护理焦点/护理问题/护理诊断,需要依据重要性和紧迫性进行排序。首优问题是指那些与呼吸、循环或生命体征异常有关的、需要立即采取措施,否则会威胁生命安全的问题,如大出血、抽搐、生命体征不平稳等;次优是指那些虽未直接危及患者生命,但需要尽早采取措施,避免进一步恶化的问题,如急性疼痛,急性排尿障碍;其他是指对措施的及时性要求不高(如知识缺乏)等。实际工作中,护理评估的资料收集、分析和确认并非一次性完成,而是随着患者的病情和治疗动态改变和循环往复的。

6. 规范记录　完成上述评估,确认护理问题后,才能有的放矢地制订护理计划,包括护理目标和达成目标的护理措施,以此来预防、缓解和解决护理焦点/护理问题/护理诊断中确定的健康问题。

医疗机构都有政策和制度规范下的护理记录要求和记录模板。比如,用护理焦点表述健康问题时,常常采用焦点护理记录 D. A. R. T 方式,根据确定的焦点问题,依次为 D(data),即描述护理过程中支持提出该焦点的资料,主观的如患者的疼痛抱怨,客观的如耳温计测得体温 39℃;A(action)就是依据该焦点将采取的护理行动,如物理降温,QH 监测体温;R(response)是患者接受护理行动后的反应,如物理降温后体温下降至 37.5℃;T(teaching)表示该患者需要接受的健康指导,如指导患者及时补充水分。记录的顺序通常为:日期、时间、焦点、护理记录(D. A. R. T)签名;如果用护理问题方式,记录形式通常为 PIO 格式,P(problem)代表问题,I(intervention)代表措施,O(outcome)代表结果,是实施责任制整体护理后比较广泛实施的一种护理记录格式;如果选择了护理诊断作为健康问题的描述方式,根据问题的现状,有 3 种表达方式,一是护理诊断的三部分表达式,即 PES 公式,P(problem)代表问题名称,如口腔黏膜改变,S(signs 和 symptoms)代表症状和体征,如口腔内黏膜呈现多处圆形溃疡,E(etiology)代表相关原因或伴随状况,如化疗后机体抵抗力低下。护理诊断的二部分表达法是指那些潜在的护理问题,因为尚未发生,所以三部分中缺失症状和体征部分,如跌倒的可能,与口服镇静药物有关;一部分的护理诊断是指那些能促进健康状态的,比如母乳喂养有效,不需要病因学基础,也没有症状与体征,目的是通过健康指导来辅助母乳喂养。

三、护理评估须遵循的重要原则

(一) 及时性原则

护士对患者现存的或潜在的健康问题能够及早察觉,及早记录,及早报告,及早处理。如患者有疼痛主诉时,及时评估疼痛部位、疼痛等级和疼痛原因等信息,并依据疼痛处理常规及早处理,减少疼痛的痛苦体验。

(二) 准确性原则

准确的护理评估能帮助医护人员制订恰当的诊疗措施。例如,对血压的评估首先要选择合适的体位,要避免运动后立即测血压,并掌握患者基础血压范围,才能做出对患者血压改变的准确评估。

(三) 整体性原则

要将人的生命活动看成生理-心理-社会系统相互关联、相互作用、相互制约的有机整体。比如,一个有创通气患者出现氧饱和度下降、心率加快和血压升高,常常优先考虑痰液堵塞气道带来的循环系统的代偿机制。因此,首先评估气道畅通与否,以及是否需要紧急吸痰处置。

(四) 动态性原则

责任制整体护理其中一个理想的要求就是责任护士相对固定,目的是便于责任护士有连续性地观察患者病情的动态演变。例如,手术后加速康复,要求每日下床行走距离、行走时间和行走速度持续增加等。

(五) 个性化原则

指根据患者的健康问题及反应的个体差异,具体分析、判断,制订个性化的护理对策。如患者对疼痛的耐受性,对缺氧的耐受性,对物理约束的耐受性,对留置导管的耐受性等,可以因为年龄、过往经历等而有着决然不同的表现。

第三节　护理评估工具种类与应用注意事项

评估工具包含两个定义,评估与工具。何为评估?其意指评价与估量,也指评价、品评,对方案进行评估与论证,以决定是否采纳;健康照顾领域的评估更加对应评定和估量患者健康问题的状态。何为工具？其原意是指工作时所需使用的器具，后引申扩展到为达到、完成或促进某一事物的手段。护理评估工具就是以提供患者护理为目的，全面、系统、准确和动态地收集患者健康资料，继而通过整理-分析，确定需要解决的护理焦点/护理问题/护理诊断而采取的一系列手段。评估是目的，工具是手段。

一、评估工具种类

护理评估工具的分类可以依据分类的目的而有所不同。

（一）护理评估工具可以有广义与狭义之分

1. 广义的护理评估工具　是指任何评估工具，只要应用此工具能够获得患者的护理相关资料，皆可视为护理评估工具。因此，其可以是为了解患者的营养状况的外表体形的观察；可以是为获得患者进食量的语言问答的沟通；可以是用物理、化学、生物等测量工具测量患者体重、测试患者血糖水平；也可以是有科学研究依据的测量工具，如评估患者基础代谢率（basal metabolic rate，BMR）。广义的评估工具通常供健康领域中多数专业共同使用。比如测量血压，肺部听诊；又如，应用公式和量表，营养专业使用 BMR 可以测量及计算患者的营养供给；重症监护使用 BMR 是为计算重症患者的耗能与补充；手术前护士需要测量患者 BMR，这是为了估计患者在长时间手术中局部可能承受的皮肤压力。

2. 狭义的护理评估工具　多是指那些主要供护理专业为了护理目的而使用的工具。如为了解护理对象的护理需求所进行的护理分级评估和自理能力 Barthel 分级评估；为预防所护理的患者发生各种高风险事件而进行的高风险测量，如评估压力性损伤风险的 Braden 评分量表和评估跌倒风险的 Stratify 评分量表。

（二）护理评估工具可以有一般评估工具与专项评估工具之分

1. 一般评估工具　是指那些共性的，根据医疗机构住院患者大部分人群需求和运转所积累的专业护理经验来共同决定的。一般评估工具是适合该医疗机构大部分住院患者的评估工具。如入院护理一般评估表，包含了通过观察、问诊和体格检查就能获得的基本资料（表 1-1）。

表 1-1　入院护理一般评估表

项　目	选　　项
一、护理体检	
1. 神志	○清醒　○嗜睡　○意识模糊　○昏迷　○其他____
2. 沟通	○正常　○障碍____
3. 肢体活动	○正常　○瘫痪____　○其他____　瘫痪详情____
4. 吞咽	○正常　○困难____
5. 视力	○正常　○异常____
6. 听力	○正常　○异常____
7. 皮肤	○正常　○压力性损伤　○异常____
8. 导管	○无　○有____

（续表）

项　目	选　项
9. 过敏史	○无食物、药物过敏史　□食物____　□药物____
二、生活状态	
1. 入院方式	○步行　○扶行　○轮椅　○平车
2. 嗜好	○无　□烟　□酒
3. 指导戒烟酒	○无　○有
4. 排尿方式	○自行　○留置导尿　○造口
5. 排便方式	○自行　○造口，部位____
三、其他	
1. 入本科室时间	____年___月___日，___时___分
2. 通知医师	○无　○有
3. 资料收集时间	____年___月___日，___时___分
4. 提供资料者	□患者　□家属

2. 专项评估工具　主要是指为了在一般住院患者评估的基础上筛选出一些特定的高风险人群而进行的专项评估工具，目的是基于评估结果进行专项的风险分级和防范。比如，基于自理能力分级进行护理级别的评定；基于压力性损伤风险评估、跌倒风险评估，进行分级与分层预防措施应用；基于非计划拔管风险因素评估，决定约束、镇静等措施的综合应用；基于静脉血栓栓塞症风险分级评估决定预防措施的选择，如健康指导、物理运动和处器械运动、药物干预；基于一般评估中的主观和客观资料决定是否需要增加心理状态的专项评估。

（三）护理评估工具可以依据专科建制与病种需求而设置

根据我国医院规模、科研方向和人才、技术力量、医疗硬件设备等资源的评定指标，三级医院定位于跨地区、省、市及向全国范围提供医疗卫生服务，在高质量综合性医疗服务的基础上，提供高水平的专科服务，承担危急重症和疑难病诊治任务。根据三级综合医院评审标准中的一级专业科室设置与二级专业科室设置要求，内科通常包括心血管科、消化科、呼吸科、血液科、神经内科、肾内科和内分泌科；外科至少设置普外科、心胸外科、神经外科、泌尿外科、骨科的专业科室。

鉴于以上分科，住院患者的专科评估通常也会至少包括以上列举的专科评估。如心血管专科常用的识别心血管等重要脏器事件的早期预警评分表（MEWS）和评估深静脉血栓和肺栓塞（VTE 和 PE）的工具；呼吸专科常用的评估工具包括呼吸困难严重程度量表（mMRC）和呼吸困难视觉模拟评分量表；消化专科常用的包括营养风险筛查评估（NRS-2002）和恶心呕吐数字评分量表；内分泌专科常用的包括基础代谢率评估与计算公式（BMR）；神经专科常用的评估患者意识障碍程度的格拉斯哥昏迷评分；骨科手术以后常用 0～5 级肌力评定量表帮助判断和指导患者康复锻炼；肿瘤专科常用的评价患者综合治疗期间的癌因性疲乏量表（cancer fatigue scale，CFS）等。

（四）护理评估工具可以依据部分人群的特殊性而设置

人的生命从生殖细胞的结合开始一直到最后终止，称作全生命周期。全生命周期健康管理理论大致将整个生命周期分为生命孕育期、儿童青少年期、成年期、老年期和临终关怀期5个阶段。这样的分期凸显了生命的特殊阶段应该给予特殊的呵护。如孕育期进行基因和染色体检查来筛查婴儿畸形的风险;青少年成长期进行机体生长发育及智力发育的测量与评估;老年期进行机体器官和认知能力退化带来的认知障碍程度的评估。

即使处于成年期,当一个人处在疾病的特殊阶段(如因突发疾病而进入急诊的患者),护理人员需要根据急诊患者预检分诊采用的标准评估工具,按患者危急程度分为急危、急重、急症和亚急症4个级别,每个级别有特定的诊疗处置反应时间要求,便于分区救治和快速反应;或者患者因疾病的严重性迅速陷入病危期时,护士需要根据相应的评估工具来判定患者的危重程度,如一般病房常用的 MEWS 评分常作为患者是否发生病情恶化的预警评分,便于及时通过预警发现病情变化从而及时处置;同样是病情严重度评估,监护室经常使用的急性生理与慢性健康评分(APACHE)-Ⅱ包括急性生理评分、年龄评分及慢性健康评分,通过患者的生命体征、电解质和重要脏器的功能来更加全面地评价危重程度。

(五) 护理评估工具可以依据患者所接受的诊疗计划来划分

入院初期所进行的往往是住院时的初次评估,如首次入院评估,住院过程中因为诊疗的需要会有特殊检查前的评估,如内镜检查前的麻醉风险评估,以及特殊治疗前的评估,如化疗前的风险评估;患者在准备接受胰岛素治疗时的胰岛素注射风险评估;患者病情变化时的再评估,如因为手术带来的静脉血栓栓塞(venous thromboembolism,VTE)风险增加的 VTE 风险再评估;患者因为给服镇静药物带来的跌倒风险因素再评估,因为患者即将出院/转院的出院/转院准备度评估。

(六) 护理评估工具可以根据一些重要的治疗操作技术而专设

患者接受静疗前的护理评估,包括根据静疗计划的内容、实施时间长短对静疗部位、静疗路径、置管的种类、管道规格、所需的附件等进行全面地评估,从而选择合适的静疗管道和给药策略;同样的情况也适用于选择造口位置时的护理评估,进行腹膜透析时的护理评估,血液透析前和透析中的护理评估,肠镜检查前的肠道准备合格与否的评估。

二、护理评估常用评估工具与应用事项

(一) 问诊的常用工具与应用注意事项

1. 问诊提纲与问诊表格　　问诊是护士通过对患者或知情者进行有目的、有计划的系统询问,从而获得患者健康问题相关资料,通过问与答所获得的资料属于主观资料,可以统称为健康史。问诊目的是获得患者主观感觉的异常或不适,了解疾病的发生、发展、诊治和护理经过,既往健康状况,曾患疾病情况,以及由此产生的生理、心理、社会等方面的反应,是明确患者护理需求,确定护理焦点/护理问题/护理诊断的重要依据。为随后的体格检查、评估工具应用等提供了线索和依据。为了保证问诊的内容不被遗漏,通常每个医疗机构会有适应该机构主要患者群的问诊提纲或结构化的问诊表格。

例1:基于生物-心理-社会模式的问诊提纲如下。

(1) 基本资料。

（2）主诉：即患者感觉最明显、最主要的症状和体征及其性质和持续时间。

（3）现病史：起病情况与患病时间、病因与诱因、主要症状特点、伴随症状、病情发展与演变、诊疗和护理经过等。

（4）日常生活状况：如饮食与营养型态、排泄型态、休息与睡眠型态、日常生活与自理能力，以及个人嗜好。

（5）既往史：患者既往健康状况及其患病/住院的经历等。

（6）个人史：主要包括出生与成长居住地及居住时间，传染病史与接种史，以及月经史和婚育史。

（7）家族史：主要了解直系亲属健康状况。

（8）心理社会状况：涉及内容可以因人而异，包括自我概念、认知功能、情绪、对疾病的认识、应激与应对、价值与信念、职业状况、生活与居住环境、家庭关系。

例 2：不同的护理模式建议用不同的收集资料、分析资料的框架，示例如表 1-2。

表 1-2 基于 Majory Gordon 的功能性健康形态模式入院问诊表

科别_____ 病室_____ 床号_____ 住院号_____

姓名_____ 性别_____ 年龄_____ 婚姻_____ 民族_____ 籍贯_____
职业_____ 文化程度_____ 现住址_____
入院日期_____ 入院方式_____ 医疗费用支付形式_____ 入院医疗诊断_____
记录日期_____ 叙述人_____ 可靠程度_____
主管医师_____ 主管护士_____

病史

主诉：
现病史：

既往史：

既往健康状况：良好□ 一般□ 差□
疾病史（含传染病）：无□ 有□（描述： ）
外伤史：无□ 有□（描述： ）
手术史：无□ 有□（描述： ）
过敏史：无□ 有□（描述： ）
目前用药情况：无□ 有□（具体见下表）

药物名称	剂量与用法	末次用药时间	疗效	不良反应

健康感知健康管理	自觉健康状况：良好□ 一般□ 较差□ 家族遗传疾病史：无□ 有□（ ） 吸烟：无□ 有□（约_____年，平均_____支/日；戒烟：未□ 已□_____年） 嗜酒：无□ 有□（约_____年，平均_____两/日；戒酒：未□ 已□_____年） 其他嗜好：无□ 有□（描述： ） 遵从医护人员健康指导：是□ 否□（原因： ）

（续表）

营养代谢	饮食型态:普食□(餐日) 软食□(餐日) 半流质□(餐日) 　　　流质□(餐日) 禁食□(餐日) 忌食□(描述:) 　　　治疗饮食□(描述:) 食欲:正常□ 亢进□ 食欲减退□ 近期体重变化:无□ 有□(体重增加约 kg/月,体重减轻约 kg/月) 饮水:正常□ 多饮□(mL/日) 限制饮水□(mL/日) 咀嚼困难:无□ 有□(原因:) 吞咽困难:无□ 有□(原因:)
排泄	排便:正常□ 便秘□ 腹泻□(次/日) 失禁:无□ 有□(次/日) 造瘘:无□ 有□(类型: ;能否自理: 能□ 否□) 应用泻药:无□ 有□(药物名称: ,用法:) 排尿:正常□ 增多□(次/日) 减少□(次/日) 颜色: 排尿异常:无□ 有□(描述:)
活动运动	生活自理能力(1～3级) 自理=1级 协助=2级 完全依赖=3级 　　　进食: □ □ □ 　　　洗漱: □ □ □ 　　　如厕: □ □ □ 　　　洗澡: □ □ □ 　　　穿衣: □ □ □ 　　　行走: □ □ □ 　　　上下楼梯: □ □ □ 活动耐力:正常□ 容易疲劳□ 咳嗽:无□ 有□ 咳痰:无□ 易咳出□ 不易咳出□ 吸痰□
睡眠休息	睡眠:正常□ 入睡困难□ 多梦□ 早醒□ 失眠□ 睡眠/休息后精力充沛:是□ 否□ 辅助睡眠:无□ 有□(描述:)
认知感知	疼痛:无□ 有□(描述:) 视力:正常□ 近视□ 远视□ 失明□(左□ 右□) 听力:正常□ 耳鸣□ 减退(左□ 右□)耳聋(左□ 右□) 　　　助听器:无□ 有□ 眩晕:无□ 有□(原因:) 定向力:正常□ 障碍□ 记忆力:良好□ 减退(短时记忆□ 长时记忆□) 丧失□ 注意力:正常□ 分散□ 语言能力:正常□ 失语□ 构音困难□ 其他□( )
自我概念	自我感觉:良好□ 不良□ 情绪状态:正常□ 紧张□ 焦虑□ 抑郁□ 愤怒□ 恐惧□ 绝望□
角色关系	就职情况:胜任□ 勉强胜任□ 不能胜任□ 家庭关系:和睦□ 紧张□ 其他□( ) 社会交往:正常□ 较少□ 回避□ 角色适应:良好□ 角色冲突□ 角色缺如□ 角色强化□ 角色消退□ 家庭及个人经济情况:够用□ 勉强够用□ 不够用□

（续表）

性与生殖	月经:正常☐　失调☐　经量:正常☐　一般☐　较多☐　较少☐ 孕次:（　　　　　）产次:（　　　　　） 性生活:正常☐　异常☐（　　　　　　　　　　　　　　）
压力应对	对疾病和住院反应:否认☐　适应☐　依赖☐ 过去1年内重要生活事件:无☐　有☐（描述:　　　　　　　） 适应能力:能独立解决问题☐　需要帮助☐　依赖他人解决☐ 照顾者:胜任☐　勉强胜任☐　不胜任☐ 家庭应对:忽视☐　能满足☐　过于关心☐
价值信念	宗教信仰:无☐　有☐（　　　　　　　　　　　　　　　）

2. 问诊提纲与表格使用注意事项

（1）问诊提纲或表格是一种医疗机构内部管理上的结构化要求,供采集病史专业人员规范和便捷应用,保证重要内容不遗漏,采集顺序不颠倒,便于阅读与分类分析。

（2）问诊提纲、表格与采用的资料分类架构需要保持一致,如20世纪80年代生理-心理-社会医学模式得到重视,问诊的提纲和收集资料的表格也都在传统的生物医学模式的基础上,增加并强调了心理与社会的评估内容。2000年责任制护理广泛引入与应用后,人类反应形态模式的9类健康资料分类方法较多地被采用。近年来,智慧护理系统的应用,让Majory Gordon的11类功能性健康形态模式的资料分析分类受到关注,比如CCC系统即采用如上分类。

（3）不同的专科医院或综合医院的特定专科会有特定的专科内容赋予问诊提纲。比如,儿科的问诊较多关注遗传性疾病方面,精神科的问诊则较多关注个人感受的变化。

（4）随着科学技术的进步,更多的智能化问诊方式和信息采集技术会被引入,如人-机对话、脑-机接口,但护士必须切记,护理问诊的对象是人,即患病的人和照顾患者的人。因此,以重视人文的方式尊重他人权益的问诊、保护他人隐私的沟通与合乎法律规范的程序都必须得到执行。

二、体格检查常用的护理体检工具

（一）体格检查常用工具

护理评估中的体格检查工具,是指护士为客观地了解患者身体状况,在体格检查过程中所借助的检查与测量工具,如听诊器和血压计等。常用的体格检查工具包括:测量身高、体重的身高仪与体重秤;测量生命体征的体温表、血压计、听诊器;进行运动与神经系统检查的叩诊锤、棉签和手电筒;进行五官检查的视力表、手电筒、压舌板、张口器、额灯、耳镜与音叉;进行皮下脂肪厚度测量或腹围测量的皮尺;划定心脏浊音界时使用的听诊器与记号笔;进行妇科检查使用的窥阴器;进行直肠检查使用的肛门镜等;以及需要进行第一时间床旁评估使用的血糖监测仪器等。

（二）体格检查工具的应用注意事项

这些工具在使用、清洁消毒和管理上有诸多共同要求。

1. 安全性　选用这些体格检查工具必须保证其安全性,避免因为使用工具给患者带来疾病以外的伤害,如水银体温计的易碎性已经使之悄然被电子体温计替代。

2. 准确性　这些仪器多为体格检查中用来测量患者的一些物理数值,如血压。因此,准确性是重要的性能指标,需要接受定期计量检测。

3. 清洁、消毒与灭菌　这些体格检查工具虽然只适用于进行体格检查,甚至绝大部分是体表的检查,但也必须按照医院制度,如一次性窥阴器使用后进行定点丢弃;血压计等不进入人体内部腔隙的物品须定期进行物体表面的消毒剂擦拭;进入口腔的五官科间接喉镜等使用后需要进行灭菌处理。

4. 质控要求　例如,进行床旁检测血糖仪需要在每次开机前,每一批试纸启用前对机器与试纸质控进行测试与记录。

三、护理评估中常用的量表工具

(一) 常用护理评估量表

护理评估与分级护理。患者入院后,护士需要在本班内完成该入院患者应该完成的评估,护士将按照责任制整体护理要求对患者进行入院评估,内容至少包括:一般资料、现病史、既往史、过敏史、身体及心理状况;包括较为普遍的安全隐患如跌倒风险、压力性损伤风险、吞咽障碍风险和感染风险等。其中,跌倒、压力性损伤、吞咽障碍和感染风险均用量表进行评估。

量表是一种测量工具,它试图确定主观的、有时是抽象的概念的定量化测量的程序,对事物的特性变量可以用不同的规则分配数字。因此,形成了不同测量水平的测量量表,又称为测量尺度。测量量表的基本特征是描述性、比较性、程度和起点。其中,护理评估中最多用为描述性和程度性。

1. 描述性量表　指用某一特定的词或标识来代表划分的每个等级,如疼痛描述评估量表,将疼痛分为无痛、轻度疼痛(有疼痛但可忍受)、中度疼痛(疼痛明显,不能忍受,影响睡眠,要求使用药物)和重度疼痛(疼痛剧烈,不能忍受,需要镇痛药物,严重影响睡眠)。描述性量表适用于理解文字并能表达疼痛的患者。

2. 程度性量表　指描述的相对规模,如压力性损伤风险的 Braden 量表;当比较了 Braden 量表包括的 6 个风险因素(感知能力、潮湿度、移动力、活动力、营养状况、摩擦力和剪切力)后,分别使用 3 级或 4 级 Likert 评分,每项的分值都有文字描述以保证评估的客观性。累计分值用来确认患者的压力性损伤风险程度,得分范围为 6～23 分,得分越高,说明发生压力性损伤的风险越低。风险等级划分为:总分≥19 分为无风险;总分 15～18 分为轻度风险;总分 13～14 分为中度风险;总分 10～12 分为高度风险;总分≤9 分则为极度风险。

(二) 护理评估量表应用与注意事项

1. 规范性　进行健康评估时,通常须按照医院制度和护理常规的要求,明确时间节点、频次数及在什么情况下再评估。例如,入院评估须在入院 24 小时内完成,当患者可能发生以下情况变化时需要再评估(如手术后再评估),或者遵守医嘱。又如,根据一级护理要求,需要每班测量患者生命体征,每30分钟至1小时巡视,一旦发生异常情况,需要增加巡视的频率以及时评估患者的异常情况。再如,动态的改良的早期预警评分(modified early warning score, MEWS),如单项评分2分者,建议评估者每4小时再评估1次;若为3分者,每2小时再评估1次;若为4分者,每1小时评估1次。根据评分变化,及时调整诊疗计划。

2. 科学性 护理评估多采用基于科学研究的量表。例如,压力性损伤风险量表,跌倒风险量表,谵妄风险因素量表,营养风险筛查表,VTE风险评估量表。以上皆为量表,而目前大多数测量患者对住院服务满意度的表实质是一张问卷。因此,此处需要厘清量表与问卷有何不同。①量表需要理论框架的依据,问卷则只要符合主题即可;②量表是以各个维度或每个分量表为计分的单位,问卷是以各题为单位来计次;③量表是将各题的分数相加而得到一个总分数,所得的分数属于连续变量;而问卷是以各题的选项来计次,所得的结果是各个选项的次数分配,属于间断变量。因此,量表在描述统计方面有平均数、标准差,t检验和变异数分析等;而问卷在描述统计方面只有频次数、百分比和卡方检验确定护理评估的时间限定范围:护理质量标准文件要求,"护士应在患者入院24小时内完成入院评估,并记录于病历中。"

3. 特异度 不同的专科对同一量表可有不同的风险等级划分。例如,外科手术患者VTE风险评估中采用Caprini评分量表,评分0分为非常低危;评分1~2分为低危;评分3~4分为中危;评分≥5分为高危;而骨科围手术期患者VTE风险评估,同样采用Caprini评分,0~1分为低危;评分2分为中危;评分3~4分为高危;评分≥5分为极高危;相比普外科,骨科手术患者的VTE风险调高一个等级。

4. 多样性 同一风险评估,因为患者不同可有不同的评估量表。例如,以老年人群为主的医疗机构多选择诺顿(Norton)压力性损伤风险评估量表,而一般综合医疗机构多选择布莱顿(Braden)压力性损伤风险评估量表。同样的情况也发生在跌倒风险评估量表的选择上:一般医疗机构多采用莫斯跌倒危险因素量表(Morse)评估住院成人跌倒风险因素;而对于住院小儿,医院多会选择儿童跌倒评估量表(Humpty Dumpty)进行风险因素评估。

5. 改良性 作为护理评估工具之一的量表,是产生于研究的结果,而研究是一个不断完善的过程。因此,作为评估工具也会不断地改良。比如,病情早期预警评分(early warning score, EWS),就是20世纪90年代由英国"风险患者应急小组"研发的,主要通过对患者心率、收缩压、呼吸频率、体温和意识进行评分,以更好地及时识别"潜在急危重症"患者,尽早进行高效、合理的治疗干预。但是因为不同医院应用EWS系统的生命体征内容与危险值划分尚不完全一致,此后经英国诺福克和诺里奇大学医院临床实践后,对部分内容进行改良并统一,从而形成了现行的MEWS(modified early warning score)。该量表在使用中很受欢迎,因为其具有应用简单、易于掌握、获取临床信息快捷、方便的特点,不受医院或急诊科硬件设备条件的限制,很快在急诊工作中得到广泛应用,并日渐成为全球通用的正确判断患者病情的共识。

(徐建鸣)

参考文献

［1］国家卫生和计划生育委员会令〔2016〕10 号医疗质量管理办法.

［2］国家卫生计生委医院管理研究所护理中心护理质量指标研发小组. 护理敏感质量指标实用手册(2016 版)［M］. 北京：人民卫生出版社,2016.

［3］国家卫生健康委员会,国卫医发〔2018〕8 号医疗机构病历管理规定(2013 年版),2013.

［4］国卫办医函〔2015〕252 号. 重症医学专业医疗质量控制指标(2015 年版)［Z］.2015.

［5］李小寒,尚少梅. 基础护理学(第六版)［M］. 北京：人民卫生出版社,2020.

［6］么莉.护理敏感质量指标监测基本数据集实施指南(2018 版)［M］. 北京：人民卫生出版社,2018.

［7］三级综合医院等级评审标准(2020 版). 国家卫生健康委员会. 国卫医发〔2020〕.

［8］孙玉梅,张立力. 健康评估(第四版)［M］. 北京：人民卫生出版社,2020.

［9］医疗质量安全核心制度要点. 国家卫生健康委员会. 国卫医发〔2018〕.

［10］中国医院协会团体标准 T/CHAS2019 中国医院质量安全管理第 4－2 部分：医疗管理护理质量管理(2019).

第二章　专项护理评估工具

▌第一节　自理能力评估

一、日常生活自理能力评估

（一）概述

日常生活自理能力（activities of daily living，ADL），是指人们在生活中自己照料自己的行为能力，反映了老年人的自我照顾和生活自理能力。一般包括在生活上能自己处理日常琐事，如做饭、吃饭、卫生、洗漱和控制排泄等；在人际关系上能处理好人事关系；在心态上能够独自承受各种压力，进行独立思考。

（二）意义

随着优质护理服务工作的深入开展，以及护理工作量的不断增加，对患者自理能力进行评估，了解患者的心理状况和自身需求，可以有针对性地满足患者需要，为患者提供更高质量的护理服务。护士有针对性地对患者自理能力和生活照顾登记进行评估和判定，也有助于构建良好的护患关系，让患者和家属感受到医护人员的重视，积极配合，并且促使他们主动参与护理活动。

（三）评估表

1. Barthel 指数评定量表

（1）评估表选择及信效度：Barthel 指数评定量表（the Barthel index of ADL）是在 1965 年由多罗瑟·巴特尔（Dorother Barthel）及弗洛伦斯·马霍尼（Floorence Mahoney）设计并制定的，是美国康复治疗机构常用的一种 ADL 评定方法。我国自 20 世纪 80 年代后期在日常生活活动能力评定时，也普遍采用这种评定方法。Barthel 指数评定方法简单，可信度、灵敏度较高，是应用较广、研究最多的一种 ADL 评定方法。

（2）评估表详情及赋值：该量表主要适用于监测老年人治疗前后的独立生活活动能力变化，反映了老年人需要护理的程度，适用于患有神经、肌肉和骨骼疾病的长期住院的老年人。现在医院也常将其用于住院患者，包括各种原因引起日常功能受损的人群。主要用于评定患者的日常生活活动能力，如进食、洗澡、穿衣、大便控制、小便控制、用厕、床椅转移、平地行走和上下楼梯 10 项内容，详见表 2－1。

表 2-1　Barthel 指数评定量表

项目	分数(分)	内　　容
进食	10	自己在合理的时间内(约 10 秒吃一口)可用筷子取眼前的食物。若需辅具,应可自行穿脱衣服
	5	需部分帮助(切面包、抹黄油、夹菜、盛饭等)
	0	依赖
转移	15	自理
	10	需要少量帮助(1 人)或语言指导
	5	需 2 人或 1 个强壮、动作娴熟的人帮助
	0	完全依赖别人
修饰	5	可独立完成洗脸、洗手、刷牙及梳头
	0	需要别人帮忙
上厕所	10	可自行进出厕所,并能穿好衣服。使用便盆者,可自行清理便盆
	5	需帮忙保持姿势的平衡,整理衣物或使用卫生纸。使用便盆者,可自行取放便盆,但须依赖他人清理
	0	需他人帮忙
洗澡	5	可独立完成(不论是盆浴或淋浴)
	0	需别人帮忙
行走(平地 45 min)	15	使用或不使用辅助皆可独立行走 50 米以上
	10	需要稍微地扶持或口头指导可行走 50 米以上
	5	虽无法行走,但可独立操纵轮椅(包括拐弯、进门及接近桌子、床沿)并可推行轮椅 50 米以上
	0	需别人帮忙
上下楼梯	10	可自行上下楼梯(允许抓扶手、用拐杖)
	5	需要稍微帮忙或口头指导
	0	无法上下楼梯
穿脱衣服	10	可自行穿脱衣服、鞋子及辅具
	5	在别人帮忙下,可自行完成一半以上的动作
	0	需别人帮忙
大便控制	10	能控制
	5	偶尔失禁(每周<1 次)
	0	失禁或昏迷
小便控制	10	能控制
	5	偶尔失禁(每周<1 次)或尿急(无法等待便盆或无法及时赶到厕所)或需别人帮忙处理
	0	失禁、昏迷或需要他人导尿

(3) 评估细则。

1) 评估时机:包括①患者入院和出院时需要做 ADL 评分,并写入医疗病历首页;②患者转出、转入时为患者进行 ADL 评分;③患者住院期间,患者护理级别发生改变时,进行 ADL 评分;④患者手术后进行 ADL 评分;⑤患者病情变化时,进行 ADL 评分;⑥责任护士或护士长认为必要时,为患者进行 ADL 评分。

2) 评估注意事项。

A. 评估:

a. 患者的年龄、病情、病史、临床诊断、意识状态、生命体征、耐受程度及有无自理缺陷。

b. 操作部位,检查患者肌力、肌张力及运动情况。

c. 心理状态,情绪状态、心理需求,对生活自理能力检查的理解和配合程度。

B. 操作前准备:

a. 患者准备,向患者解释操作的目的,取得患者的配合。

b. 护士准备,熟悉评估表的内容并能够熟练使用。

c. 用物准备,日常生活自理能力评估量表。

d. 环境准备,保持病室安静、舒适,温度适合。

C. 操作流程:

a. 核对患者,向患者解释操作目的。

b. 依据量表中所设项目逐项认真评估。

c. 评估结果详细记录于护理记录单。

d. 针对评估结果采取积极的跌倒预防干预措施。

e. 再次评估措施的实施效果。

3) 评估结果与护理措施:评分标准根据是否需要帮助及其程度分为 0 分、5 分、10 分、15 分,总分为 100 分,得分越高,自理能力越好,依赖性越小。

A. ≥60 分日常生活活动能力基本自理。

B. 59～41 分:有功能障碍,日常生活活动能力部分自理(需要帮助才能完成日常生活活动)。

C. ≤40 分:日常生活活动能力明显或完全依赖他人照顾。

D. 20～21 分:日常生活活动能力部分依赖(需要很大帮助才能完成日常生活活动)。

E. >20 分:日常生活活动能力完全依赖(完全需要帮助才能完成日常生活活动)。

2. 卡氏功能状态评估

(1) 评估表选择及信效度:卡氏功能状态评估表(Karnofsky Performance Score, KPS)于 1948 年开发,用于评估恶性肿瘤患者的功能状态。主要由 11 个类别组成,范围从正常活动(100 分)到死亡(0 分)。当 KPS 评分高于 60 分,表明个人大部分情况下能够照顾自己,该量表信度 $r=0.69$,重测信度 $r=0.66$,信效度良好。

(2) 评估表详情及赋值:该量表是根据特定顺序进行的,复杂的功能首先丧失,简单的动作丧失较迟。0～40 分表示患者不能自理活动,需要特殊照顾,病情发展加重;50～70 分表示患者不能工作,生活需要不同程度的协助;80～100 分表示患者能进行正常活动,不需要特殊照顾(表 2-2)。

表 2-2　Karnofsky 功能状态评分量表

项目	表现	计分(分)
能进行正常活动,不需要特殊照顾	正常,无症状,无疾病的表现	100
	能进行正常活动,症状与体征很轻	90
	经努力能正常活动,有一些症状和体征	80
不能工作,生活需不同程度的协作	能自我照料,但不能进行正常活动或工作	70
	偶需他人协助,但尚能自理多数个人的需要	60
	需他人较多的帮助,常需医疗护理	50
不能自理生活,需特殊照顾,病情发展严重	致残,需特殊照顾与协助	40
	严重致残,应住院,无死亡风险	30
	病重,需住院,必须积极进行支持性治疗	20
	濒临死亡	10
	死亡	0

（3）评估细则。

1）评估时机：①当患者出现自理能力失调,无法自行完成日常活动,需要部分协助时；②当患者无法独立完成日常活动,1～2 项活动（如进食,穿衣,大、小便控制等）需要他人帮助时；③当患者病情发展严重,完全需要他人帮助时。

2）评估注意事项：此量表主要应用人群为癌症化疗患者,评估时应首先注意患者有无躯体疼痛,帮助患者通过音乐疗法等转移注意力缓解疼痛后方可进行评估。同时,需要随时关注患者情绪,适时减少患者焦虑的情绪状态,改善患者的舒适度,并向患者提供所需的疾病及治疗相关知识内容。

3）评估结果与护理措施。①80～100 分：此阶段患者能够进行日常活动,无须特殊照顾。②50～70 分：此阶段患者无法工作,在日常活动中需不同程度的帮助,家属及照顾人员需关注患者的情绪状态,让患者保持开朗的心情,虽然不能工作,但需要鼓励其积极参加社会活动,增加社会交往,并保持乐观、开朗、平和的精神状态。此外,照顾者可以在患者有需要时及时提供帮助。③10～40 分：此阶段患者无法自理生活,在保证患者日常互动帮助的同时,患者需特殊照顾,应及时就医,配合治疗（化疗、放疗等）。

二、社会生活能力评估

（一）概述

社会生活能力是指一个人在社会生活中生存、创造和发展的能力,或者说是获得并支配人类所创造的一切物质财富和精神财富的能力。物质财富是通过物质生活来体现的,通常包括衣、食、住、行等方面；精神财富是通过精神生活来体现的,主要以看、听、说、写、表情、行为举止等来表达。在社会生活中的"能力"则包括个人角色的表现能力和社会交往的活动能力两方面。评估社会生活能力主要可以通过患者参加各种社会活动的参与情况及工作、娱乐情况等进行评估。

(二) 意义

随着年龄的增加,老年人机体老化、器官功能减退,老年疾病越来越多,影响健康的因素越来越复杂。因此,如果要对老年人的生活状态和生活质量作出正确的评价,就需要对老年人进行能力评估,真实了解老年人的生活状况和服务需求,科学判断他们的健康状况和生活自理能力,合理分配有限的养老资源,动态观察老年人的健康状况,才能为老年人提供全面、合理、有效的医疗护理、生活照料和养老服务。对老年人进行功能活动、社会能力的调查评价,可以了解老年人的智能和心理状态,在家庭和社会中的处境是否有孤独感、遗弃感及性格异常等,从而可以采取相应的康复措施。

(三) 评估表

1. 评估表选择及信效度 功能活动调查表(functional activities questionnaire, FAQ),由研究者普费弗(Pfeffer)于 1982 年编制,又称普费弗功能活动量表(Pfeffer outpatient questionnaire,POD)(表 2 - 3)。原表按西方国家的社会标准设计,但经修改后也适用于我国,具有良好的信效度。虽然包括了部分生活自理能力,但更偏重社会适应能力。各单项中,除技巧性活动项(如画图、打牌等)不适合率较高(38.8%)外,其余项目适合率在 90% 以上,属于较好的社会功能量表。

表 2 - 3　Pfeffer 功能活动量表

项目	评分(分)			
1. 使用各种票证	0	1	2	9
2. 按时支付各种票据(房租、水电)	0	1	2	9
3. 自行购物(衣、食、用品)	0	1	2	9
4. 参加技巧性的游戏或活动	0	1	2	9
5. 使用炉子(生炉子和熄灭炉子)	0	1	2	9
6. 准备和烧一顿饭菜(饭、菜、汤)	0	1	2	9
7. 关心和了解新鲜事物(国事、邻居事)	0	1	2	9
8. 持续 1 小时以上注意力集中地看电视、看小说或听收音机,并能理解或讨论其内容	0	1	2	9
9. 记得重要的约定(领退休金、约会)	0	1	2	9
10. 独自外出活动或走访朋友	0	1	2	9

注:评分说明:0 分表示没有任何困难,能独立完成,不需要他人指导或帮助;1 分表示有些困难,需要他人指导或帮助;2 分表示本人无法完成,完全或几乎完全由他人代替完成;如项目不适用,例如老人一向不从事这项活动,记 9 分,不记入总分。FAQ 的得分≥5 分,说明社会功能受损,尚需进一步进行临床诊断,确定这类损害是否新近发生,是否因智力减退或另有原因。

2. 评估表详情及赋值 FAQ 共 10 个项目,包括使用各种零钱,按时支付各种票据(如房租、水电费等),自行购物(如购买衣、食及家庭用品),参加需技巧性的游戏或活动(如打扑克、下棋、打麻将、绘画、摄影、集邮等),使用炉子(包括煤炉、电器等),准备和烧一顿饭菜(有饭、菜、汤),关心和了解新鲜事物(国家大事或邻居发生的重要事情),持续 1 小时以上注意力集中地看电视、小说或收听收音机并能理解、评论或讨论其内容,记得重要的约定(如领退休金、朋友约会、家庭事务及领送幼儿等),独自外出活动或走亲访友(指较远距离、如相当于3站公共车站的距离)。每项评分为0~2分:0分为没有任何困难,能独立完成,不需要他人指导或帮助;1分为有些困难,需要他人指导或帮助;2分为本人无法完成,完全或几乎完全由他人代替完成。如项目不适用,记9分,不计入总分。

(四) 评估细则

1. 评估时机

(1) 独居老年人应由社区服务等机构定期进行评估。

(2) 当老年人出现情绪低落、闷闷不乐时,家属应给予足够的关注,并进行评估。

(3) 当老年人在从事日常活动如买菜、做饭时,出现记忆错误、需要家属帮助时,应及时进行评估。

(4) 当老人独自外出,出现迷路或遗忘重要事务时,应及时进行评估。

2. 评估注意事项

(1) 客观评价:在自理能力评估时,老年人往往高估或低估自己的能力,护理人员应作出客观的评价。评定时,每个问题只能选择一个评定,不要重复评定,也不要遗漏。作出最合适反映老人活动能力的评分,如被试者无法完成或不能正确地回答问题,应向了解被试者情况的知情者询问。

(2) 避免主观判断的偏差:评估时,应直接观察老年人的进食、穿衣和如厕等日常活动,避免周围环境对评估过程的影响。

(3) 避免霍桑效应:因护理人员在旁观察,老年人在做某项活动时,会努力出色地完成而掩盖其平时的状态,从而产生霍桑效应。因此,要注意客观而全面地进行评估。

3. 评估结果与护理措施　FAQ只有两项统计指标:总分(0~20分)和单项分(0~2分)。

临界值:FAQ总分≥5分,或有2个或2个以上单项功能丧失(2分),或1项功能丧失,2项以上有功能缺损(1分)。

FAQ≥5分,并不等于痴呆,仅说明社会功能有问题,尚需临床进一步确定这类损害是原有的还是近期发生的,是因为智力减退,还是另有原因。如年龄、视力缺陷、情绪抑郁和运动功能障碍等。

根据以上得分情况,护理人员可为老年人提供适当的生活照料,维护和促进老年人的自理能力,尽可能延长其自我照料的年限,满足老年人日常生活活动的需要,提高其生命的质量。

(1) 若老人评估后发现FAQ≥5分,需家属长期进行日常照护,帮助老人完成日常活动,关注老人情绪,及时进行开解。

(2) 防止患者跌倒、摔伤、坠床等意外发生,可在床边安放护栏。照顾者需关注长期卧床的老人,防止压疮的发生,一定要勤翻身,经常擦拭身体,经常做身体按摩,促进血液循环,促进肢体康复。

（3）做好口腔护理,经常检查口腔内是否有痰,及时吸出以防止窒息的发生。

（4）饮食护理,低盐、低脂饮食,宜吃清淡、易消化的食物,经常吃含高纤维的食物,如芹菜、燕麦、荞麦及水果等,防止便秘的发生。

（五）案例分析

（1）案例1:

现病史:王某,男性,55岁,因双下肢肿胀伴疼痛由轮椅入院,神志清楚,对答切题;诉可独立进食并完成日常修饰,二便无特殊;床上翻身自理,但无法自轮椅站立及行走。

体格检查:双上肢肌力、肌张力正常;双下肢肌张力正常,肌力3级。

问题:1) 该患者的Barthel指数评分为多少?

2) 针对该患者可制订哪些护理措施?

（2）案例2:

现病史:李某,女性,72岁,诉近期记忆力下降,常忘记按时领取退休金,且看电视半小时即感疲惫,不能再保持注意力集中;可独立外出完成日常消费,可同好友交流趣事,但不能胜任棋牌等娱乐活动。

问题:1) 可用哪例量表对李某的功能活动状况进行评估?

2) 该量表评估结果是什么? 针对该结果可采取哪些护理措施?

第二节　疼痛评估

一、概述

完整的疼痛评估是指护士根据患者的年龄和认知水平给予合适的疼痛评估工具,按频率动态评估患者疼痛的部位、性质、程度、发生及持续的时间、诱发因素、伴随症状及心理反应。

二、意义

疼痛评估的目的是评估患者的疼痛情况,正确进行疼痛评估是对患者疼痛控制的重要前提,同时也是实行疼痛干预的重要基础。准确地判定疼痛特征,便于制订恰当的治疗和护理方案;评价治疗过程中及治疗前后疼痛强度和其他疼痛特征的变化情况,以及时调整治疗和护理方案;疼痛评估的过程是医护人员和患者交流及对其进行宣教的过程。不同人的疼痛感受差异较大,使用合适的疼痛评估工具可以正确评估疼痛,从而简化疼痛管理过程。恰当的疼痛管理能有效提升患者的自我感觉,达到积极的治疗作用。

三、评估工具

疼痛是除了体温、脉搏、呼吸、血压四大生命体征之外的第五大生命体征。与测量体温、脉搏、呼吸、血压一样需要有合适的测量工具进行衡量。

评估工具分为自评工具(自我报告型疼痛评估工具)和他评工具(行为疼痛评估工具)。自评工具宜使用数字评分量表(NRS)、语言分级量表(verbal descriptor scale, VRS)、面部表情疼痛评定量表(face pain rating scale, FPRS)。他评工具宜使用成人疼痛行为评估量表、小儿疼痛行为评估量表等,重症监护患者,可选用重症监护疼痛观察工具(CPOT)。

（一）自我报告型工具

自我报告型工具包括单维度和多维度疼痛评估工具。

单维度指基于患者主观感受测量的疼痛感受,仅被用来衡量疼痛强度。多维度指采用生理和行为等多种指标进行主观、客观的综合评估,包括活动能力、情绪、睡眠等。因此,多维除了测量疼痛强度外,还可以评估疼痛部位、性质及疼痛对患者造成的影响。

1. 常用单维度疼痛评估工具　包括视觉模拟量表(visual analogue scale, VAS),数字评分量表(number rating scale, NRS),面部表情疼痛评定量表,语言分级量表。

（1）视觉模拟评分量表:VAS 由斯科特(Scott)和赫斯基森(Huskisson)于 1976 年提出。VAS 是一条 0~100 mm 的直线,最左端(0)表示无痛,最右端(100)表示剧痛(图2-1)。

VAS 具有较高的信效度,在风湿科门诊患者中使用复测信度良好,识字患者($r=0.94$, $P=0.001$)高于文盲患者($r=0.71$, $P=0.001$)。当用于急性腹痛患者时具有较高的可靠性[$ICC=0.99$(95% CI $0.989~0.992$)],而对于慢性肌肉骨骼疼痛患者则具有中等至良好的可靠性。在缺乏疼痛"金标准"的情况下,无法评估标准效度。就结构效度而言,在各种风湿性疾病的患者中,VAS 的 5 点言语描述量表和数字评分量表(number rating scale, NRS)高度相关,相关系数分别为 0.71~0.78 和 0.62~0.91。患者可以根据自己的疼痛感受在直线上画出标记,测量从起点至记号处的距离,即为疼痛程度。此方法需要患者具备感觉、运动及感知能力,同时需要患者具有抽象思维能力及良好的双上肢活动度。

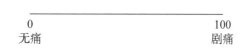

0　　　　　　　　　　　　　　　　100
无痛　　　　　　　　　　　　　　　剧痛

图 2-1　视觉模拟量表

（2）数字评分量表:NRS 是由一条直线和"0~10"这 11 个数字组成,0 分表示不痛,10 分表示剧痛(图2-2),数字"1"~"10"表示疼痛程度的逐渐加重。由患者根据自己的疼痛感受选择不同分值来量化疼痛程度,数字越大则表示疼痛强度越大,数字越小则表示疼痛强度越轻。

NRS 具有良好的信度、效度和灵敏度,与 VAS 的相关系数为 0.77~0.91。较 VAS

更为直观,易懂。此外,此工具可以用口述或向患者展示工具的形式来使用。因此,此工具也可以作为患者出院后电话随访疼痛的工具,临床应用广泛。

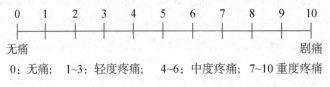

0:无痛; 1~3:轻度疼痛; 4~6:中度疼痛; 7~10重度疼痛

图2-2 数字评定量表

(3)面部表情疼痛评定量表(FPRS):由一系列痛苦表情的脸谱组成。由患者选择其中一张脸谱,以反映其感受的疼痛强度。最常见的有 Wong-Baker 面部表情疼痛评定量表(Wong-Baker FPRS)(图2-3),以及修订版面部表情疼痛评定量表(R-FPRS)(图2-4)。两者均由6种不同的面部表情及数字组成,信效度良好。两种面部表情疼痛评定量表的区别是,Wong-Baker FPRS 由圆脸谱构成,适用于3岁以上的儿童;R-FPRS 由长脸谱构成,其表示方式更接近正常人的表情,适用于5~12岁的儿童及成人。部分研究表明,较其他疼痛评估工具,R-FPRS 更易被老年群体接受,但也有研究表明部分老年人因失去对脸部的识别能力,不适合使用面部表情疼痛评估工具,更推荐使用 NRS。值得强调的是,在使用面部表情疼痛评估工具时,医护人员应指导患者从6个面部表情中选择一个最能反映其疼痛程度的表情。通过患者指出的脸谱下方的数字来记录患者的疼痛程度。

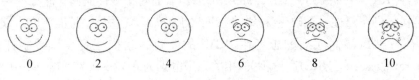

无疼痛　有一点疼痛　轻微疼痛　疼痛明显　疼痛较严重　剧烈疼痛

图2-3 Wong-Baker 面部表情疼痛评定量表(Wong-Baker FPRS)

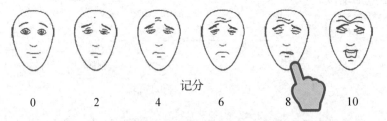

图2-4 修订版面部表情疼痛评定量表(R-FPRS)

(4)语言分级量表:VRS工具由形容疼痛的词语构成,常用的有4级(VRS-4)、5级(VRS-5)(表2-4)。VRS 较其他方法更简便,但易受患者文化水平的影响。

表 2-4 不同等级 VRS

级别	疼痛程度描述
VRS-4	无痛 轻度疼痛:虽有疼痛但可忍受,并能正常生活,睡眠不受干扰 中度疼痛:疼痛明显,不能忍受,要求服用镇痛药物,睡眠受干扰 重度疼痛:疼痛剧烈不能忍受,需要镇痛药物,睡眠严重受到干扰,可伴有自主神经功能紊乱表现或被动体位
VRS-5	无痛 轻度疼痛:能忍受,能正常生活、睡眠 中度疼痛:部分影响睡眠,需用止痛药 重度疼痛:影响睡眠,需用麻醉止痛药 剧烈疼痛:影响睡眠较重,伴有其他症状

2. 多维度疼痛评估工具 影响患者个体疼痛评估的因素包括患者的主观感受、行为、认知、情感等多个方面。单维度评估工具仅对患者的疼痛强度进行衡量,而综合测量患者的疼痛体验则需要使用多维度评估工具,包括疼痛性质、部位、时间,以及疼痛对患者日常生活、情绪的影响等全面内容的评估。目前,多维度疼痛评估工具很多,本节介绍几种具有代表性的评估量表。

(1) 麦吉尔疼痛问卷(McGill pain questionnaire,MPQ):该量表由麦尔扎克(Melzack)于 1975 年设计,表内附有 78 个描述各种疼痛的形容词,分为感觉类、评价类、情感类和非特异性类 4 种;包括 15 个描述条目,即 11 个感觉痛(针刺样痛、跳痛、刀割样痛、刺骨样痛、咬痛、灼烧痛、痉挛痛、剧烈痛、触痛、痛苦的痛和撕裂样痛)及 4 个情感类别(疲劳、厌倦、恐惧和痛苦的折磨),并将每个条目从 0～3 分分为 4 个等级,评分结果数值越高则疼痛强度越高。此外,其还包括疼痛空间分布的身体线图及对疼痛程度(present pain intensity,PPI)的测量。在相关临床急、慢性疼痛实验研究中,已证实该工具有较高的一致性($r=0.95～0.97$)和有效性。由于评估条目较多,花费时间需 20 分钟左右,操作也较为烦琐,且 MPQ 要求受试者有较高的阅读能力、智力水平、丰富的词汇和良好的表达能力,不适于有认知损害及受教育程度低的受试者,因此其在临床上的应用受到一定限制。目前,该量表主要应用于科研或较为详细的疼痛信息调查工作。

(2) 简化麦吉尔疼痛问卷(short-form of McGill pain questionnaire,SF-MPQ):是麦尔扎克于 1987 年在 MPQ 的基础上进一步改良而来(表 2-5)。SF-MPQ 分为 20 个种类,每个类别分 2～5 个级别,每次评估需要 2～5 分钟,通常用来测量患者当前正经历的疼痛程度,得分越高表明疼痛程度越强。采用疼痛标尺(0～10 分)的方法测量疼痛程度,用人体正、背面图标记疼痛的部位,并通过问答形式由患者对疼痛做出具体描述,护士记录疼痛的时间、性质、镇痛干预及疼痛对患者的影响(食欲、睡眠、注意力、情绪和社交活动)。研究表明,SF-MPQ 具有较高的效度,操作也较为简便。有研究表明,其与NRS 有较好的相关性,SF-MPQ 的感觉和情感因素具有高度相关性($r=0.92$)。临床工作者对其接受度高,但要求操作者必须有足够的经验和培训。

表 2-5　简化 McGill 疼痛问卷部分（SF-MPQ）

Ⅰ. 疼痛分级指数（PRI）

	疼痛性质		疼痛程度		
A	感觉项	无	轻	中	重
1	跳痛	0	1	2	3
2	刺痛	0	1	2	3
3	刀割样	0	1	2	3
4	锐痛	0	1	2	3
5	痉挛牵扯痛	0	1	2	3
6	绞痛	0	1	2	3
7	热灼痛	0	1	2	3
8	持续固定痛	0	1	2	3
9	胀痛	0	1	2	3
10	触痛	0	1	2	3
11	撕裂痛	0	1	2	3

感觉项总分

B	情感类				
	软弱无力	0	1	2	3
	厌烦	0	1	2	3
	害怕	0	1	2	3
	罪、惩罚感	0	1	2	3

情感类总分

Ⅱ. 视觉模拟评定法（VAS）

无痛————————————————剧痛

VAS 评分

Ⅲ. 现时疼痛强度（PPI）

0 无痛	1 轻度不适	2 不适	3 难受	4 可怕的	5 极为痛苦

　　（3）简明疼痛评估量表（brief pain inventory，BPI）：是 1991 年由美国威斯康星大学医学院癌症照护症状评估合作中心的疼痛研究小组研发的，用于癌症疼痛评估（表 2-6）。此量表结合 NRS 测量患者的疼痛程度与 7 个问题描述疼痛，干预患者的活动、情绪、娱乐、人际关系、睡眠、工作和行动等；疼痛干预后缓解程度则使用百分比表示。另外，该量表含人体图形以表示相应的疼痛部位等。BPI 一般仅需 5～15 min 即可完成评估，适用于各类人群，是一种综合性疼痛评价工具。

表 2-6　简明疼痛评估量表（BPI）

项　　目	描　　述
1. 大多数人一生中都有过疼痛经历（如轻微头痛、扭伤后痛、牙痛）。除了这些常见的疼痛外，现在您是否还感到有别的类型的疼痛 　（1）是　　　　　　　　　　　　　　　　　（2）否	

（续表）

项　目	描　述

2. 请您在下图中标出您的疼痛部位，并在疼痛最剧烈的部位以"X"标出

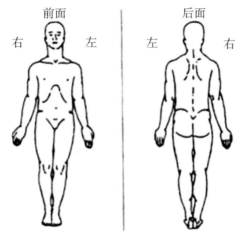

3. 请选择下面的一个数字，以表示过去的 24 小时内您疼痛最剧烈的程度

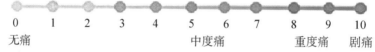

4. 请选择下面的一个数字，以表示过去 24 小时内您疼痛最轻微的程度

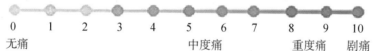

5. 请选择下面的一个数字，以表示过去 24 小时内您疼痛的平均程度

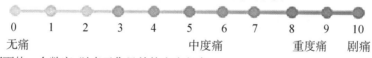

6. 请选择下面的一个数字，以表示您目前的疼痛程度

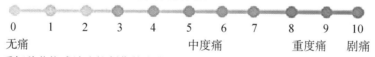

7. 您希望接受何种药物或治疗控制您的疼痛

8. 在过去的 24 小时内，因为药物或治疗的作用，您的痛苦缓解了多少？请选择下边的一个百分数，以表示痛苦缓解的程度

（无缓解）0　10%　20%　30%　40%　50%　60%　70%　80%　90%　100%（完整缓解）

9. 请选择下边的一个数字，以表示过去 24 小时内痛苦对您的影响

(1) 对平时生活的影响

（无影响）0　1　2　3　4　5　6　7　8　9　10（完整影响）

(2) 对情绪的影响

（无影响）0　1　2　3　4　5　6　7　8　9　10（完整影响）

(3) 对行走能力的影响

（无影响）0　1　2　3　4　5　6　7　8　9　10（完整影响）

(4) 对平时工作的影响（包含出门工作和家务劳动）

（无影响）0　1　2　3　4　5　6　7　8　9　10（完整影响）

（续表）

项　目	描　述
（5）对与别人关系的影响 （无影响）0　1　2　3　4　5　6　7　8　9　10（完整影响）	
（6）对睡眠的影响（无影响）0　1　2　3　4　5　6　7　8　9　10（完整影响）	
（7）对生活兴趣的影响 （无影响）0　1　2　3　4　5　6　7　8　9　10（完整影响）	

　　3. 行为疼痛评估工具　多项研究报道，新生儿、婴幼儿、缺乏语言表达能力的儿童、认知障碍者、意识不清的患者和危重症患者的疼痛经常被忽略，得不到有效的治疗。疼痛评估的"金标准"为患者的主观主诉，对于无法开展有效交流（语言或非语言交流）的患者则无法使用自我报告型疼痛评估工具。对于这部分特殊人群，尽管不能通过有效的交流表达疼痛的程度，但由于人们在疼痛时会有一些行为改变，同样能间接地反映其疼痛的程度。行为疼痛评估工具的建立，为临床评估特殊患者的疼痛提供了客观依据。当然，行为疼痛评估工具也有其局限性：对于使用肌松药及丧失行为反应能力的患者，其他非疼痛症状如烦躁、抑郁、组织缺氧等也可导致患者行为的改变，在行为疼痛评估工具使用时需进一步鉴别。其次，此类工具仅能评估患者的疼痛程度，却不能有效评估疼痛部位、类型及性质等，需医务人员结合患者综合情况进行全面评估。行为测定的主要观察内容包括躯体行为、功能损伤和疼痛时的表情。下文将重点介绍几种特殊人群使用的行为疼痛评估工具

　　（1）成人疼痛行为评估量表：评估项目包括面部表情、休息状态、肌张力、安抚效果、发声（非气管插管患者）或通气依从性（气管插管患者）。每一项按 0～2 分评分，总分为 10 分，分值越高说明疼痛程度越重（表 2-7）。

表 2-7　成人疼痛行为评估量表

序号	项目	分值		
		0分	1分	2分
1	面部表情	放松	有时皱眉、紧张或淡漠	经常或一直皱眉，扭曲，紧咬
2	休息状态	安静	有时休息不好，变换体位	长时间休息不好，频繁变换体位
3	肌张力	放松	增加	僵硬，手指或脚趾屈曲
4	安抚效果	不需安抚	分散注意力能安抚	分散注意力很难安抚
5	发声（非气管插管患者）	无异常发声	有时呻吟、哭泣	频繁或持续呻吟、哭泣
	通气依从性（气管插管患者）	完全耐受	呛咳，但能耐受	对抗呼吸机

　　（2）儿童疼痛评估工具：儿童受到持续的疼痛刺激会造成机体结构和功能改变，有

可能持续到成人阶段。由于儿童尤其是婴幼儿缺乏表达能力,普通的疼痛评估工具无法进行有效评估。目前,对不同年龄段儿童的行为疼痛评估工具较多,均由国外学者研制,在我国得到汉化的仅有 FLACC(face,legs,activity,cry,consolability behavioral tool)。

儿童疼痛行为量表:由美国密歇根大学儿科护理专家默克尔(Merkel)等于 1997 年研发出适用于 0～7 岁儿童手术后疼痛或其他疼痛评估的 FLACC 量表,并显示具有较好信效度。其由面部表情(facial expression)、腿部动作(legs)、活动(activity)、哭闹(crying)、可安抚性(consolability)5 项与疼痛行为相关的条目组成。每个条目评分 0～2分,总分为 10 分,分数越高则疼痛越严重。总分 1～3 分为轻度疼痛,4～6 分为中度疼痛,7～10 分为重度疼痛。2012 年,我国刘明等将其汉化,形成中文版 FLACC 量表(表2-8),其评定者间信度较好,克隆巴赫系数(Cronbach's α)为 0.745,总体重测相关系数为 0.946,各条目重测相关系数为 0.868～0.955;总体内容效度为 1.000。此外,我国王娟等于 2015 年将 FLACC 量表应用于接受手术治疗的学龄前儿童,结果显示量表具有良好的信效度,Cronbach's α 系数为 0.853,重测信度为 0.706～0.866,评定者间信度为0.966～0.993。

表 2-8　FLACC 量表(中文版)

项目	分值		
	0 分	1 分	2 分
面部表情	无特定表情或笑容	偶尔面部扭曲或皱眉	持续颤抖下巴,紧缩下腭,紧皱眉头
腿部动作	正常体位或放松状态	不适、无法休息,肌肉或神经紧张,肢体间断弯曲/伸展	踢或拉直腿,高张力,扩大肢体弯曲/伸展,发抖
活动	安静平躺,正常体位,可顺利移动	急促不安,来回移动,紧张,移动犹豫	卷曲或痉挛,来回摆动,头部左右摇动,揉搓身体某部位
哭闹	不哭不闹	呻吟或啜泣,偶尔哭泣,叹息	不断哭泣,尖叫或抽泣,呻吟
可安抚性	平静的,满足的,放松,不要求安慰	可通过偶尔身体接触消除疑虑,分散注意	安慰有困难

注:评估总分:0 分=放松、舒服;1～3 分=轻微不适;4～6 分=中度疼痛;7～10 分=严重疼痛,不适或两者兼有。

(3) 认知障碍患者疼痛评估工具:全球痴呆患者高达 4 400 万左右,据估计到 2030年我国老年痴呆患者将达 1 645.6 万人。超过一半的老年痴呆患者受疼痛困扰,但因其对疼痛的表达力降低,对疼痛做出的反应因人而异,导致其在住院期间难以获得医护人员的重视和有效干预。近年来,老年痴呆患者的疼痛研究成为热点,适用于其疼痛评估的工具种类较多,但适合我国老年痴呆患者的疼痛评估工具有待进一步探究。

老年痴呆患者 Doloplus-Ⅱ疼痛评估量表:法国老年病学专家伯纳德·瓦里(Bernard Wary)于 1993 年研制出 Doloplus 量表,之后由欧洲学者进一步修订,形成Doloplus-Ⅱ量表(表2-9)。该量表包括躯体反应(somatic reaction)、精神运动反应(psychomotor reaction)和心理社会反应(psychosocial reaction)3 个维度;下设 10 个条目,分别为躯体表现(somatic complaint)、静止时的保护性体位(protective body postures adopted at rest)、对疼痛部位的保护(protection of sore areas)、表情(expression)、睡眠(sleep pattern)、洗漱/穿衣(washing/dressing)、活动性(mobility)、交流(communication)、社交生活(social life)和行为问题(problems of behavior)。用于评估中度、重度老年痴呆患者的慢性疼痛,每个条目评分0～3分,总分30分。分值越大,表示与疼痛相关的行为存在越多。评分≥5分表示可能存在疼痛。2009年,我国学者李茶香汉化形成中文Doloplus-Ⅱ。其信效度良好,Cronbach's α 系数为0.813,分半信度0.77。

表2-9 Doloplus-Ⅱ量表(中文版)

项目	描述	分数(分)
躯体反应		
1. 躯体表现	无躯体表现	0
	仅在询问时才有躯体表现	1
	偶尔不随意的躯体表现	2
	连续不随意的躯体表现	3
2. 静止时的保护性体位	无保护性体位	0
	患者有时避免某种体位	1
	患者不断寻求保护性体位,并且有效	2
	患者不断寻求保护性体位,但无效	3
3. 对疼痛部位的保护	无保护性动作	0
	有保护性动作,但不干扰检查或护理	1
	有保护性动作,并且抗拒检查或护理	2
	静止甚至无接触时,患者就采取保护性动作	3
4. 表情	平时的表情	0
	接触时有痛苦表情	1
	未接触就有痛苦表情	2
	持续且异常木然的目光(无声、凝视和毫无表情)	3
5. 睡眠	睡眠正常	0
	入睡困难	1
	频繁醒来(烦躁不安)	2
	失眠并影响正常生活	3
精神运动反应		
6. 洗漱/穿衣	平时能力未受影响	0
	平时能力受轻微影响(小心翼翼但能完成)	1
	平时能力受严重影响(费力且不能完成)	2
	患者拒绝,洗漱/穿衣不能进行	3
7. 活动性	平时的活动及能力无影响	0
	平时活动减少(患者避免某些运动,减少步行距离)	1
	平时的活动及能力减少(即使有人帮助,患者也减少了运动)	2
	患者拒绝活动,劝说无效	3

（续表）

项目	描述	分数（分）
心理社会反应		
8. 交流	无变化	0
	增加（患者异常要求他人的关注）	1
	减少（患者与外界隔绝）	2
	缺乏或拒绝任何形式的交流	3
9. 社交生活	正常参加每项活动（吃饭、娱乐、治疗）	0
	仅在要求时才参加活动	1
	有时拒绝参加任何活动	2
	拒绝参加任何活动	3
10. 行为问题	行为正常	0
	重复的反应性行为问题	1
	持久的反应性行为问题	2
	持久的行为问题（无任何外界刺激）	3

（4）成人危重症患者的疼痛评估工具：常用的量表包括重症监护疼痛评估工具（critical-care pain observation tool，CPOT）和行为疼痛量表（behavioral pain scale，BPS）。具体详见镇痛与镇静相关章节内容。

（四）评估细则

1. 评估要点　患者的自我报告作为疼痛评估的"金标准"。疼痛评估时必须重视患者的主诉。即使是有认知功能障碍的患者，约有 2/3 能够自我报告疼痛，特别是有轻度认知功能障碍的患者。虽然认知障碍的患者疼痛的自我报告可能减少，但只要患者可以自我报告，其可信度与认知功能正常患者的报告同样有效。

2. 评估时机

（1）首次评估：新入院、入科患者 8 小时内完成疼痛评估。

（2）即刻评估：护理单元间交接时、行手术后返回、行创伤性检查或治疗后、患者主诉疼痛时需即刻评估。

（3）常规评估：

1）评分为 0～3 分，每日 QD 评估：14:00，评估直至出院。

2）持续使用三阶梯镇痛药物治疗者，每班至少评估一次。

（4）复评：中、重度疼痛时，应遵医嘱根据不同镇痛治疗途径进行复评。静脉给药后 15 分钟、皮下注射和肌肉注射后 30 分钟、口服给药或直肠给药后 60 分钟，直至疼痛评分≤3 分。非药物镇痛措施后 1 h 复评，直至疼痛控制或轻度以下疼痛。

（5）出院当日，至少评估一次。

3. 与疼痛评估相关的注意事项

（1）在临床护理实践中，应选择合适的疼痛评估工具，对同一个患者在住院过程中应使用同一种疼痛评估工具，有利于更准确地比较前后镇痛效果。

（2）疼痛评估内容应包括疼痛部位、疼痛性质、疼痛程度及有无伴随症状等同时在镇痛干预后需观察镇痛效果及有无不良反应并做记录。

（3）行为疼痛评估工具不同于自我报告型评估工具，完全依赖于医务人员的观察。有研究表明：我国医务人员对疼痛的知识与态度仍有待进一步提升。使用前，医务人员应进行统一培训和考核，定期接受院内疼痛相关培训，理论与实践相结合，提高医务人员对疼痛特殊病例的临床思辨能力。

（4）丧失语言交流能力的患者仍可使用自我报告型疼痛评估工具，如气管切开患者虽不能用语言直接表达疼痛，但仍可通过皱眉、眨眼、打手势等非语言方式与医务人员沟通疼痛情况。此时，不能简单地使用行为疼痛评估工具。

4. 护理措施

（1）预防性疼痛护理措施。

1）体位管理：根据不同手术部位，采用体位管理，比如颈、胸、腹部手术后，予抬高床头或取半卧位。

2）术后遵医嘱预防性使用镇痛药物。在用药后协助/指导患者行深呼吸、有效咳嗽、关节活动、下床行走等早期功能活动。

（2）根据疼痛等级落实相应镇痛护理措施（表2-10）。

表 2-10　镇痛护理措施

疼痛评分	疼痛等级	护理措施
1～3 分	轻度疼痛	基于预防性镇痛措施基础，遵医嘱应用镇痛药物，观察用药后不良反应、指导患者实施术后功能锻炼，并做好活动性疼痛评估
4 分≤评分<7 分	中度疼痛	在轻度疼痛护理措施上，遵医嘱应用镇痛药物，观察用药后不良反应及镇痛效果评价。指导正确使用 PCA 泵，联系 APS 调整 PCA 参数，必要时使用多模式镇痛
≥7 分	重度疼痛	在中度疼痛护理措施上，遵医嘱应用镇痛药物，观察用药后不良反应及镇痛效果评价。突发剧烈疼痛时，应监测生命体征，观察潜在并发症表现，及时通知医师

（五）案例分析

茅某，65 岁，诊断：胃癌。患者在全麻下行胃大部切除（毕式Ⅰ式），术后第 1 天晨间护士巡视病房时，询问患者疼痛程度，患者主诉伤口处疼痛，患者自评 9 分。护士见患者表情自然，嘱其做深呼吸活动，且能顺利完成该动作。

问题：（1）对于该患者，具有正常的语言表达能力，作为主管护士应指导其首选哪种疼痛评估工具？

（2）根据患者自评结果，并结合其 FAS 功能评分，如何判断患者是否正确做了自我评估？如何指导患者正确使用疼痛评估工具，指导要点是什么？

第三节　压力性损伤风险评估

一、概述

压力性损伤(pressure injury，PI)，曾称为褥疮、褥疮性溃疡、缺血性溃疡、压力性溃疡、压疮等。2016 年，美国国家压疮咨询委员会(National Pressure Ulcer Advisory Panel，NPUAP)将压疮更名为压力性损伤，并更新了其定义,即由于剧烈和(或)持续存在的压力或压力联合剪切力导致的发生在皮肤和(或)潜在皮下软组织的局限性损伤,通常发生在骨隆突处,与医疗器械或其他设备使用有关,表现为局部组织受损,表皮完整或开放性溃疡并伴有疼痛。其中,因医疗设备、仪器、家具或日常用品等在皮肤表面施加压力而导致的压力性损伤称为器械相关性压力性损伤;因使用医疗器械导致患者呼吸道、消化道、泌尿生殖道等部位黏膜出现的压力性损伤称为黏膜压力性损伤。使用经确认有效的风险评估工具和方法评估患者压力性损伤发生风险的过程就是风险评估。Braden量表是目前世界上最广泛应用于预测压力性损伤的量表,具有简便、易行、经济、无侵袭性和可操作性强的特点。

二、意义

PI 严重威胁患者的生命健康,给社会带来了沉重的经济压力与医疗负担。因此,加强 PI 的预防至关重要。压力性损伤风险评估是对患者发生压力性损伤风险的判断。通过评估,筛检出风险患者,给予预防措施,降低 PI 的发生。同时筛检出无风险的患者,以免过度预防,造成资源浪费。预防 PI 的第一步是使用合适的风险评估工具(risk assessment scales，RAS)对患者进行精准评估。Braden 量表是其中最具有代表性的量表之一,在《美国医师协会压疮临床实践指南》中受到推荐,被许多医疗机构采用来预防压疮,在评分的基础上采取预防措施,使压疮的发生率下降 50%～60%。伯格奎斯特(Bergquist)认为,Braden 量表的累积总分比任何一项单项得分能更好地预测压力性损伤发生的风险,没有更简单的量表可以提高预测效度。

三、评估表

(一) Braden 评估量表

1. 评估表选择及信效度　　该量表由美国的布莱登(Braden)和伯格斯特伦(Bergstrom)于 1987 年编制。Braden 量表在国内外应用最广泛,且已被译成日语、汉语、荷兰语等多种语言。

Braden 量表对 PI 的预测合并灵敏度(sensitivity，SN)为 72%,合并特异度(specificity，SP)为 81%,$SROC$ 曲线下面积(area under the curve，AUC)为 0.79,提示 Braden 量表预测 PI 的有效性为中度。Braden 量表能提供较均衡的灵敏度和特异度,

是一种较好的风险预测工具。因此,在临床工作中,普通内、外科患者可以采用 Braden 量表预测 PI 的发生风险,但不能单独适用于手术期间患者的压力性损伤风险因素评估。

2. 评估表详情及赋值　量表包括 6 个最主要风险因素,即感觉、移动、活动能力、皮肤潮湿、营养状况及摩擦力和剪切力。除"摩擦力和剪切力"得分为 1～3 分,其他各项得分均为 1～4 分,总分为 6～23 分。得分≥19 分提示没有风险;15～18 分提示轻度风险;13～14 分提示中度风险;10～12 分提示高度风险;≤9 分提示极度风险;评分≤18 分需采取预防措施。得分越低,表明发生 PI 的风险性越高。详见表 2 - 11、2 - 12。

表 2 - 11　Braden 评估量表

项目	感知能力				潮湿度				活动能力			
患者情况	完全受限	非常受限	轻度受限	未受损	持续潮湿	非常潮湿	偶尔潮湿	无潮湿	限制卧床	协助坐椅	偶尔行走	经常行走
分值(分)	1	2	3	4	1	2	3	4	1	2	3	4

项目	移动能力				营养状况				摩擦力和剪切力		
患者情况	完全无法移动	严重受限	轻度受限	未受限	非常差	可能不足	足够	非常好	有问题	有潜在问题	无明显问题
分值(分)	1	2	3	4	1	2	3	4	1	2	3

表 2 - 12　Braden 评估量表项目解析

(1)	感知能力:机体对压力所引起的不适的反应能力	
1)	完全受限	由于意识的减退或者镇静剂的作用,对疼痛刺激没有反应(没有呻吟、退缩或紧握),或者绝大部分机体对疼痛的感觉受限
2)	非常受限	只对疼痛刺激有反应。能通过呻吟和烦躁的方式表达机体不适。或者机体一半以上部位对疼痛或不适有感觉障碍
3)	轻度受限	对其讲话有反应,但不是所有时间都能用语言表达不适感。或者机体的 1～2 个肢体的部位对疼痛或不适有感觉障碍
4)	未受损	对其讲话有反应。机体没有对疼痛或不适的感觉缺失
(2)	潮湿度:皮肤处于潮湿状态的程度	
1)	持续潮湿	由于出汗、小便等原因,皮肤一直处于潮湿状态,每当移动患者或给患者翻身时,就可发现患者的皮肤是湿的
2)	非常潮湿	皮肤经常但不总是处于潮湿状态,每班至少更换一次床单或衣裤等
3)	偶尔潮湿	患者皮肤有时潮湿,每天需额外再换一次床单或衣裤
4)	无潮湿	患者皮肤保持正常的干燥,按常规更换衣裤和(或)床单
(3)	活动能力:躯体的活动能力	
1)	限制卧床	限制在床上,只能卧床

（续表）

2)	协助坐椅	走动能力严重受限或完全丧失。患者不能承受自身体重和(或)必须在协助的情况下才能坐进椅子或轮椅
3)	偶尔行走	白天在他人帮助或者无他人帮助的情况下偶尔可以走很短的一段路。每班中大部分时间在床上或椅子中度过
4)	经常行走	每天至少 2 次在病室外行走,白天在病房内至少每 2 小时行走 1 次
(4)	**移动能力:改变或控制躯体位置的移动能力**	
1)	完全无法移动	在没有帮助的情况下,患者丝毫不能移动身体及四肢位置
2)	严重受限	偶尔能轻微移动躯体或四肢,但不独立进行频繁或大幅度的躯体位置变动
3)	轻度受限	能独立进行轻微躯体或四肢的频繁位置改变
4)	未受限	能独立完成大幅度的频繁的体位改变
(5)	**营养摄入状况:通常食物量摄入模式**	
1)	非常差	长期不能吃完一餐饭。摄入食物的质和量严重不足。禁食和(或)清流质摄入大于 5 天者
2)	可能不足	很少吃完一餐饭,摄入食物的质和量不足。偶尔摄入营养补充剂。摄入略低于理想的流质或管饲
3)	足够	基本能吃完一餐饭。偶尔会拒绝吃饭,但会摄入营养补充剂。管饲或完全肠道外营养(TPN)可满足绝大部分的营养所需
4)	非常好	正常饮食
(6)	**摩擦力和剪切力**	
1)	有问题	需要他人帮助才能移动。不能完全抬起身体,在移动过程中,皮肤会产生较大的位移。卧床或坐椅时经常滑下,需要帮助才能恢复体位。肌肉痉挛、挛缩或躁动不安导致持续摩擦
2)	有潜在问题	躯体移动时乏力,或需要协助才能移动。在移动过程中,皮肤会产生一些位移。大部分时间能在床上或椅子上保持良好的位置,偶尔会滑落
3)	无明显问题	能独立在床上和椅子上移动,移动的过程中能完全抬起自己,皮肤很少有位移。任何时候都能够在座椅或者床上保持良好的位置

3. 评估细则

（1）评估时机:

1）所有患者入院后应尽快进行压力性损伤的风险筛查。

2）19～23 分无风险。

3）15～18 分为低度危险,13～14 分为中度危险,建议低度、中度危险者至少每周评估 1 次。

4）10～12 分为高度危险,建议至少每周评估 2 次。

5）≤9 分为极高度危险,建议至少每日评估 1 次。

6）患者病情出现变化时应及时进行风险评估。

（2）评估注意事项:虽然 Braden 量表在各方面得到肯定,但其使用价值有限。如在临界值选取上,不能笼统地以某一值作为判断标准,Braden 量表最佳临界值会随着患者状况的改变而发生变化。若临界值选取不当会降低预测效果,或因特异度不高造成不必要的资源浪费。

(3) 评估结果与护理措施:该量表总分为 6~23 分,风险等级划分及相对应护理措施如下。

1) 总分≥19 分提示没有风险,对患者进行健康教育,做好观察。

2) 总分 15~18 分提示患者存在轻度风险,仅需进行皮肤护理,并对患者进行 PI 相关知识宣教,讲解其发生的原因、临床症状、危害及预防对策等,提高患者及家属对疾病的认知程度,帮助其意识到正确预防 PI 的重要性。

3) 总分 13~14 分提示患者存在中度危险,根据患者情况,应每隔 2 小时督促或协助患者翻身,并使用气垫床、减压敷料等减压装置以减轻局部皮肤受压程度,建议每隔 3 天进行 1 次 Braden 评分,了解患者的 PI 发生风险,并动态调整预防措施,通知医师。

4) 总分 10~12 分提示患者存在高度危险,需对患者进行皮肤护理,没有压力性损伤的患者如果长期卧床,需要 2~4 小时对患者进行翻身一次。如患者已出现压力性损伤征兆,翻身时间应缩短,尽量采用小床单帮助翻身,减少搬运、拉扯、摩擦等现象,避免使患者皮肤受损。可以利用充气垫、海绵垫等设施帮助患者减少与床的直接压力,但是对于肥胖患者尽量不使用气垫圈。一方面,其会使局部血液循环不畅,引起充血或水肿;另一方面,也不利于肥胖患者排汗,汗液蒸发产生障碍,会刺激皮肤。

5) 总分≤9 分提示患者存在极度风险,护理人员对于此类患者需定时协助翻身,并采用减压装置。密切监测患者的各项生命体征,为其制订科学合理的食谱,为机体提供充足的蛋白质、维生素及能量等,改善患者的营养状况,从而提高皮肤的抗压能力。对已经发生 PI 的患者进行针对性护理,若患者皮肤表面出现小水疱,则需提醒患者身着宽松衣服以减少摩擦力,避免水疱溃烂;水疱较大者,需采取无菌注射器抽出水疱液体,并清理创面,避免发生感染;对于水疱溃烂者,需彻底清除坏死组织,并对周围皮肤进行消毒处理,采用合适敷料,保证创面局部皮肤的清洁及湿润,以促进创面愈合。

(二) Norton 评估量表

1. 评估表选择及信效度 Norton 评估量表采用统一标准进行量化评估。护理人员通过对患者进行压力性损伤风险评分,可较为准确地掌握和预测患者发生压力性损伤的风险,从而降低护理工作的盲目性和被动性,提高护理干预措施的针对性,避免医疗资源的浪费。同时,Norton 评估量表操作简便,便于护理人员及时对患者进行评估,并根据结果采取相应的护理措施,对于高风险患者,通过汇报护士长、床位医师、科护士长及护理部等,以将压力性损伤发生的风险控制在最低,增强了护理人员工作的责任心和主动性,提高了护理质量,具有良好的临床应用价值。

Norton 量表是英国的诺顿(Norton)于 1962 年发展的第一个用于 PI 风险评估的量表,至今在全世界范围仍被广泛使用。此量表是针对卧床老年人的 PI 风险评估工具。

Norton 评估表是美国卫生保健政策研究所（Agency for Health Care Policy and Research，AHCPR)推荐使用的评估压力性损伤的预测工具。

Norton 量表对 PI 的预测合并灵敏度(sensitivity，SN)为 76％,$SROC$ 曲线下面积(AUC)为 0.84,提示 Norton 量表预测 PI 的有效性为中度,Norton 量表最适用于评估老年患者。

2. 评估表详情及赋值　Norton 量表包含 5 个风险因素评估,即身体因素、精神因素、活动能力、移动能力和失禁。得分范围为 5～20 分,20 分表示无任何 PI 风险因素存在,小于 14 分表示有发生 PI 的风险,随着分值降低危险性相应增加。Norton 量表也对每个级别有文字描述,以保证量表的客观性。详见表 2‑13、2‑14。

表 2‑13　Norton 评估量表

项目	4 分	3 分	2 分	1 分
身体情况	良好	尚可	虚弱	非常差
精神状态	清醒	淡漠	混淆	木僵
活动力	活动自如	扶助行走	轮椅活动	卧床不起
移动力	移动自如	轻度受限	严重受限	移动障碍
失禁	无	偶尔	经常	二便失禁

表 2‑14　Norton 评估量表项目解析

(1)	身体状况:指最近的身体健康状态(例如:营养状况、组织肌肉完整性、皮肤状况)	
1)	非常差	身体状况很危急,呈现病态
2)	虚弱/差	身体状况不稳定,看起来还算健康
3)	尚可	一般身体状况稳定,看起来健康状况尚可
4)	良好	身体状况稳定,看起来很健康,营养状态良好
(2)	精神状态:指意识状况和定向感	
1)	木僵	无感觉、麻木、没有反应,嗜睡
2)	混淆	对人、事、地定向感只有 1～2 项清楚,沟通对话不恰当
3)	冷漠	对人、事、地定向感只有 2～3 项清楚,反应迟钝、被动
4)	清醒	对人、事、地定向感非常清楚,对周围事物敏感
(3)	活动力:指个体可行动的程度	
1)	限制卧床	因病情或医嘱限制而卧床不起
2)	轮椅活动	只能以轮椅代步
3)	需协助行走	无人协助则无法走动
4)	活动自如	能独立走动
(4)	移动力:个体可以移动和控制四肢的能力	
1)	移动障碍	无移动能力,不能翻身
2)	大部分受限	无人协助无法翻身,肢体轻瘫、肌肉萎缩
3)	稍微受限	可移动、控制四肢,但需人稍微协助才能翻身
4)	完全不受限	可随意自由移动、控制四肢活动自如
(5)	失禁:个体控制大/小便的能力。	
1)	大/小便失禁	无法控制大/小便,且在 24 小时内有 7～10 次失禁发生

（续表）

2)	经常失禁	在过去 24 小时之内有 3～6 次小便失禁或腹泻情形
3)	偶尔失禁	在过去 24 小时内有 1～2 次大/小便失禁之后使用尿套或留置尿管
4)	无	大/小便控制自如，或留置尿管，但大便失禁

3. 评估细则

（1）评估时机：

1）患者入院后 8 小时内尽快评估，并且根据不同的风险程度决定每班次、每 24 小时至 48 小时或 72 小时复评一次，手术或病情加重时随时复评。

2）ICU 建议每班次复评一次。

3）长期护理机构应当在患者入院时实施风险评估，并且此后每周复评一次。

（2）评估注意事项：Norton 量表仅对患者的一般身体情况、意识状态、活动能力、行走灵活性及尿、便失禁这 5 个方面进行评估，未涉及年龄评估，其预测效果与这 5 个方面的标准内容、对患者病情的准确及时评估有关。

（3）评估结果与护理措施：该量表总分为 5～20 分，风险等级划分及相对应护理措施如下。

1）总分＞14 分为低危，对患者进行 PI 相关知识宣教，讲解 PI 发生的原因、临床症状、危害及预防对策等，提高患者及其家属的疾病认知程度，帮助其意识到正确预防压力性损伤的重要性，每周复评一次。

2）总分 12～14 分为中危，协助翻身，并使用气垫床、减压敷料等减压装置以减轻局部皮肤受压程度，了解患者的压力性损伤发生风险，并动态调整预防措施，每日复评一次。通知医师。

3）总分≤12 分为高危，每班复评。长期卧床的患者要避免局部受压，做好相应的护理，每 2～4 小时变换一次体位，保持受压部位皮肤清洁、干燥，尽量避免某一部位长期受压，并使用气垫床、减压敷料等减压装置以减轻局部皮肤受压程度。对于已经出现压力性损伤部位的皮肤应该避免再次受压，要做好局部护理，根据创面情况选择合适的敷料换药，避免继发感染。

（三）Waterlow 量表

1. 评估表选择及信效度　Waterlow 量表由英国的沃特洛（Waterlow）于 1985 年设计，量表适用于所有住院患者。Waterlow 量表对 PI 的预测合并灵敏度（sensitivity，SN）为 53%，SROC 曲线下面积（AUC）为 0.81，提示 Waterlow 量表预测 PI 的有效性为中度。

2. 评估表详情及赋值　Waterlow 量表的细条目包括性别和年龄、移动、皮肤类型、失禁、体型、食欲、手术创伤、神经缺陷、组织营养和药物的使用等方面。量表得分范围为 1～64 分，累计得分用于评估患者是否处于压力性损伤的低、中或者高风险，分值越大，压力性损伤的风险程度越大。Waterlow 量表常用的诊断界值为 10 分，得分≤9 分为无风险，10～14 分为有风险，15～19 分为高度风险，≥20 分为极高风险（表 2-15）。

表 2-15 Waterlow 评估量表

条目	定义	分值(分)
1. 体重指数(BMI)	中等(BMI 20~24.9)	0
	超过中等(BMI 25~29.9)	1
	肥胖(BMI>30)	2
	低于中等(BMI<20)	3
2. 皮肤类型	健康	0
	薄/干燥/水肿/潮湿,任何一种情况	1
	颜色差	2
	裂开/红斑	3
3. 性别	男	1
	女	2
4. 年龄	14~49	1
	50~64	2
	65~74	3
	75~80	4
	81+	5
5. 营养筛查(MST)总分>2分,应给予营养评估/干预	是否存在体重减轻? 是→B 否→C 不确定→C	2
	B. 体重减轻程度	
	0.5~5 kg	1
	5.1~10 kg	2
	10.1~15 kg	3
	>15 kg	4
	不确定	2
	C. 是否进食很差或缺乏食欲?	
	否	0
	是	1
6. 失禁情况	完全控制	0
	偶尔失禁	1
	尿/大便失禁	2
	大小便失禁	3
7. 运动能力	完全	0
	烦躁不安	1
	冷漠	2
	限制	3
	迟钝	4
	固定	5

（续表）

条目	定义	分值
8. 组织营养不良	恶液质	8
	多器官衰竭	8
	单器官衰竭	5
	外周血管病	5
	贫血(Hb<80 g/L)	2
	吸烟	1
9. 神经功能障碍	糖尿病/多发性硬化症/心血管疾病	4~6
	感觉受限	4~6
	半身不遂/瘫痪	4~6
10. 特殊用药	大剂量类固醇/细胞毒性药/抗生素	4
11. 手术	外科/腰以下/脊椎手术	5
	手术时间>2h	5
	手术时间>6h	8

3. 评估细则

(1) 评估时机：

1) 所有患者入院后应尽快进行压力性损伤的风险筛查。

2) 0~9 分为无风险。

3) 10~14 分为低度危险,建议至少每周评估 1 次。

4) 15~19 分为高度危险,建议至少每周评估 2 次。

5) ≥20 分为极高度危险,建议至少每日评估 1 次。

(2) 评估注意事项：该量表包含体型、控便能力、皮肤类型、年龄、性别、移动度、饮食食欲、组织营养、神经缺陷、手术、特殊用药这 11 个测评指标。Waterlow 在欧洲应用较多,主要用于外科患者。有研究显示,Waterlow 量表预测住院患者发生 PI 的 SN 为 86%,SP 为 33%,AUC 为 0.54。该量表的 SN 较高,表明预测能力较好,但 Waterlow 量表 SP 较低,用该量表进行 PI 风险评估时误诊率较高。因此,护理人员在应用该量表进行 PI 风险评估时,应结合自身的临床知识和经验进行判断。

(3) 评估结果与护理措施：该量表总分为 1~64 分,风险等级划分及相对应护理措施如下。

1) 10~14 分为低度危险,建议至少每周评估 1 次。对患者及家属进行健康宣教,介绍 PI 的发生、发展及治疗护理的一般知识,学会自行检查皮肤。

2) 15~19 分为高度危险,建议至少每周评估 2 次。协助翻身,做好皮肤护理,在病情允许的情况下,给予高热量、高蛋白、高维生素及易消化的饮食,以增强机体抵抗力和组织修复能力,不能进食者给予鼻饲流质。

3) ≥20 分为极高度危险,建议至少每日评估 1 次。每 2~4 小时翻身一次,并避免抱、拉、扯、拽、推,使用保护垫,并建立翻身卡,减轻受压部位的剪切力和压力,保持皮肤清洁、干净,避免潮湿刺激皮肤。各班详细评估记录身体各部位皮肤情况及危险因素,进行动态观察。

（四）Munro 评估量表

1. 评估表选择及信效度　　Munro 量表是专为手术患者设计的压力性损伤评估量表,在国外已广泛应用于手术患者,但目前尚未在国内广泛推广使用。国外现有的研究主要运用于骨科、普外科、神经外科及心胸外科等手术患者,专用于围手术期成人压力性损伤的风险评估,其评估需要手术室护士、麻醉医师与手术医师三者的相互配合。

Munro 量表与传统的评估量表不同,需要与麻醉医师和手术医师一起评估,且不是对受压部位皮肤进行单一的评估,而是对手术患者发生压力性损伤的 15 个风险因素进行全面评估。评估不是一次完成的,而是贯穿围手术期始终,从而有效保证评估的动态性和连续性,护理的系统性和完整性,帮助及时准确鉴别高风险患者。

Munro 量表是由芒罗（Munro）于 2009 年根据德弗的流行病学理论模型编制,专门用于围手术期患者的压力性损伤风险评估,分为术前、术中、术后 3 个阶段,能够连续、动态地评估患者的 PI 发生风险,手术患者 PI 风险评估程度由 3 个阶段的分数累计后得出。量表诊断临界值为 28.5 时其对手术患者的灵敏度、特异度、阳性预测值和阴性预测值分别为:66.7%、72.0%、24.8%和 93.4%。

2. 评估表详情及赋值　　量表分为术前、术中、术后 3 个阶段。术前部分包含 6 个项目,分别为移动能力、营养状况、BMI、减轻体重、年龄、现存并发症。术前风险总分≤6分表示无风险或者低风险,7～14 分为中度风险,≥15 分为高风险。术中部分包括 7 个项目,分别为麻醉分级、麻醉方式、术中体温、低血压、皮肤潮湿程度、手术移动情况/体位改变和手术体位。术前＋术中风险总分≤13 分表示低风险,14～24 分为中度风险,≥25分为高风险。术后部分包含 2 个项目,分别为手术时间和出血量。术前＋术中＋术后风险总分≤15 分为低风险,16～28 分为中度风险,≥29 分为高风险。详见表 2 - 16。

表 2 - 16　Munro 量表

	评估项目	1 分	2 分	3 分	得分（分）
术前	活动度	没有受限,或轻微受限,可以自主活动	非常受限,需要协助移动	完全受限,完全依靠他人移动	
	营养状况:空腹时间	≤12 小时	＞12 小时但≤24 小时	＞24 小时	
	BMI	＜24	24～27.9	≥28	
	30～80 天内体质量降低	无改变或不知晓,或最多降低 7.4%	降低 7.5%～9.9%	降低≥10%	
	年龄	≤39 岁	40～59 岁	≥60 岁	
	健康不利因素（每一项为 1 分,共 6 分,多项累计计分）	①吸烟（目前）;②临界高血压或高血压（BP＞120/80 mmHg）;③血管、肾脏、心血管、周围血管疾病;④哮喘、肺部、呼吸系统疾病;⑤压疮病史或目前有压疮;⑥糖尿病			

（续表）

评估项目		1分	2分	3分	得分(分)
		术前得分			
风险程度	5~6分:低风险	7~14分:中度风险	≥15分:高风险		
术中	身体状态/麻醉评分	健康或患有轻度系统性疾病,无功能性障碍(麻醉评分1~2分)	患有中度系统性疾病,无功能性障碍(麻醉评分3分)	患有中度或重度系统性疾病,有严重功能障碍,甚至危及生命或麻醉评分>3分	
	麻醉类型	局麻	神经阻滞	全身麻醉	
	体温	36.1~37.8℃体温保持恒温	<36.1℃或>37.8℃,体温波动±2℃	<36.1℃或>37.8℃,体温波动±>2℃	
	低血压(收缩压波动百分比)	没有变化或血压波动≤10%	高低波动或11%~20%的血压波动	持续性或21%~50%的血压波动	
	潮湿程度	保持干燥	有一些潮湿	潮湿	
	手术表面/移动情况(指体位用具、保温毯、体位改变)	未使用体位用具(和/或)使用保温毯(和/或)体位无改变	使用体位用具(和/或)使用保温毯(和/或)体位无改变	剪切力(和/或)加压力(和/或)改变体位	
	体位	膀胱截石位	侧卧位	平卧位或俯卧位	
		术中得分			
		术前+术中得分			
风险程度	≤13分:低风险	14~24分:中度风险	≥25分:高风险		
PACU/术后	手术时间(患者到达手术准备室到离开麻醉恢复室的时间)	≤2小时	>2小时但<4小时	≥4小时	
	失血量(术中及术后麻醉恢复室时段伤口和引流管的总出血量)	≤200 mL	201~400 mL	>400 mL	
		术后得分			
		术前+术中+术后得分			
风险程度	≤15分:低风险	16~28分:中度风险	≥29分:高风险		

3. 评估细则

(1) 评估时机:

1) Munro 量表的术前评估时间为术前 24 小时内,术前评分为高度风险时,提示术中应加强预防措施。

2) 术中评估时间为手术结束(离开手术室之前),术中总分判定为高度风险时,患者在麻醉复苏室期间护理人员应采取相应的预防措施。

3) 术后评估时间为术后 24 小时内,术后累积评分为病房护士提供了科学护理的依据,当评分为高度风险时,需及时采取预防措施。

(2) 评估注意事项:从量表使用的便捷程度考虑,Munro 量表共 15 个条目,Munro 量表条目为主观与客观内容相结合,部分条目需进行计算,评估较为烦琐,如"低血压"条目需要计算血压波动情况,且包含了部分主观指标,如潮湿、移动能力,一定程度上会增加临床护士的工作负担。

(3) 评估结果与护理措施:量表包括术前、术中、术后 3 个阶段,每一阶段的评分累计进入下一阶段评分。

1) 术前 6 个条目,评分 5~6 分为低风险,7~14 分为中度风险,≥15 分为高风险。

2) 术中 7 个条目,术前评分及术中评分累计≤13 分为低风险,14~24 分为中度风险,≥25 分为高风险。

3) 术后 2 个条目,术前、术中及术后评分累计≤15 分为低风险,16~28 分为中度风险,≥29 分为高风险。

(五) NSRAS 新生儿皮肤风险评估量表

1. 评估表选择及信效度 婴儿皮肤与成年人皮肤相比,有更高的吸收率,这使得婴儿的皮肤屏障容易干燥、脱屑和受损。早产儿有更高的皮肤表面积和体重比,且根据胎龄的不同,皮下脂肪缺失或减少,压力性损伤的风险随之增加。预见性评估压力性损伤的发生、发展及其防治一直是困扰临床护理人员的难题。近年来,国内、外的护理学者对压力性损伤的治疗和护理进行了深入研究,并通过临床实践取得了良好的效果。

关于新生儿压力性损伤风险评估量表,国外采用的是新生儿压力性损伤风险评估量表(the neonatal skin risk assessment scale,NSRAS)。NSRAS 量表 6 个条目中客观数据更充分,比如生理情况、营养、活动度,护士评分不受影响,量表的总体效度影响较小。该量表于 1997 年首次出版后在国际上得到广泛应用。

2. 评估表详情及赋值 NSRAS 量表是由赫法恩斯(Huffines)根据 Braden 量表提出的,包括 6 个条目,分别为一般生理状况、精神状态、移动度、活动度、营养及潮湿,各条目根据患儿状态程度不同,分值范围为 1~4 分,总分为 6~24 分。得分越高表示压力性损伤发生的风险越高。分数为 5 分时对新生儿压力性损伤风险具有较强的预测能力,评分≥13 分表示有高度发生 PI 的风险。详见表 2-17。

表 2-17 NSRAS 新生儿皮肤风险评估量表

条目	4	3	2	1	得分(分)
一般情况	胎龄≤28 周	28<胎龄≤33 周	33 周<胎龄≤38 周	38 周后至出生	
意识状态	完全受限	严重受限	轻度受限	不受限	
	由于意识减弱或处于镇静状态对疼痛反应迟钝(没有退缩抓呻吟血压升高或心率升高)	仅对疼痛刺激有反应(退缩、抓、呻吟、血压升高或心率升高)	昏睡	警觉的和活跃的	

（续表）

条目	4	3	2	1	得分(分)
移动	完全受限 没有辅助下身体或肢体完全不能移动	严重受限 身体或肢体轻微的改变,但不能独自频繁改变	轻度受限、能独自频繁但只能轻微地改变身体或肢体位置	不受限 没有辅助下能频繁地改变位置(如转头)	
活动	完全受限 在辐射台上使用透明塑料薄膜	严重受限 在辐射台上不使用透明塑料膜	轻度受限 在暖箱里	不受限 在婴儿床上	
营养	完全受限 禁食需静脉输液	严重受限 少于满足生长需要的奶量(母乳/配方奶)	轻度受限 管饲喂养能满足生长需要	不受限 每餐奶瓶/母乳喂养能满足生长需要	
潮湿	完全受限 每次移动或翻身,皮肤都是潮湿的	严重受限 皮肤时常潮湿但不总是潮湿,每班至少更换一次床单	轻度受限 皮肤偶尔潮湿,每天需加换一次床单	不受限 皮肤通常是干燥的,床单只需24小时更换一次	

3. 评估细则

(1) 评估时机:

1) 建议在入院时即进行压力性损伤的风险评估,以后定期评估。

2) 评分<13分为低度危险,建议至少每周评估2次。

3) ≥13分为高度危险,建议至少每日评估1次。

(2) 评估注意事项:由于新生儿群体的特殊性,在评估"意识状态""移动度""活动度"等条目内容时常常难以进行准确区分,评分时可能存在一定主观偏倚,使用时应对相应操作性定义进行进一步澄清。且NSRAS中"在辐射台上是否使用透明塑料薄膜"条目不适用于国内医疗设备环境,可能难以进行评估。

(3) 评估结果与护理措施:该量表总分为6~24分,得分越高,发生PI的风险越高,风险等级划分及相对应护理措施如下。

1) 评分<13分为低度危险,应对患儿家属进行健康宣教,介绍PI的发生、发展及治疗护理的一般知识,定时翻身更换体位,学会自行检查患儿皮肤。

2) ≥13分为高度危险,给予相应护理措施。①基础护理:保持患儿床单位清洁、平整,皮肤干爽,防止浸渍,室温稳定为24~26℃;减压护理:保持30°卧位,定时翻身更换体位,给予减压水囊放置易受压处;骨隆突处予敷料保护;保持血氧探头松紧适宜,防止受压。②特殊护理:对上呼吸机的患儿注意固定,保持局部干燥,注意特殊药物使用和不良反应,防止器械相关压力性损伤。

(六) Braden QD 儿童压力性损伤风险评估量表

1. 评估表选择及信效度 Braden QD 儿童压力性损伤风险评估量表是一个以概念为基础的儿科专用的风险评估工具,可以可靠地预测儿科急性诊疗环境中移动受限和医疗器械相关的压力性损伤（medical device-related pressure injury，MDRPI）风险。Braden QD量表是对常用的 Braden Q 评分量表的修订和简化，可用于对婴幼儿、儿童和青少年的风险评估。作为预防医院获得性压力性损伤（hospital acquired pressure injury，HAPI)综合方案的一部分，Braden QD量表能促进住院儿科患者的安全、护理质量和护理监测，以及资源的有效使用。中文版 Braden QD 压力性损伤风险评估量表的 Cronbach'sα 系数为 0.760，折半信度为 0.820，各条目删除后新的 Cronbach'sα 系数均较删除前的 Cronbach'sα 系数低，组内相关系数为 0.991（$P<0.01$）；量表水平内容效度指数和条目水平内容效度指数均为 1.000，探索性因子分析共抽取 2 个公因子，累积方差贡献率为 63.959%，验证性因子分析结果显示模型拟合良好。

2. 评估表详情及赋值　英文量表分为 3 个维度，共 7 个条目：维度 1 为压力强度与时间，含 2 个条目，分别为移动度和感知觉；维度 2 为皮肤和组织对压力的耐受性，含 3 个条目，分别为摩擦和剪切、营养、组织灌注与氧合；维度 3 为医疗器械，含 2 个条目，分别为医疗器械的数量和器械重置/皮肤保护。条目 6 的计分方法是一个器械计 1 分，≥8 个仍计 8 分，本条目最高计 8 分，其余每个条目均分为 3 级，分别为 0 分、1 分和 2 分，量表总分为 0～20 分，当总分≥13 分时有风险，分数越高，风险越高。详见表 2-18。

表 2-18　Braden QD 儿童压力性损伤风险评估量表

项目	Braden QD 评分			
压力强度和持续时间				评分
移动度 自主改变和控制体位的能力	0=不受限 可以自主频繁大幅度地改变体位或移动肢体	1=受限 可以偶尔小幅度地改变体位或移动肢体或无法独立改变体位（注：包括年龄太小而无法自行翻身的患儿）	2=完全受限 无法自主改变体位或移动肢体	
感觉感知 指与发育相适宜，对压力相关的不适做出明确反应的能力	0=无缺陷 反应良好，无限制感觉或沟通不是能力的感觉缺陷	1=受限 不能总是沟通压力相关的不适或有一些限制感知压力相关不适的能力的感觉缺陷	2=轻度受限 意识水平降低或镇静导致的无反应或感觉缺陷导致大部分体表无法感知压力相关的不适	
皮肤和支持结构的耐受力				
摩擦力/剪切力 摩擦力：皮肤与支撑面发生相对移动时出现； 剪切力：皮肤和深部骨表面发生相互位移时出现	0=无问题 有足够的力量在移动中完全抬起身体。始终能够在床/椅子上保持良好的体位。在改变体位时可以完全抬起患者	1=潜在问题 移动需要一些辅助。在床/椅子上偶尔发生下滑，需要重新摆放体位。在体位变换过程中皮肤常在支撑面上滑动	2=有问题 移动完全依赖辅助。在床/椅子上常常下滑而需要重新摆放体位。完全抬高而不发生皮肤与支撑面滑动不可能，或痉挛、挛缩、瘙痒或躁动导致几乎持续摩擦	

（续表）

项目	Braden QD 评分		
营养 根据相应年龄通常膳食进行衡量。评估最近3天的营养摄入	0＝充足 饮食可提供与年龄相适的足够的热量和蛋白质以支持代谢和生长	1＝受限 饮食无法提供足够的热量或蛋白质来支持代谢和生长，或在任何一餐中接受了补充营养	2＝不良 饮食无法提供充足的热量和蛋白质来支持代谢和生长
组织灌注与血氧饱和度	0＝充足 符合年龄的正常血压，氧饱和度＞95％，血红蛋白正常，毛细血管再充盈≤2秒。所有指标必须都满足	1＝潜在问题 符合年龄的正常血压，氧饱和度＜95％，或血红蛋白＜10 g/d，或毛细血管再充盈＞2秒	2＝受损 血压低于年龄正常水平或体位改变时发生血流动力学不稳定
医疗器械 医疗器械数量	每一个在用医疗器械＊为1分，最高8分		
体位变换/皮肤保护	0＝无医疗器械	1＝潜在问题 所有的医疗器械均可以调整位置或器械下及周围皮肤可以被保护	2＝有问题 任何一个或更多医疗器械不可以定期调整位置或器械下皮肤得不到保护

总分（13分以上被认为有风险）：

3. 评估细则

（1）评估的频率：

1）建议在入院24小时内即进行压力性损伤的风险评估，以后每周评估1次。

2）≥13分为有风险，建议每日复评估1次。

3）风险因素发生变化时应及时评估。

（2）评估注意事项：中文版 Braden QD 量表共包括7个条目，分别为移动度、感知觉、摩擦力与剪切力、营养、组织灌注与氧合、医疗器械的数量及器械重置/皮肤保护，涵盖了2种损伤类型的风险因素，其中移动度、感知觉、摩擦力与剪切力、营养、组织灌注与氧合5个条目主要是移动受限相关压力性损伤的风险因素，而医疗器械的数量和器械重置/皮肤保护2个条目则主要是医疗器械相关性压力性损伤的风险因素，相比之下，国内常用的 Braden Q 量表则不具备这种功能。发生压力性损伤的患儿多数来自重症监护病房，患儿病情危重，相比普通病房更容易发生。因此，中文版 Braden QD 量表在一定程度上可能更适用于急性护理环境中患儿压力性损伤的风险预测。

（3）风险等级与护理措施：总分≥13分的患者为有风险。在可能受压部位贴减压敷料，敷料的使用可在受压皮肤表面形成一层保护屏障，减少受压部位的剪切力，改善局部供血、供氧情况，阻碍水分和各种微生物侵入，保持皮肤正常 pH 和适宜温度，有效预防

PI。对发生 1 期 PI 的患儿给予液体敷料外涂按摩可防止损伤的进一步发展。通过能量及葡萄糖、氨基酸、中长链脂肪酸(脂肪乳)等的供给改善患儿的营养状况。

（七）案例分析

现病史：患者，男性，85 岁，脑卒中，消瘦，感知受限，对疼痛有反应，只能呻吟表示，翻身移位需要护士帮助，每日在椅子上坐 4 个小时，不能行走，有糖尿病、呼吸系统疾病，食欲差，每日进食 1/3 量，大、小便失禁，每日更换床单 3 次。

问题：（1）该患者适用什么评估工具？评分为多少？

（2）如何为该患者制订预防压力性损伤护理计划？

第四节　跌倒风险因素评估

一、概述

跌倒是指患者突然或非故意的停顿，倒于地面或倒于比初始位置更低的地方。跌倒可以分为两类：①从一个平面跌落至另一个平面；②在同一平面上的跌倒。患者跌倒是常见的护理不良事件，会严重损害患者身心健康，影响基础病的康复，延长住院时间，增加医疗费用，还会给患者家庭医疗、护理工作带来沉重负担。研究显示，92％的住院患者跌倒是可以预防的，选用合适的跌倒风险评估量表，准确、全面地评估，筛查高危人群，并采取针对性干预措施进行重点防范是预防跌倒的关键。本节介绍临床应用较广的 3 个跌倒风险评估量表，分别为：Morse 跌倒风险评估量表（Morse fall scale，MFS）、托马斯跌倒风险评估表（St Thomas's risk assessment tool in falling elderly inpatients，STRATIFY）和 Hendrich Ⅱ 跌倒风险评估量表。

二、意义

合适的跌倒风险评估量表能帮助护士及时发现患者的跌倒风险因素，并通过评分快速计算出跌倒风险分级，从而采取针对性措施，同时也能帮助护士及时发现患者在住院过程中跌倒风险的改变，随时修正护理措施，对患者跌倒预防意义重大。

三、评估表

（一）Morse 跌倒风险评估量表

1. 评估表选择及信效度　Morse 跌倒风险评估量表是由美国宾夕法尼亚大学珍妮丝·莫尔丝（Janice Morse）于 1989 年研发的专门用于测量住院患者跌倒风险的评估量表，目前其已被翻译成多种语言在全世界各地的医疗机构广泛使用。MFS 量表是目前使用频率最高的跌倒风险评估量表，虽然它是基于疾病处于急性期的住院患者开发的跌倒风险评估量表，但经过长期研究发现，该量表也适用于各种内、外科住院病房、康复中心、居家照护和长期照护机构。目前，Morse 量表已被中华护理学会推荐作为住院患者跌倒风险评估的首选工具。

周君桂等将 MFS 量表翻译成中文版，并在 319 名住院患者中进行信效度测试，在量表诊断界值为 45 分时，其灵敏度、特异度、*ROC* 曲线下面积分别为 98％、40.2％和 0.892，评分者间的肯德尔相关系数(Kendall's coefficient concordance，KCC)在 0.7 以上，评分者间信度较好。胡平等应用该量表对 205 例患者进行测量，量表重测信度较好，系数为 0.716。

2. 评估表详情及赋值　　MFS 量表由 6 个条目组成，涉及的内容包括：①跌倒史；②超过 1 个医学诊断；③使用行走辅助用具；④静脉输液或使用肝素；⑤步态；⑥认知状态。条目的具体描述和评分标准见表 2-19。各条目分值相加得到量表总分，总分最高为 125 分，得分越高表示跌倒风险越高。总分<25 分为跌倒低风险，25～45 分为跌倒中风险，>45 分为跌倒高风险。

表 2-19　Morse 跌倒风险评估量表

评估内容	评分标准	得分/分
1. 近 3 个月内跌倒史	无：0 分 有：25 分	
2. 超过 1 个医学诊断	无：0 分 有：15 分	
3. 使用行走辅助用具	不需要/卧床休息/护士辅助：0 分 拐杖/手杖/助行器：15 分 依扶家具行走：30 分	
4. 静脉输液/连接监护设备/留置导管	无：0 分 有：20 分	
5. 步态	正常/卧床休息/坐轮椅：0 分 虚弱乏力：10 分 功能障碍/残疾：20 分	
6. 认知状态	量力而行：0 分 高估自己能力/忘记自己受限制：15 分	
总分		

3. 评估细则

(1) 评估时机：

1) 建议所有住院患者在入院 24 小时内进行评估。

2) 得分≥25 分至少每天评估 1 次。

3) 转入其他科室需重新评估。

4) 病情改变或风险因素发生变化时重新评估。

5) 发生跌倒后立即评估。

6) 长期住院≥30 天者，每月 1 次再评估。

(2) 评估注意事项：Morse 跌倒风险评估量表主要适用于成年住院患者；经过多项研究验证，Morse 量表主要适用于成年住院患者或养老院住院人群，但在儿科患者中并不适用。有些学者认为 Morse 量表对于孕妇这一特殊群体的跌倒风险预测效能较弱,应研制产科特异性的跌倒风险评估量表。

尽量采用电子化的 Morse 评估表:为减少因手工评分带来的不便和计算错误,将 Morse 跌倒评分编入电子系统进行记录非常有必要。同时,电子化的评估数据也有利于保存,便于数据采集和连续动态地记录跌倒风险。

做好量表评分方法的培训:护士初次使用 Morse 评分时,必须经过系统培训,掌握正确的评估方法,相关调查显示,临床护士在跌倒风险评估中对"有跌倒史、有超过 2 个医学诊断、静脉输液/连接监护设备/留置导管"的条目评估准确性较高,达到 91.8% 以上;对"行走辅助器具、步态、认知状态"的条目评估准确率较低,低于 86.0%。"使用行走辅助器具"条目的第一个选项较容易被错误理解,其意义加以明确阐述为:"患者处于卧床休息、活动由护士照顾或不需要使用辅助用具协助"。有学者认为"步态"评估中的"卧床休息"和"坐轮椅"选项容易与"虚弱乏力""功能障碍/残疾"选项混淆,实际"卧床休息"和"坐轮椅"是指患者处于该状态且不能活动的情况。同时,"认知状态"评估也是临床护士跌倒评估的难点,护士需要先根据前述条目了解患者的活动能力,之后再询问患者对于自己活动能力的判断,以做好认知状态评估。

持续动态评估非常重要:患者在医院接受治疗是一个动态的过程。因此,临床护士对患者进行跌倒风险评估也是一个动态变化的过程。相关研究显示,临床护士在患者入院、转科的评估时机选择基本正确,但临床护士对于患者病情出现变化(恶化/好转)等情况的跌倒风险评估仍有漏评。因而临床护士应利用好此评估量表,对跌倒预防工作起到预先指导作用。

(3)评估结果与护理措施:

1)跌倒低风险(<25 分)。以维护病房的环境安全和对患者/家属进行防跌倒教育为主,包括:①从房间和走廊移走多余的设备/用品/家具;②将多余的电线和电话线盘起并固定;③立即清理患者房间或走廊内的所有液体,放置指示牌,标明潮湿地板的风险;④限制开窗;⑤让患者了解周围环境,包括卫生间的位置、床的使用和呼叫灯的位置;⑥在使用过程中保持床的最低位置,保持床边 2 个侧栏杆向上,在 ICU 中,保持所有的侧栏杆向上;⑦固定床、担架和轮椅上的锁;⑧保持地面无杂物/障碍物(注意床和卫生间/厕所之间的通道,注意床和卫生间/坐便器之间的通道);⑨将呼叫灯和经常需要的物品放在患者可触及的地方;⑩鼓励患者/家属在需要时呼叫医护人员寻求帮助,并及时回答呼叫;⑪在病房内通过视听设置设施作防跌倒提醒。

2)跌倒中风险(25~45 分)。除了在低跌倒风险下所列的措施外:①设置跌倒标记:床头挂黄卡,病历上贴黄色贴纸,床头显示屏显示相应风险信息;②帮助患者按照时间表每日规律作息;③协助患者采取合适的床边坐姿,注意洗浴和上厕所时的安全;④提醒定向力障碍的患者所处的地点、时间;⑤帮助患者制定和遵守排泄时间表,如有必要则使用床旁坐便器;⑥如果患者有跌倒史和(或)移动障碍,请物理治疗师来会诊并提供建议;⑦必要时使用防滑坐垫(不能在淋浴椅上使用);⑧坐轮椅时使用安全带。

3)跌倒高风险(>45 分)。除了在中度和低度跌倒风险下所列的措施外:①设置跌倒标记:床头挂红卡,病历上贴红色贴纸,床头显示屏显示相应风险信息,必要时可在患者病号服上也做标记;②患者上厕所时,须有专人关注;③每 60 分钟巡视一次患者,或给患者安置在有警报功能的床/椅上;④如果患者正在使用防压疮充放气床垫,则需拉起两侧床栏;⑤若患者需要进行院内转运,必须在训练有素的护理人员的协助下进行,转运时做好床旁交接,通知转运目的地的医护人员需要采取的跌倒预防措施;⑥必要时将患者转移到最靠近护士站的房间;⑦如有防跌倒警报器,可在床/椅上安装;⑧经费充足的情况下可配置有防跌倒功能的病床;⑨安排 24 小时陪护;⑩采取约束或封闭床(只有在前述措施无效的情况下)。

(二)托马斯跌倒风险评估表

1. **评估表选择及信效度**　托马斯跌倒风险评估表由英国学者奥利弗(Oliver)等最初针对老年住院患者开发。该研究团队在伦敦圣托马斯医院开展了 1 项病例一对照研究和 2 项队列研究,明确了患者跌倒的风险因素,从而研制出该量表。虽然该量表基于老年住院人群研制,但其对跌倒风险的预测效果已在多个类型的住院患者中得到确认,并且由于其条目少、简单易用的特点,已成为住院患者跌倒风险评估的首选工具之一。

该量表中文版由国内学者朱色等进行翻译和信效度测试,量表内容效度 $S-CVI$ 为 0.93,$I-CVI$ 为 0.75~1.00。各个条目经不同评定者评价,$Kappa$ 系数范围为 0.61~1.00,评定者间信度良好。该量表在住院老年人中筛查,诊断界值为 2 时,其灵敏度为 64.3%,特异度为 78.2%,阳性预测值为 10.0%,阴性预测值为 98.3%,ROC 曲线下面积为 0.708,重测信度皮尔逊(Pearson)相关系数为 0.95。之后易艳芝等在一般住院患者中进行测试,量表灵敏度为 75.9%,特异度为 72.3%,ROC 曲线下面积为 0.716。但 Wijnia 等在养老机构中对量表进行评测时发现其灵敏度为 50%,特异度为 76.2%。由此可见 STRATIFY 量表无论在老年住院人群还是一般住院人群中均可较好地预测患者的跌倒风险,但其用于养老机构时跌倒预测作用较为受限。

2. **评估表详情及赋值**　STRATIFY 量表从 5 个方面进行跌倒风险评估,分别为:跌倒史、烦躁不安、视觉障碍、频繁如厕、转移和活动。每个方面由一个条目进行阐述,每个条目采用二分类计分法(1=是、0=否),各条目得分加合得到总分,总分越高,发生跌倒的风险越高。得分≥2 分即划分为跌倒高风险。条目详情见表 2-20。

表 2-20　托马斯跌倒风险评估表(STRATIFY)

跌倒危险因素项目	是	否
1. 最近 1 年内或住院中曾发生跌倒		
2. 意识欠清、无定向感或躁动不安(任一项)		
3. 主诉视觉不佳,影响日常生活功能		
4. 使用特殊药物,可能引起直立性低血压或常须上厕所(如频尿、腹泻)		
5. 活动无耐力,只能短暂站立,常协助或使用辅助器才可下床		
得分		

3. 评估细则

(1) 评估时机:

1) 建议所有住院患者在入院 24 小时内进行评估。

2) 病情改变或风险因素变化时重新评估。

3) 转入其他科室需重新评估。

4) 发生跌倒后立即评估。

5) 长期住院≥30 天者,每月 1 次再评估。

(2) 评估注意事项:条目 2 中定向感是指患者对时间、地点、人物及自身状态的认识能力,可通过询问患者当前的时间、所处的地点,让患者叙述自己和家属的名字、年龄来进行判断。

条目 3 中"主诉视觉不佳"包括未矫正的近视、老视、视物模糊等情况,判断应以患者主诉为依据,不应加以主观判断。

条目 4 中所指的特殊药物包括:具有降压、利尿、导泻作用的药物,如硝苯地平、呋塞米、复方聚乙二醇电解质散(和爽)等药物。另外,具有安眠、镇静、扩瞳、降糖、肌松作用的药物可能引起患者意识、视觉、活动耐力等方面的功能障碍,因而同样作为可能诱发跌倒的特殊药物。

关于评分截断值的讨论。有些研究认为截断值为 1 时,量表的灵敏度和特异度能够取得最佳平衡,作为一个筛查工具,STRATIFY 应尽量做到 100% 的灵敏度,截断值较低对于跌倒筛查有利,但这会导致临床有过多的患者被筛查为跌倒高危,从而需要采取措施,造成浪费。因而,将量表得分截断值设为 2 以区分跌倒风险高危和低危的患者依然是较为合适的选择。

(3) 评估结果与护理措施:

1) 跌倒低风险(<2 分):以维护病房的环境安全和对患者/家属进行防跌倒教育为主,具体措施参照前述 Morse 跌倒风险量表中关于跌倒低风险患者的预防措施。

2) 跌倒高风险(≥2 分):除需要采取对跌倒低风险患者的护理措施外,还需在患者床头卡、病历、床头显示屏、患者病号服上标注跌倒高风险标记,协助患者进行生活起居,为患者配置防跌倒用物,具体措施参阅前述 Morse 跌倒风险量表中关于跌倒中、高风险患者的预防措施。

(三) Hendrich Ⅱ 跌倒风险评估量表

1. 评估表选择及信效度 Hendrich Ⅱ 跌倒风险评估量表(Hendrich Ⅱ fall risk model,HFRM)由安·亨德里希(Ann Hendrich)等在 2003 年发布。量表研制工作开展前,研究团队发现以往患者跌倒的研究中存在人群单一、客观风险因素涉及少、样本量偏少等问题,于是便在前期研究的基础上,在一所综合性医院纳入了 1232 人进行大样本研究,从 600 多条潜在的跌倒风险因素中最终筛选出预测效果较强的住院患者的跌倒风险因素,研制出该量表。目前,Hendrich Ⅱ 已在各大医疗机构和各类跌倒研究中得到广泛应用。

阮恒芳等在国内的老年脑卒中住院患者中应用该量表,结果显示其克龙巴赫系数

(Cronbach's coefficient)为 0.206,按照总分≥5 分为界时,灵敏度为 92.9%,特异度为 59.5%,ROC 曲线下面积为 0.789,诊断价值较高,重测斯皮尔曼(Spearman)相关系数 为 0.960。评定者间 Spearman 相关系数 0.845。

2. 评估表详情及赋值　量表包含 8 项评估内容,分别为:①意识/认知状态;②抑 郁;③排泄;④眩晕;⑤性别;⑥使用抗癫痫药物;⑦使用苯二氮䓬类药物;⑧起立-行走测 试。其中起立-行走测试由 3 个条目组成,若患者情况符合各个条目所述,则行计分,否 则不计分,具体赋分详见表 2-21。量表总得分≥5 分被认为是跌倒高危人群,提示临床 医护人员应实施相应干预措施,预防患者跌倒。

表 2-21　Hendrich Ⅱ 跌倒风险评估量表

项　　目	分值(分)
意识模糊/定向力障碍/行为冲动[1]	4
抑郁状态[2]	2
排泄方式改变[3]	1
头晕、眩晕[4]	1
男性	1
服用抗癫痫药物	2
服用苯二氮䓬类药物	1
起立-行走测试:"当您从坐在椅子上站起来的时候"	
不需要撑扶可自行站起-步态平稳	0
撑扶一次即可站起	1
尝试多次才能站起	3
在测试中需他人辅助才能站起或者医嘱要求他人辅助和(或)绝对卧床	4

注:[1] 表现为"意识模糊"或"定向力障碍",或 MMSE 评分<17 分;[2] 表现为抑郁状态或 Koenig Ⅱ 抑郁量表评分 >8 分;[3] 排泄需求改变或 Bender 排泄测试中的任意条目回答为"是";[4] 主诉头晕/晕头转向。

3. 评估细则

(1) 评估时机:

1) 建议对所有住院患者在入院 24 小时内完成首次评估。

2) 转入其他科室需重新评估。

3) 病情改变或风险因素发生变化时重新评估。

4) 发生跌倒后立即评估。

5) 长期住院≥30 天者,每月 1 次再行评估。

(2) 评估注意事项:Hendrich Ⅱ 跌倒风险评估量表在第 1~3 项虽然提出了可依靠 其他量表(比如,MMSE、Koenig Ⅱ 抑郁量表、Bender 排泄测试)来帮助护士明确患者的 意识、抑郁状态和排泄状况,但是在实际应用过程中并不建议护士在完成这些辅助量表 后再行跌倒评估,否则就失去了快速评估跌倒风险的意义。但若护士仅凭简单观察难以 对患者的状态做出准确判断,可采用这些辅助量表加以协助。

具体的评估项目具有一定的提示作用。Hendrich Ⅱ跌倒风险评估量表的设计重点是识别患者跌倒的内在因素，并指导护士采取相应措施。在既往研究中，某些内在因素更是得到了深度关注，包括患者意识、起立-行走测试、抑郁状态和抗癫痫药物。

1）意识。在普通病房中，老年人谵妄的发生率为29％～64％；在急诊室，7％～17％的老年人出现谵妄。但有研究报告称，谵妄在通过急诊室入院的患者中有超过75％的病例被漏诊，而目前跌倒的患者中，比例最高的便是通过急诊入院的。因此，对于意识不清这样的风险因素在急诊室就应立即进行评估，及早引起重视，并确定需要何种类型的诊断或更深入的评估。

2）起立-行走测试。荣格（Jung）等的研究发现，"撑扶一次即可站起"的患者，其跌倒的可能性是平衡能力良好者的2.339倍。"尝试多次才能够站起"的患者，跌倒的风险是平衡能力好的患者的7.053倍。这反映了身体虚弱或由疾病（如中风、帕金森病或癌症）引起的平衡能力差是患者跌倒的一个重要风险因素。但"尝试多次才能够站起"的患者比"在没有协助的情况下无法起身"的患者更容易跌倒，尽管选择后者的评分更高。可能原因在于：没有帮助的情况下无法起身的患者可能在移动时受到更多的保护，或者由于他们的身体限制，跌倒的概率更低。这提示护理人员：能够自行移动但却移动能力不足的患者才是关注的重点，相应的措施应予加强。

3）抑郁症和抗癫痫药。症状性抑郁症已被证明在身体、认知和生化机制方面与跌倒有关。活动能力受限和平衡能力受损增加了抑郁症患者的跌倒风险。此外，抑郁症引起的认知和执行功能的缺陷与跌倒风险的增加有关。使用三环类抗抑郁药或选择性5-羟色胺再摄取抑制剂治疗抑郁症和抗癫痫药可以通过引起镇静、头晕和共济失调增加跌倒风险。不过，抑郁症患者可能不太活跃或更不愿意走动，同时服用抗癫痫药的患者一般更受护理人员关注，因而这些人群的跌倒风险也有可能更低。这一信息也反映出：对于跌倒风险的掌握和随时警惕风险发生对于跌倒预防永不过时。

（3）评估结果与护理措施：量表总得分＜5分和≥5分时，患者分别被定义为跌倒低风险和跌倒高风险，对应的护理措施参阅托马斯跌倒风险评估表。

（四）约翰·霍普金斯跌倒风险评估工具

1. 评估表选择及信效度　约翰·霍普金斯跌倒风险评估工具（Johns Hopkins fall risk assessment tool，JHFRAT）由美国约翰·霍普金斯医院的波（Poe）等学者组成的护理研究团队开发。在该量表研发阶段，研究团队以循证护理思想为指导，回顾了65篇与跌倒相关的临床研究、临床指南和述评类文献，从中提取出跌倒的风险因素，并最终筛选出7个关键的跌倒风险因素，形成本量表。量表相关内容最初在2005年得到发表，后又在2007年得到修正完善，目前已在众多国内外医疗机构中得到应用，在跌倒相关的研究中同样常见。

根据约翰·霍普金斯医院基于1000多例住院患者（涵盖内科、外科、精神科）的数据给出的研究报告，该量表的评分者间信度 ICC 系数为0.78，灵敏度为87.4％，特异度为28.1％。国内学者章梅云等对该量表进行汉化后测得中文版JHFRAT的内容效度系数为0.97，Cronbach'α 系数为0.791，评定者间信度 $r=0.949$。

2. 评估表详情及赋值 该量表共两个部分。第一部分以患者昏迷或完全瘫痪、住院期间有跌倒史、住院前 6 个月内有＞1 次跌倒史、医院有制度规定为跌倒高风险状况 4 个标准直接进行跌倒风险分类。如果患者情况不符合量表第一部分的任何条目则进入第二部分的评定,包括患者年龄、跌倒史、大小便排泄、高危用药数量、携带管道数、活动能力和认知能力在内的 7 个条目,总分 35 分。得分分为 3 个等级,＜6 分为轻度风险,6～13 分为中度风险,＞13 分为高度风险。量表条目和评分标准详见表 2-22、2-23。

表 2-22 约翰·霍普金斯跌倒风险评估工具

项目		评估		
第一部分	低风险		高风险	若符合第一部分评价则无须进入第二部分
	患者昏迷或完全瘫痪	住院前 6 个月内有＞1 次跌倒史	住院期间有跌倒史	医院制度规定为跌倒高风险
第二部分		患者年龄		分值(分)
	60～69 岁			1
	70～79 岁			2
	≥80 岁			3
		大、小便排泄		分值(分)
	失禁			2
	紧急和频繁的排泄			2
	紧急和频繁的失禁			4
		患者携带管道数		分值(分)
	1			1
	2			2
	3 根及以上			3
		活动能力(多选)		分值(分)
	患者移动/转运或行走时需要辅助或监管			2
	步态不稳			2
	视觉或听觉障碍而影响活动			2
		认知能力(多选)		分值(分)
	定向力障碍			1
	烦躁			2
	认知限制或障碍			4
		跌倒史		分值(分)
	最近 6 个月有 1 次不明原因跌倒经历			5
		高危药物		分值(分)
	高危用药如镇痛药(患者自控镇痛和阿片类药)、抗惊厥药、降压利尿剂、催眠药、泻药、镇静剂和精神类药物数量		1 个高危药物	3
			2 个及以上	5
			24 小时内有镇静史	7

注:第二部分中,若其中条目无选项符合,则计为 0 分,可多选的选项,若选择了多项,则分数需叠加。

3. 评估细则

（1）评估时机：

1）建议所有住院患者在入院 24 小时内完成首次评估。

2）转入其他科室需重新评估。

3）病情改变或风险因素发生变化时重新评估。

4）发生跌倒后立即评估。

5）长期住院≥30 天者，每月 1 次再评估。

（2）评估注意事项：量表第一部分的设置是为了快速区分跌倒高风险和低风险的住院患者，因这些因素对于跌倒有明显的预测作用。若第一部分的条目均不符合，护士才需进入第二部分评估，进而根据得分将跌倒风险进行分类。在进行第二部分评估时要特别注意，评分选项分为单选题和多选题，计算评分时要加以区分。

（3）评估结果与护理措施：当量表总得分＜6 分为轻度风险，6～13 分为中度风险，＞13 分为高度风险，对应的护理措施参阅前述 Morse 量表中关于不同跌倒风险患者的预防措施。

（五）Humpty Dumpty 儿童跌倒风险量表

1. 评估表选择及信效度　Humpty Dumpty 儿童跌倒风险量表（Humpty Dumpty falls scale，HDFS）由来自美国迈阿密儿童医院的护理学者伊尔-罗德里格兹（Hill-Rodriguez）带领她的研究团队所设计，是该团队开展的儿童跌倒预防项目的重要成果。量表纳入了可能造成住院儿童跌倒的高危因素，通过评分计算跌倒风险。同时，为了突出可爱的儿童形象，量表以"Humpty Dumpty"（欧美童谣中从墙上摔下的蛋形人物）为名，并将量表的外观做了卡通化的处理。2012 年该量表由朱海英等国内学者翻译并形成汉化版本。

根据 HDFS 量表在美国 16 家医疗机构的应用情况，按照量表设计之初的得分 12 分为分割点，该量表能够预测 71.34％的儿童院内跌倒，量表特异度为 37％，阳性预测值为53％，阴性预测值为 56％。不过朱海英等在上海儿童医学中心的应用结果显示，量表得分分割点为 13 时更为合理，此时灵敏度为 92％，特异度为 12％，阳性预测值为 51％，阴性预测值为 60％，ROC 曲线下面积为 0.61，有助于更全面筛查有高危跌倒风险的住院儿童。另外该量表评定者间相关系数为 0.95，评定者间信度较好。

2. 评估表详情及赋值　HDFS 包括 7 个指标，分别为年龄、性别、诊断、认知受损、环境因素、对手术/镇静/麻醉的反应、使用药物。量表得分范围为 7～23 分，量表原作者将得分 7～11 分定义为跌倒低风险，12～23 分定义为跌倒高风险。我国学者朱海英等将 7～12 分定义为跌倒低风险，13～23 分定义为跌倒高风险。量表条目详情见表2-23。

表 2-23 Humpty Dumpty 儿童跌倒风险量表

变量	评分标准	分值(分)
年龄	>6 个月,<3 岁	4
	≥3 岁,<7 岁	3
	≥7 岁,<13 岁	2
	≤6 个月或≥13 岁	1
性别	男性	2
	女性	1
诊断	神经系统诊断	4
	氧合功能改变(呼吸系统诊断、脱水、贫血、厌食、晕厥和头晕)	3
	心理/行为疾病	2
	其他诊断	1
认知受损	没意识到活动限制	3
	忘记活动限制	2
	根据自身能力活动	1
环境因素	患儿有跌倒史或婴幼儿放置在成人床上	4
	患儿使用辅助装置(助步器、拐杖)或婴幼儿睡在有护栏的婴儿床内,或者有家具/照明(3 人间)	3
	患儿卧床	2
	门诊患儿	1
对手术/镇静/麻醉的反应	在 24 小时内	3
	在 48 小时内	2
	超过 48 小时或没有	1
药物使用	使用下列 2 个或更多的药物:镇静剂、安眠药、巴比妥酸盐、吩噻嗪类、抗抑郁剂、泻药/利尿剂、致幻剂	3
	以上所列药物中的一种	2
	其他药物或没有	1

3. 评估细则

(1) 评估时机:

1) 建议所有住院患者在入院 24 小时内完成首次评估。

2) 转入其他科室需重新评估。

3) 病情改变或风险因素发生变化时重新评估。

4) 发生跌倒后立即评估。

5) 长期住院≥30 天者,每月 1 次再评估。

(2) 评估注意事项:由于 HDFS 量表是基于住院患儿开发的,其在居家患儿人群中的应用尚未得到研究证实,未来可进行进一步研究。在使用该量表进行评估时,护士应注意将客观资料、患儿和家长的主诉结合进行判断,评估和宣教时尽量使用儿童能听懂的语言,从而保证评估顺利进行。

(3) 评估结果与护理措施:HDFS 量表开发团队也根据患儿的跌倒风险分级,提供了对应的护理措施:

1) 跌倒低风险：①病房内做好导向标记；②病床处于低位,锁好刹车；③病床床栏全部拉起,评估有无较大的缝隙,防止患儿四肢或其他身体部位被夹住,并对此制订相应的安全预案；④患儿行走时需要使用防滑鞋,给患儿穿上适当尺寸的衣服以防止绊倒；⑤评估排泄需求,根据需要提供协助；⑥将呼叫按钮放在可触及的位置,教育患儿和家属使用方法；⑦保持环境整洁,不需使用的设备及时归位,家具放置在适当位置；⑧评估是否有足够的照明,夜间打开夜灯；⑨对患儿及其父母进行防跌倒教育；⑩将防跌倒教育记录在护理文件中,纳入护理计划。

2) 跌倒高风险：①在患儿身上、病床上和病历上贴上卡通贴纸,识别患儿跌倒风险；②教育患儿和家长关于跌倒的预防措施；③至少每 1 小时巡视一次患儿；④患儿下床走动时需密切关注；⑤根据患儿年龄将其安置在适合的床上；⑥将患儿安置在靠近护士站的床位；⑦评估是否有 1 对 1 护理的需要；⑧评估跌倒相关药物的用药时间；⑨将所有未使用的设备移出房间；⑩用保护性物品来填充床的缝隙；⑪除隔离要求外,始终保持房间门开放；⑫将床保持在最低位置；⑬在护士教学中强调,做好患儿的护理计划。

（六）案例分析

现病史:患者,男性,65 岁,1 个月内发生数次晕厥并伴跌倒,有高血压和糖尿病病史,现收入神经内科治疗,患者行走能力正常,无须协助,步态较稳,对答如流,定向力正常,目前右手留置浅静脉接受丹参注射液静脉滴注。

问题:(1) 若对该患者采用 Morse 跌倒量表进行评分,患者评分为多少? 跌倒危险等级?

(2) 对该风险等级的患者,可采取何种跌倒预防措施?

第五节　非计划拔管风险因素评估

一、概述

非计划拔管（unplanned extubation，UEX）又称意外拔管（accident extubating，AE）,是指患者有意造成或任何意外所致的拔管,即非医护人员计划范畴内的拔管。非计划拔管通常包括以下情况：①未经医护人员同意的患者自行拔除导管；②各种原因导致的导管滑脱；③因导管质量问题或导管堵塞等情况需要提前拔除的导管。

二、意义

非计划拔管发生频率是反映患者安全的重要指标,体现了护理质量水平。非计划拔管风险因素评估旨在提示临床护理人员识别不同拔管风险等级的导管,予以针对性实施预防措施,以减少非计划拔管的发生,提升患者安全。

三、评估表

近年来，UEX 风险评估工具相关研究日益增多，但仍未有公认的客观评估工具，笔者通过查阅相关文献，将现有的风险评估工具汇总如下。

1. 通过意识状态对患者的 UEX 风险进行评估　格拉斯哥昏迷评分（Glasgow coma scale，GCS）是目前临床上广泛应用的意识状态水平评估量表。莫恩（Moon）等在比利时 7 家医院重症监护室进行一项多中心病例-对照研究，将 26 例发生非计划拔管患者的临床和人口统计学特征资料与 48 例未发生非计划拔管的对照组患者进行多因素回归分析，结果显示，GCS 得分越高，患者 UEX 的发生率越高。Chang 等的研究也表明，患者的 GCS 评分＞9 分时，其发生非计划拔管的风险显著增高，可判定为 UEX 的高危群体。《预防成人经口气管插管非计划性拔管护理实践专家共识》中指出，格拉斯哥昏迷评分＞9 分是气管插管 UEX 的重要风险因素。Richmond 躁动-镇静评分（Richmond agitation-sedation scale，RASS）是目前评估镇静效果的国际通用评分法。有研究报道，应用 RASS 评分可有效预防重症监护室患者非计划拔管的发生。

2. 通过意识状态和镇静评分对患者的 UEX 风险进行评估　自行拔管风险评估界限图（self-extubation risk assessment tool，SERAT）是莫恩等在巢式病例-对照研究（nested case control study，NCCS）的基础上研制而成的，其应用 Bloomsbury 镇静评分和 GCS 评分分析获得 ICU 患者自行拔管风险评估界限图（图 2-5），以确认患者故意拔管的风险程度。图 2-5 中，1 区为无故意拔管风险；2 区为存在故意拔管低风险；3 区为故意拔管高风险。莫恩等在一项为期 3 个月的多中心病例-对照研究中，应用 SERAT 对 256 例患者进行 UEX 风险评估，结果显示，对处于 2 区、3 区混合进行风险评估，其预测的灵敏度为 100％，特异度为 79％；对处于 3 区进行评估时，其灵敏度为 100％，特异度为 90％。

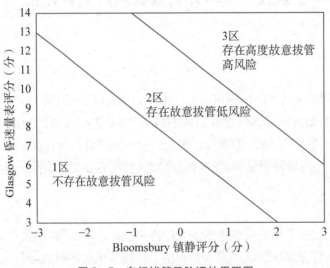

图 2-5　自行拔管风险评估界限图

3. 通过导管分级和意识状态水平对患者 UEX 风险进行评估　该类 UEX 风险评估工具依据导管放置的位置、作用及 UEX 发生后对患者的危害，对导管实行分级（Ⅰ类、Ⅱ类及Ⅲ类）管理。导管分级情况见表 2-24。该类 UEX 风险评估工具对意识水平的评估主要包括有无烦躁、有无意识不清、配合程度及有无应用镇静药物。也有研究将烦躁程度进行分类并赋分（轻度烦躁、中度烦躁和重度烦躁）。也有学者同时评估患者既往有无发生 UEX、置管时间、有无呛咳和呕吐等情况。该类工具的风险评估是同时对导管分级和意识状态水平进行赋分，患者的 UEX 风险评分为 2 项因素评分相加而得。分数越高，患者发生非计划拔管的风险越高。

表 2-24　UEX 风险评估导管分级

导管分级	描述	具体导管
Ⅰ类	发生非计划拔管后对患者的危害较低、损失较小	胃管、导尿管、氧气管及输液管
Ⅱ类	发生非计划拔管后对患者的危害较低、损失较小，但未危及生命	双套管、负压球、PICC、三腔管、造瘘管、深静脉导管、骨髓腔冲洗引流管、感染窗口冲洗引流管、胸腔引流管、腹膜透析管
Ⅲ类	发生非计划拔管后对患者的危害较低、损失较小，可能危及生命	胸管、T 管、口鼻/气管插管、动静脉插管、脑室引流管、吻合口以下的胃管（食管、胃胰十二指肠术后）、血滤管、ECMO 管

4. 通过患者、导管及环境等多方面因素进行 UEX 风险评估　主要包括风险评估体系、风险评估量表两类。非计划拔管风险评估体系的研究，目前均为德尔菲（Delphi）法。评估体系的内容包括意识水平/GCS 评分、固定导管的方式、对管道的耐受水平、情绪/心理状态、躯体约束、年龄、机体活动度/肌力、管道种类、理解及配合度、护士的沟通能力、工作态度等。非计划拔管风险评估表目前大多通过经验总结、德尔菲法及专家会议法等形成。评估表内容包括意识状态/GCS 评分、对管道的耐受水平、年龄、理解及配合度、情绪/心理状态及管道种类等。该类工具的风险度分级主要依据风险评估各项条目进行赋值。条目相加得分即为患者 UEX 风险评分，分数越高，患者发生非计划拔管风险越高。彭湘群等应用二维象限法对患者 UEX 的危险度进行分级。二维象限法 UEX 风险评估包括患者部分（年龄、意识、心理状态、活动、沟通能力）和导管部分（引流管管径、数量、留置位置、固定方式、引流管所致疼痛）（表 2-25、2-26）。其次，应用二维象限法，取两表各自最高分与最低分的中间值作为维度划分线，根据置管患者两表的得分判断其在二维象限图中的维度。二维象限法的 UEX 风险等级分为 4 个类型（A 型、B 型、C 型和 D 型）（图 2-6）。A 型患者 2 个非计划拔管因素的风险均高，属于高风险群体，B 型和 C 型患者属于中度风险群体，D 型患者则属于低风险群体。

表 2-25　非计划拔管风险评分表（患者部分）

年龄		意识		心理状态		活动		沟通能力	
类别	评分（分）	类别	评分（分）	类别	评分（分）	类别	评分（分）	类别	评分（分）
12～60岁	0	清楚	0	平静	0	卧床，无自主活动	0	高，能理解配合	0
60岁以上	1	昏迷，嗜睡	1	恐惧	1	卧床活动/下床活动，步态稳定	1	一般，能基本配合	1
12岁以下	2	谵妄	2	焦虑，烦躁	2	下床活动，步态虚弱、乏力	2	差，不能理解	2

表 2-26　非计划拔管风险评分表（导管部分）

引流管管径		固定方式		引流管所致疼痛（数字评分法）		引流管数量		留置部位	
类别	评分（分）	类别	评分（分）	类别	评分（分）	类别	评分（分）	类别	评分（分）
<2 mm	0	气囊固定	0	0～3分	0	≤2根	0	胸、腹处	0
2～5 mm	1	缝线固定	1	4～6分	1	3～4根	1	颈部、四肢	1
>5 mm	2	胶布固定	2	7～10分	2	≥5根	2	口、鼻处	2

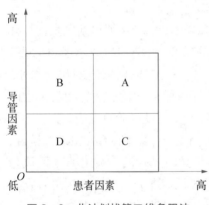

图 2-6　非计划拔管二维象限法

目前，UEX 风险评估工具种类较多，有学者通过意识状态、镇静情况进行评估，绝大部分研究则采用多因素进行评估，包括风险评估体系、风险评估表。通过意识状态及镇静评分可快速筛选出有自行拔管风险的患者，但其具有仅能识别自行拔管患者风险的局限性。SERAT 亦有上述局限性，且由于其假阳性率过高，未广泛应用于临床实践中。此外，大多数评估工具尚未进行信效度检验，且多数评估工具尚未在临床上验证其有效性，对患者非计划拔管的评价效果有待明确。在风险评估表方面，仅 1 篇文献进行了信效度检验，信效度良好，但尚未进一步在临床推广应用。在风险评估体系方面，1 篇文献进行了信效度检验，信效度良好。该团队开发了信息预警系统，可以自动识别非计划拔管的风险因素并提示风险等级。因此，本节详细介绍目前在临床应用较广泛的非计划拔管风险评估工具，仅供读者参考。

（一）ICU 患者非计划性拔管风险指标体系

1. 评估体系概述及信效度　ICU 患者非计划性拔管风险指标体系是基于德尔菲法并结合层次分析法构建而成的，其内容效度为 0.952，评定者间信度 ICC 值为 0.973；以 22 分为诊断 ICU 患者 UEX 的高危预警最佳临界值，其灵敏度为 87.5%，特异度为 97.8%。

2. 评估体系详情及赋值 ICU 患者非计划性拔管风险指标体系主要包括 3 方面内容：①导管因素(0～3 分)；②患者因素(0～3 分)；③环境因素。每项内容赋值详情见表 2-27。

表 2-27 ICU 患者非计划性拔管风险指标体系

项目	描述	评分(分)
导管因素		
导管种类	高危导管：脑室引流管、气管插管、气管切开套管、胸腔闭式引流管、T 管、动脉置管、吻合口以下的胃管/胰管、前列腺及尿道术后的导尿管、心包引流管、纵隔引流管、三腔二囊管	3
	中危导管：负压管/球、造瘘管、中心静脉置管、鼻肠管、腹腔引流管、盆腔引流管、感染伤口冲洗引流管、腰大池引流管、切口引流管、胃肠减压管(消化道手术)	2
	低危导管：外周静脉置管、鼻胃管(消化道手术除外)、吸氧管、导尿管、肛管	1
导管固定方式	胶布或贴膜或系带固定	4
	固定器固定	3
	胶布加系带固定	2
	胶布加水囊固定	2
	胶布或贴膜加缝线固定	2
患者因素		
年龄	≤7 岁或≥70 岁	1
意识状态	意识模糊(错觉、幻觉、烦躁、谵语)	3
	嗜睡	2
	浅昏迷	1
精神状态	精神疾病(痴呆、抑郁和行为异常)	4
	恐惧	3
	焦虑紧张	2
	消极悲观	2
活动能力	活动自如	3
	活动受限	2
	不能自主活动	1
配合及沟通程度	沟通差、不配合	3
	沟通困难、间断配合	2
疼痛	难以耐受	2
	较耐受	1
病情	APACHE Ⅱ≥17 分	1
	有镇静剂的使用	1
环境因素		
高危时段	夜班	2
	交班前后 1 小时	2
	即将撤离呼吸机时段	1
	翻身时段	1
病房环境	增加病床	1

注：ICU 患者非计划性拔管风险指标体系＝导管因素得分＋患者因素得分＋环境因素得分。

3. 评估细则

（1）评估时机：

1）入院或转入。

2）每班评估一次，直至导管拔除。

3）风险因素增加时，应启动复评。

（2）评估注意事项：该量表为累积计分，责任护士应根据患者的实际情况勾选相应的内容。

多根导管得分：以导管根数乘分值计算，可重复累加，如 2 根胸腔闭式引流为 2×3 ＝6 分。

导管固定方式得分：以最易拔出导管固定方式的得分计算，不重复累加，如患者鼻胃管用胶布固定、尿管用胶布固定，则记为 4 分。

增加病床：是指当班护士所管患者的床位。

（3）评估结果与护理措施：该量表风险等级划分及相对应护理措施如下。

1）患者总分＜22 分：确定为一般患者，可采取以下护理措施。①妥善固定导管，避免拖、拉、拽；②每班观察导管位置、深度及敷料情况；③定时挤压管道，保持引流通畅；④每天评估患者意识、心理状态、舒适度、管道留置的必要性；⑤定时巡视患者，严密观察病情；⑥做好心理护理及非语言沟通；⑦宣教导管相关健康知识；⑧与医师共同评估，做好镇静；⑨必要时使用身体约束；⑩及时听取患者主诉，采取安全舒适的导管固定方式和约束方式。

2）患者总分≥22 分，确定为拔管高危者，可采取以下护理措施。①妥善固定导管，避免拖、拉、拽；②每班观察导管位置、深度及敷料情况；③定时挤压管道，保持引流通畅；④每天评估患者意识、心理状态、舒适度及管道置留的必要性；⑤每 30 分钟～1 小时巡视一次，严密观察病情；⑥做好心理护理及非语言沟通；⑦宣教导管相关健康知识；⑧与医师共同评估，做好镇静；⑨遵医嘱缓解患者疼痛；⑩实行有效的保护性约束；⑪床头交接班；⑫及时听取患者主诉，采取安全舒适的导管固定方式和约束方式；⑬高危患者床头悬挂防导管滑脱的标识。

（二）非计划拔管风险因素评估表

1. 评估体系概述及信效度　通过文献分析、资料优选法、系统分析法和回顾性分析，在非计划拔管发生事件影响因素的基础上，经专家对指标相关性与临床实践的可操作性进行评价，形成非计划拔管风险因素评估表（表 2-28）。

2. 评估表详情及赋值　非计划拔管风险因素评估主要包括 3 方面内容：①导管类别；②意识状态；③其他。每项内容赋值详情见表 2-28。

表 2-28　非计划拔管风险因素评估表

项目	描述	评分（分）
导管类别	Ⅰ类导管：胸管、T 管、口鼻气管插管、气管切开导管、动脉插管、脑室引流管、临时起搏器	3

（续表）

项目	描述	评分(分)
	Ⅱ类导管：各类引流管、双套管、负压引流、深静脉导管、硬膜外导管、三腔管、造瘘管、经内镜逆行胰胆管成像（endoscopic retrograde cholangiopancreatography，ERCP）引流管	2
	Ⅲ类导管：导尿管、胃肠减压、鼻饲	1
意识状态	重度烦躁	5
	中度烦躁	3
	轻度烦躁	2
	认知障碍	5
其他	幼儿	2
	呃逆	2
	呛咳	2
	肥胖（颈部短）	0

3. 评估细则

（1）评估时机：此表适用于入院或转入时带入Ⅰ类、Ⅱ类或Ⅲ类导管的患者。评估时点如下，结果于相应的条目中点选。

①入院或转入 8 小时内完成评估；②有Ⅰ类、Ⅱ类或Ⅲ类导管的患者住院期间出现意识改变或增加导管时，启动复评。

（2）评估注意事项：该量表为累积计分，责任护士应根据患者的实际情况勾选相应的内容。若伤口引流管≥1 根，按照 1 根计分；当患者发生非计划拔管时，责任护士应及时启动 GCS 评分。

（3）评估结果与护理措施：风险等级划分及相对应护理措施如下，根据患者实际情况选择相应措施：

1）总分＜13 分，患者非计划拔管风险程度较低。

2）总分≥13 分，患者存在非计划拔管高度风险。

可采取以下护理措施：①需妥善固定；②非静脉管道警示标识；③患者及家属宣教；④加强巡视；⑤床旁交接；⑥适当约束；⑦通知医师处理；⑧家属陪护。

四、案例分析

现病史：患者，男性，60 岁，因间断腹痛伴排便习惯改变 2 个月就诊，肠镜活检诊断为乙状结肠癌，经肠道准备后行乙状结肠癌根治术，术后患者进入 ICU。

体格检查：神志：嗜睡，体温 36.2℃，血压：145/88 mmHg，脉搏 98 次/分，呼吸 15次/分，面罩吸氧 6 L/min，血氧饱和度 98%。患者从手术室带入动脉导管 1 根，腹部伤口负压球 2 根，鼻胃管 1 根，腹部伤口引流管 1 根。患者四肢活动可，沟通配合，NRS 疼痛评分为 1 分。

其他检查：APACHE Ⅱ评分 10 分。

问题：(1) 如何使用 ICU 患者非计划性拔管风险指标体系为患者进行评估？

(2) 根据非计划拔管风险因素评估表评分结果，应采取什么措施？

第六节　静脉血栓栓塞风险评估

一、概述

静脉血栓栓塞(venous thromboembolism，VTE)是指血液在静脉内不正常地凝结，是血管完全或不完全阻塞的静脉回流障碍性疾病。静脉血栓风险评估是一个快速而简单的过程，是发现患者是否存在静脉血栓问题和是否需要进一步进行全面静脉血栓评估的过程。

二、意义

静脉血栓风险评估的目的是评估患者是否存在与静脉血栓因素相关的可能会导致不良结局的风险，以期对静脉血栓风险患者进行干预，降低因静脉血栓导致的负性临床结局。

三、评估表

(一) Caprini 静脉血栓风险评估量表

1. 评估表选择及信效度　外科患者选用 Caprini 静脉血栓风险评估量表。该量表是在 20 世纪 80 年代由美国的一位外科医师约瑟·卡普里尼(Joseph Caprini)研究设计的一个极为细致的个体化 VTE 风险评估量表。2012 年，美国胸科医师学会(The American College of Chest Physicians，ACCP)发表了最新版的抗栓治疗及血栓预防指南，推荐 Caprini 风险评估工具作为外科患者 VTE 风险的筛选工具。同时，国内普外科、妇科、骨科、神经外科等专科围手术期血栓预防与管理指南也推荐该量表作为 VTE 风险的筛选工具。

2010 年形成最新版的 Caprini 风险评估模型，在 2005 年的基础上做了变动。2010 版模型已经在 11 300 多例外科患者中进行了应用。研究结果说明 Caprini 风险评估工具评分可以较为准确地估计发生 VTE 的危险程度并指导预防，在筛查我国住院 VTE 高危人群时有较好的可行性和有效性。

2. 评估表详情及赋值　Caprini 评估表包含 39 个不同的静脉血栓形成风险因素，基本涵盖了外科手术和住院患者可能发生 VTE 的所有风险因素，通过这些风险因素对患者进行 VTE 风险评分，每个风险因素根据风险程度的不同赋予 1~5 分不同的分值，最后根据得到的累积分将患者的 VTE 发生风险分为低危(0~1 分)、中危(2 分)、高危(3~4 分)和极高危(≥5 分)4 个等级。不同风险等级推荐不同的 VTE 预防措施，包括预防措施的类型和持续时间，详见表 2-29。

表 2-29 Caprini 静脉血栓风险评估量表

下列每项 1 分	下列每项 2 分
□年龄 41～60 岁 □计划小手术 □近期(<1 个月)大手术 □肥胖(BMI≥25 kg/m²) □卧床的内科患者 □炎症性肠病史 □下肢水肿 □静脉曲张 □严重的肺部疾病,含肺炎(<1 个月) □肺功能异常(慢性阻塞性肺疾病,chronic obstructive pulmonary disease,COPD) □急性心肌梗死(<1 个月) □充血性心力衰竭(<1 个月) □败血症(<1 个月) □输血(1 个月内) 口服避孕药或激素替代治疗 □妊娠期或产后(1 个月) □原因不明的死胎史,复发性自然流产(≥3 次),由于毒血症或发育受限原因早产 □其他高危因素	□年龄 61～74 岁 □大手术(>45 分钟) □腹腔镜手术(>45 分钟) □恶性肿瘤(现在或既往) □限制性卧床≥72 小时 □中心静脉置管 □关节镜手术 □石膏固定(<1 个月)
	下列每项 3 分
	□年龄≥75 岁 □DVT/PE 史 □静脉血栓家族史 □肝素诱导的血小板减少症 □未列出的先天后天静脉血栓形成 □抗心磷脂抗体阳性 □凝血酶原 20210A 阳性 □凝血因子 V Leiden 阳性 □狼疮抗凝物阳性
	下列每项 5 分
	□脑卒中(<1 个月) □急性脊髓损伤(瘫痪)(<1 个月) □选择性下肢关节置换术 □髋关节、骨盆或下肢骨折 □多发性创伤(<1 个月)

3. 评估细则

(1) 评估时机:建议所有患者入科时(入院或转入)进行评估,时点如下。

1) 入科 8 小时之内完成评估。

2) 手术或特殊治疗患者,6 小时内完成评估。

3) 当患者出现评估因素改变时,及时复评。

4) 长期住院≥30 天的患者,每月复评一次。

(2) 评估注意事项:

1) 患者的诊断、年龄、体重指数等可与 HIS 系统或临床决策支持系统自动关联,其余项目需根据患者实际情况由护士点选。

2) 医师工作站查看报告界面自动关联护理风险评估记录界面,VTE 高危患者短信提醒主诊医师,医护共同交班。

(3) 评估结果与护理措施:该量表风险等级划分及相对应护理措施如下。

1) 总分 0～1 分,为低危,无须采取措施。

2) 总分 2 分,为中危,采取,①基础预防措施:VTE 预防健康教育;抬高卧床患者下肢,并协助进行下肢主动或被动活动(包括踝泵运动和股四头肌功能锻炼);及早下床活动;选择外径最小、创伤最小的输液装置;规范置入和维护各类静脉内导管;避免下肢和患肢静脉穿刺;补充水分,避免脱水;注意肢体保暖;②机械预防措施:抗血栓袜;间歇充气加压装置;足底加压泵(根据患者实际情况进行干预)。

3) 总分 3~4 分,为高危,采取,①基础预防措施:VTE 预防健康教育;抬高卧床患者下肢,并协助进行下肢主动或被动活动(包括踝泵运动和股四头肌功能锻炼);及早下床活动;选择外径最小、创伤最小的输液装置;规范置入和维护各类静脉内导管;避免下肢和患肢静脉穿刺;补充水分,避免脱水;注意肢体保暖。②机械预防措施:抗血栓袜;间歇充气加压装置;足底加压泵(根据患者实际情况进行干预)。③及时通知医师,遵医嘱决定是否进行药物预防。④医护工作站高危警示。

4) 总分≥5 分,为极高危,采取,①基础预防措施:VTE 预防健康教育;抬高卧床患者下肢,并协助进行下肢主动或被动活动(包括踝泵运动和股四头肌功能锻炼);及早下床活动;选择外径最小、创伤最小的输液装置;规范置入和维护各类静脉内导管;避免下肢和患肢静脉穿刺;补充水分,避免脱水;注意肢体保暖。②机械预防措施:抗血栓袜;间歇充气加压装置;足底加压泵(根据患者实际情况进行干预)。③及时通知医师,遵医嘱进行药物预防。④医护工作站高危警示。

(二) Padua 静脉血栓风险评估量表

1. 评估表选择及信效度　内科患者选用 Padua 静脉血栓风险评估量表。2010 年,意大利帕多瓦大学静脉血栓栓塞中心专家巴伯(Barbar)等在整合了 Kucher 模型的基础上,对以往的内科住院患者 VTE 风险评估模型进行回顾分析,并在此基础上制定了该量表。Padua 风险评估工具被 ACCP 指南推荐应用于内科患者 VTE 风险的筛选工具。评估方法简单,易于临床操作。《静脉血栓栓塞预防和治疗的中国专家共识》推荐 Padua 风险评估工具作为非手术患者 VTE 风险的筛选。

罗塞托(Rossetto)等的研究发现,Padua 模型对 VTE 的高危患者住院 90 天内发生静脉血栓有较好的预测性。Padua 预测评分表可对内科住院患者 VTE 风险进行有效分层。Barbar 在 1 180 例内科患者中进行前瞻性研究,结果显示该工具可有效帮助筛选低高危 VTE 患者。同时,ACCP 指南指出虽然该工具的验证样本量小,属于次优的验证研究,但是为内科住院患者的风险提供了评估工具。

2. 评估表详情及赋值　该评估表主要用于内科住院患者的 VTE 风险度的评估,包含 11 个风险因素,每个风险因素的评分 1~3 分。根据量表总分将患者分为低危和高危两组,低危<4 分,高危≥4 分。评估内容主要包括 3 个方面:①患者风险因素(0~13 分);临床风险因素(0~12 分);实验室检查(0~12 分)。总分为 0~37 分。详见表2-30。

表2-30　Padua 静脉血栓风险评估量表

内容	项目	分值(分)
患者风险因素	□年龄≥70 岁	1
	□肥胖(体重指数≥30 kg/m²)	2

（续表）

内容	项目	分值(分)
临床风险因素	□近期(≤1 个月)床上或外科手术	2
	□既往 VTE 病史(浅静脉血栓除外)	3
	□妊娠或产褥期	1
	□制动,卧床至少 3 天	3
	□正在进行激素替代治疗	1
	□心力衰竭	1
	□急性心肌梗死	1
	□呼吸衰竭	1
	□缺血性脑卒中	1
	□急性感染和(或)风湿性疾病	1
	□肾病综合征	1
	□下肢静脉曲张	1
	□血小板增多症	1
	□炎性肠病	1
	□恶性肿瘤活动期,有局部或远处转移和(或)6 个月内接受过化疗或放疗	3
实验室检查	□有静脉血栓形成倾向	3
	□蛋白 C、蛋白 S 缺乏和(或)抗凝血酶缺乏症	3
	□凝血酶原 G20210A 或 Leiden Ⅴ因子突变	3
	□抗心磷脂抗体综合征	3

3. 评估细则

(1) 评估时机:建议所有患者在入科时(入院或转入)进行评估,时点如下。

1) 入科 8 小时之内完成评估。

2) 特殊治疗后的患者,需复评。

3) 当患者出现评估因素改变时,需复评。

4) 长期住院≥30 天的患者,每月复评一次。

(2) 评估注意事项:

1) 患者的诊断、年龄、体重指数等可与 HIS 系统或临床决策支持系统自动关联,其余项目需根据患者实际情况由护士点选。

2) 医师工作站查看报告界面自动关联护理风险评估记录界面,VTE 高危患者短信提醒主诊医师,医护共同交班。

(3) 评估结果与护理措施:该量表根据累积分值自动关联患者风险等级,风险等级划分及相对应护理措施如下。

1) 总分 0～3 分,为低危,采取,①基础预防措施:VTE 预防健康教育;抬高卧床患者下肢,并协助进行下肢主动或被动活动(包括踝泵运动和股四头肌功能锻炼);及早下床活动;选择外径最小、创伤最小的输液装置;规范置入和维护各类静脉内导管;避免下肢和患肢静脉穿刺;补充水分,避免脱水;注意肢体保暖;②机械预防措施:抗血栓袜;间歇充气加压装置；足底加压泵（根据患者实际情况进行干预）。

2）总分≥4分，为高危，采取，①基础预防措施：VTE预防健康教育；抬高卧床患者下肢，并协助进行下肢主动或被动活动（包括踝泵运动和股四头肌功能锻炼）；及早下床活动；选择外径最小、创伤最小的输液装置；规范置入和维护各类静脉内导管，避免下肢和患肢静脉穿刺；补充水分，避免脱水；注意肢体保暖。②机械预防措施：抗血栓袜；间歇充气加压装置；足底加压泵（根据患者实际情况进行干预）。③及时通知医师，遵医嘱进行药物预防；④医护工作站高危警示。

（三）Wells 静脉血栓风险评估量表

1. 评估表选择及信效度　Wells 静脉血栓风险评估量表是目前临床应用较为广泛的风险评估工具，包括 Wells 深静脉血栓（DVT）和 Wells 肺栓塞（PE）两个模型。1995年，加拿大学者威尔斯（Wells）及其研究团队研制了 Wells DVT，并用于门诊患者的评估；2003年对其进行了修订，增设既往 DVT 病史的影响。1998年，该团队研制了 Wells PE 模型。

Wells DVT 和 Wells PE 对有症状的 VTE 患者有较高的诊断价值。国内《深静脉血栓形成的诊断和治疗指南》明确推荐 Wells DVT 模型用于 VTE 的评估。国内《急性肺栓塞诊断与治疗中国专家共识》与《疑似急性肺栓塞患者评估：美国医师协会临床指南委员会最佳实践建议》均推荐 Wells PE 模型。同时，该量表经常与实验室指标联合应用于 DVT、PE 的评估与诊断，如 D-二聚体、肺动脉造影和彩超等，可明显提高患者 DVT 和 PE 的检出率。

2. 评估表详情及赋值　Wells DVT 评估表的内容结合 DVT 的症状及体征、风险因素及患者可能的诊断 3 个方面的因素。通过这些风险因素对患者进行 VTE 风险评分，每个风险因素根据风险程度的不同赋予 1～2 分不同的分值，最后根据得到的累计分值将患者的 VTE 发生风险分为低危（0分）、中危（1～2分）、高危（≥3分）3 个等级。2003年，Wells 对该模型进行了修订，将风险分为 2 个风险分层，即不太可能（unlikely，总评分<2分）和很有可能（1ikely，总评分≥2分）。详见表 2-31。

表 2-31　Wells DVT 静脉血栓风险评估量表

评 估 项 目	分值（分）
肿瘤活跃期	1
瘫痪或近期下肢石膏固定	1
近期卧床>3 天或大手术后 12 周内	1
沿静脉走行的局部压痛	1
整个下肢水肿	1
与健侧相比小腿肿胀>3 cm	1
既往有 DVT 病史	1
凹陷型水肿	1
有浅静脉的侧支循环（非静脉曲张）	1
其他诊断：Baker 囊肿破裂、浅表静脉炎、蜂窝织炎、腓肠肌损伤	2

Wells PE 评估表的内容是结合患者病史、症状与体征进行评估。通过这些风险因素对患者进行 VTE 风险评分,每个风险因素根据风险程度的不同赋予 1~3 分不同的分值,最后根据得到的累积分将患者的 VTE 发生风险分为低度可能性(<2 分)、中度可能性(2~6 分)和高度可能性(>6 分)。2000 年,威尔斯等又将 Wells PE 简化为不太可能(≤4 分)与很可能(>4 分)2 个风险等级。详见表 2 - 32。

表 2 - 32　Wells PE 静脉血栓风险评估量表

评 估 项 目	分值(分)
肿瘤活跃期	1
咯血	1
卧床不起或大手术后 4 周内	1.5
既往深静脉血栓或肺栓塞史	1.5
心率>100 次/min	1.5
有深静脉血栓的症状和体征	3
除肺栓塞外其他诊断可能性小	3

3. 评估细则

(1) 评估时机:建议所有患者入科时(入院或转入)进行评估,时点如下。

1) 入科 8 小时之内完成评估。

2) 手术或特殊治疗患者,6 小时内完成评估。

3) 当患者出现评估因素改变时,及时复评。

4) 长期住院≥30 天的患者,每月复评一次。

(2) 评估注意事项:

1) 患者入院测得心率>100 次/min 时,建议让患者静坐或卧床休息半小时、1 小时后复测 2 次,均大于 100 次/min 时方可累计 1.5 分。

2) 条目"除肺栓塞外其他诊断可能性小"具有一定的主观性。因此,评估时建议护士联合 2 名医师共同评估,意见一致时方可累计 3 分。

3) 采用 Wells DVT 和 Wells PE 评估时,需同时关注患者的实验室检查指标,如 D - 二聚体、超敏 C 反应蛋白、彩超和肺动脉造影等。

(3) 评估结果与护理措施:Wells DVT 评估表风险等级划分及相对应护理措施如下。

1) 总分 0 分,为低危,采取,①基础预防措施:VTE 预防健康教育;抬高卧床患者下肢,并协助进行下肢主动或被动活动(包括踝泵运动和股四头肌功能锻炼);及早下床活动;选择外径最小、创伤最小的输液装置;规范置入和维护各类静脉内导管,避免下肢和患肢静脉穿刺;补充水分,避免脱水;注意肢体保暖。②机械预防措施:抗血栓袜;间歇充气加压装置;足底加压泵(根据患者实际情况进行干预)。

2) 总分 1~2 分,为中危,采取,①基础预防措施:VTE 预防健康教育;抬高卧床患者下肢,并协助进行下肢主动或被动活动(包括踝泵运动和股四头肌功能锻炼);及早下床活动;选择外径最小、创伤最小的输液装置;规范置入和维护各类静脉内导管,避免下肢和患肢静脉穿刺;补充水分,避免脱水;注意肢体保暖。②机械预防措施:抗血栓袜;间歇充气加压装置;足底加压泵(根据患者实际情况进行干预)。③及时通知医师,遵医嘱决定是否进行药物预防。

3) 总分≥3分,为高危,采取,①基础预防措施:VTE预防健康教育;抬高卧床患者下肢,并协助进行下肢主动或被动活动(包括踝泵运动和股四头肌功能锻炼);及早下床活动;选择外径最小、创伤最小的输液装置;规范置入和维护各类静脉内导管,避免下肢和患肢静脉穿刺;补充水分,避免脱水;注意肢体保暖。②机械预防措施:抗血栓袜;间歇充气加压装置;足底加压泵(根据患者实际情况进行干预)。③及时通知医师,遵医嘱进行药物预防。④医护工作站高危警示。

Wells PE评估表风险等级划分及相对应护理措施如下。

1) 总分<2分,为低度可能性,采取,①基础预防措施:VTE预防健康教育;抬高卧床患者下肢,并协助进行下肢主动或被动活动(包括踝泵运动和股四头肌功能锻炼);及早下床活动;选择外径最小、创伤最小的输液装置;规范置入和维护各类静脉内导管,避免下肢和患肢静脉穿刺;补充水分,避免脱水;注意肢体保暖。②机械预防措施:抗血栓袜;间歇充气加压装置;足底加压泵(根据患者实际情况进行干预)。

2) 总分2~6分,为中度可能性,采取,①基础预防措施:VTE预防健康教育;抬高卧床患者下肢,并协助进行下肢主动或被动活动(包括踝泵运动和股四头肌功能锻炼);及早下床活动;选择外径最小、创伤最小的输液装置;规范置入和维护各类静脉内导管,避免下肢和患肢静脉穿刺;补充水分,避免脱水;注意肢体保暖。②机械预防措施:抗血栓袜;间歇充气加压装置;足底加压泵(根据患者实际情况进行干预)。③及时通知医师,遵医嘱决定是否进行药物预防。

3) 总分≥6分,为高度可能性,采取,①基础预防措施:VTE预防健康教育;抬高卧床患者下肢,并协助进行下肢主动或被动活动(包括踝泵运动和股四头肌功能锻炼);及早下床活动;选择外径最小、创伤最小的输液装置;规范置入和维护各类静脉内导管,避免下肢和患肢静脉穿刺;补充水分,避免脱水;注意肢体保暖。②机械预防措施:抗血栓袜;间歇充气加压装置;足底加压泵(根据患者实际情况进行干预)。③及时通知医师,遵医嘱进行药物预防。④医护工作站高危警示。

(四) RAPT 静脉血栓风险评估量表

1. 评估表选择及信效度 1997年,美国学者格林菲尔德(Greenfild)为创伤患者研制了静脉血栓风险评估量表(risk assessment profile for thromboembolism,RAPT)。国内《创伤骨科患者深静脉血栓形成筛查与治疗的专家共识》推荐该量表应用于创伤患者。国内学者刘萍等用RAPT评估髋部骨折老年患者的DVT风险,结果表明RAPT能预警髋部骨折老年患者DVT的发生风险。

2. 评估表详情及赋值 RAPT评估表包含了潜在因素、医源性因素、创伤性因素和年龄因素4个模块,共计16个因素。通过这些风险因素对患者进行VTE风险评分,每个风险因素根据风险程度的不同赋予2~4分不同的分值,最后根据得到的累积分将患者的 VTE 发生风险分为低风险(<5 分)、中风险(5～14 分)和高风险(>14 分)3 个等级。详见表 2-33。

表 2-33　RAPT 静脉血栓风险评估量表

潜　在　因　素	评分(分)
肥胖	2
恶性肿瘤	2
凝血异常	2
既往 VTE 病史	3
医源性因素	
中心静脉导管>24 小时	2
24 小时内输血>4 单位	2
手术时间>2 小时	2
修复或结扎大血管	3
损伤性因素	
胸部简明损伤定级标准(abbreviated injury scale，AIS)>2	2
腹部 AIS>2	2
头部 AIS>2	2
脊柱骨折	3
GCS<8 分持续 4 小时以上	3
下肢复杂骨折	4
骨盆骨折	4
脊髓损伤(截瘫、四肢瘫等)	4
年龄因素	
40～60 岁	2
61～74 岁	3
≥75 岁	4

3. 评估细则

(1) 评估时机:建议所有患者入科时(入院或转入)进行评估,时点如下。

1) 入院患者 2 小时内完成评估,入院行急症手术患者返回病房后 2 小时内完成评估,抢救患者抢救结束 6 小时内完成评估。

2) 低风险患者每周评估 1 次。

3) 中风险患者每周评估 2 次。

4) 高风险患者每日评估。

5) 患者出院病情变化,如手术、病情恶化等随时评估。

(2) 评估注意事项:

1) 患者的诊断、年龄、体重指数等可与 HIS 系统或临床护理决策系统自动关联,其余项目需根据患者实际情况由护士点选。

2) 医师工作站查看报告界面自动关联护理风险评估记录界面,VTE 高危患者短信提醒主诊医师,医护共同交班。

(3) 评估结果与护理措施:该量表风险等级划分及相对应护理措施如下:低风险(<5分)、中风险(5~14分)、高风险(>14分)。

1) 总分<5分,为低风险,采取,①基础预防措施:VTE预防健康教育;抬高卧床患者下肢,并协助进行下肢主动或被动活动(包括踝泵运动和股四头肌功能锻炼);及早下床活动;选择外径最小、创伤最小的输液装置;规范置入和维护各类静脉内导管,避免下肢和患肢静脉穿刺;补充水分,避免脱水;注意肢体保暖。②机械预防措施:抗血栓袜;间歇充气加压装置;足底加压泵(根据患者实际情况进行干预)。

2) 总分5~14分,为中风险,采取,①基础预防措施:VTE预防健康教育;抬高卧床患者下肢,并协助进行下肢主动或被动活动(包括踝泵运动和股四头肌功能锻炼);及早下床活动;选择外径最小、创伤最小的输液装置;规范置入和维护各类静脉内置管,避免下肢和患肢静脉穿刺;补充水分,避免脱水;注意肢体保暖。②机械预防措施:抗血栓袜;间歇充气加压装置;足底加压泵(根据患者实际情况进行干预)。③及时通知医师,遵医嘱决定是否进行药物预防;

3) 总分≥14分,为高风险,采取,①基础预防措施:VTE预防健康教育;抬高卧床患者下肢,并协助进行下肢主动或被动活动(包括踝泵运动和股四头肌功能锻炼);及早下床活动;选择外径最小、创伤最小的输液装置;规范置入和维护各类静脉内置管,避免下肢和患肢静脉穿刺;补充水分,避免脱水;注意肢体保暖。②机械预防措施:抗血栓袜;间歇充气加压装置;足底加压泵(根据患者实际情况进行干预)。③及时通知医师,遵医嘱进行药物预防。④医护工作站高危警示。

(五) 妊娠期及产褥期静脉血栓风险评估量表

1. 评估表选择及信效度 目前,临床应用较广泛的妊娠期相关的VTE评估工具有英国皇家妇产科学会(Royal College of Obstetricians and Gynaecologists,RCOG)和昆士兰卫生组织(Queensland Health,QLD)发布的妊娠期和产褥期静脉血栓栓塞的预防指南。

2019年12月至2020年5月,上海市母婴安全专家委员会针对上海市产科VTE防治现状和应对策略组织多学科专家进行探讨,建立和完善了《上海市产科静脉血栓栓塞症防治的专家共识》。该共识基于积极预防的原则,在2015版RCOG和2020版QLD的基础上,制定了适合中国孕产妇群体的VTE评估工具——妊娠期及产褥期静脉血栓风险评估量表。目前在上海市部分医院进行临床试用。

2. 评估表详情及赋值 妊娠期及产褥期静脉血栓风险评估量表从产前因素、产后因素和临时因素3个维度进行VTE风险评分。产前风险评估包括产前因素和临时因素;产后风险评估包括产前因素、临时因素和产后因素;临时因素消失后不再作为风险因素。每个风险因素根据风险程度的不同赋予1~4分不同的分值,最后根据得到的累计分将患者的VTE发生风险分为低危(0~1分)、高危(产前为3分或产后为2~3分)和极高危(≥4分)3个等级。详见表2-34。

表 2‑34　妊娠期及产褥期静脉血栓风险评估量表

危 险 因 素	评分(分)
产前因素	
年龄≥35 岁	1
BMI 28.0～34.9 kg/m²	1
BMI≥35 kg/m²	2
产次≥3 次	1
吸烟史	1
既往或孕期新发的 VTE(除外大手术后发生)，复发性 VTE(≥2 次)	4
大手术后发生 VTE	3
遗传性易栓症，但未发生 VTE	3
一级亲属有雌激素相关或无明显诱因的 VTE 家族史	1
内科并发症，如肿瘤、心力衰竭、系统性红斑狼疮(活动期)、多发性关节炎或炎症性肠病、肾病综合征、1 型糖尿病肾病、镰状细胞病、静脉注射吸毒者等	3
下肢静脉曲张	1
经体外辅助生殖技术或体外受精妊娠	1
多胎妊娠	1
孕前糖尿病	1
子痫前期	1
产后因素	
选择性剖宫产	1
产时剖宫产	2
子宫切除术	2
早产分娩	1
产后出血[出血量≥1 000 mL 和(或)需要输血]	1
死胎	1
分娩时使用中位产钳或 K 氏产钳	1
产程延长(≥24 小时)	1
临时因素	
卵巢过度刺激综合征(ovarian hyperstimulation syndrome，OHSS)	4
妊娠剧吐	3
妊娠期或产褥期有外科手术史(阑尾切除术、产后绝育手术、骨折复位手术)，除外会阴修补术	3
制动(卧床时间≥48 小时)或脱水	1
全身性感染	1

3. 评估细则

(1) 评估时机：

1) 院前：建议对所有孕妇在妊娠早期或妊娠前进行 VTE 风险评估。

2) 入院后：入院 8 小时之内完成评估。

3）发生妊娠合并症（如子痫前期）或出现评估因素改变时，及时复评。

4）产时或产后 6 小时内进行复评。

（2）评估注意事项：

1）患者的诊断、年龄、体重指数等可与 HIS 系统或临床护理决策系统自动关联，其余项目需根据患者实际情况由护士点选。

2）医师工作站查看报告界面自动关联护理风险评估记录界面，VTE 高危患者短信提醒主诊医师，医护共同交班。

3）采用量表评估时，需同时关注患者的辅助检查结果。如 D -二聚体、彩超、肺动脉造影等。

（3）评估结果与护理措施：妊娠期及产褥期静脉血栓风险评估量表风险等级划分及相对应护理措施如下。

1）总分 0～1 分，为低危，采取，①基础预防措施：VTE 预防健康教育；抬高卧床患者下肢，并协助进行下肢主动或被动活动（包括踝泵运动和股四头肌功能锻炼）；及早下床活动；选择外径最小、创伤最小的输液装置；规范置入和维护各类静脉内置管，避免下肢和患肢静脉穿刺；补充水分，避免脱水；注意肢体保暖。②机械预防措施：抗血栓袜；间歇充气加压装置；足底加压泵（根据患者实际情况进行干预）。

2）产前为 3 分或产后为 2～3 分，为高危，采取，①基础预防措施：VTE 预防健康教育；抬高卧床患者下肢，并协助进行下肢主动或被动活动（包括踝泵运动和股四头肌功能锻炼）；及早下床活动；选择外径最小、创伤最小的输液装置；规范置入和维护各类静脉内置管，避免下肢和患肢静脉穿刺；补充水分，避免脱水；注意肢体保暖。②机械预防措施：抗血栓袜；间歇充气加压装置；足底加压泵（根据患者实际情况进行干预）。③药物预防：产前评估为 3 分，妊娠 28 周开始使用小剂量低分子肝素（low weight molecular heparin，LWMH）；产后评估为 2 分用至出院，≥3 分者用至产后 7～10 天；产前、产后预防或治疗剂量的 LWMH 推荐方案见表2 - 35。

表2 - 35　产前、产后预防或治疗剂量的 LWMH 应用方案

产前组别	LWMH 预防剂量		
	依诺肝素	达肝素	那屈肝素钙
体重 40～100 kg	40 mg/d	5 000 U/d	0.4 mL/d
极端体重（<40 kg 或>100 kg）	0.5 mg/(kg·d)	100 U/(kg·d)	0.01 mL/(kg·d)

产后组别	LWMH 治疗剂量		
	依诺肝素	达肝素	那屈肝素钙
体重 40～100 kg	40 mg/12 h	5 000 U/12 h	0.4 mL/12 h
极端体重（<40 kg 或>100 kg）	1.0 mg/(kg·d)	100 U/(kg·12 h)	0.01 mL/(kg·12 h)

3）总分≥4 分，为极高危，采取，①基础措施：VTE 预防健康教育；抬高卧床患者下

肢,并协助进行下肢主动或被动活动(包括踝泵运动和股四头肌功能锻炼);及早下床活动;选择外径最小、创伤最小的输液装置;规范置入和维护各类静脉内置管,避免下肢和患肢静脉穿刺;补充水分,避免脱水;注意肢体保暖。②机械预防措施:抗血栓袜;间歇充气加压装置;足底加压泵(根据患者实际情况进行干预)。③药物预防措施:产后评估≥4分即刻使用 LWMH,持续用至分娩前 24 小时;明确 VTE 者用至产后 6 周,总疗程至少3 个月。

四、案例分析

患者,王某,男性,65 岁,黑便后发现胃体占位半月余,门诊以"胃恶性肿瘤"收治入胃肠外科,昨日在全麻下行胃癌根治术,现为术后 1 天,禁食,目前留置的导管有右颈静脉、胃管、导尿管、伤口引流管、伤口负压球。

既往史:高血压,糖尿病,均自行服药控制;骨盆骨折手术史(半个月前)。

体格检查:身高 175 cm,体重 70 kg。

问题:(1) 该患者 Caprini 评分为多少? 目前的风险等级为几级?

(2) 在排除患者有出血风险的前提下,提供的护理干预措施有哪些?

第七节　身体约束评估

一、概述

身体约束是通过限制患者活动,以达到避免患者发生意外事件,维护患者安全的常见辅助措施。2002 年,美国医疗财政管理局(Health Care Financing Administration,HCFA)对于身体约束进行了定义:约束是指使用任何物理或机械性设备、材料或工具附加在或邻近患者的身体,患者不能轻易将其移除,限制患者的自由活动或使患者不能正常接近自己的身体。临床常用的装置有:皮革或布类的手腕或脚踝约束带、约束床单、软腰带、约束背心、约束手套和胯部/骨盆约束等。

二、意义

医务人员常用身体约束保护患者安全,预防意外发生,然而身体约束的使用不可避免地会给患者带来生理、心理及社会方面的负性结果,更严重者甚至会造成患者死亡。完善约束相关评估对患者安全保护、减少约束相关并发症的发生具有重要意义。2013年 7 月,澳大利亚循证卫生保健中心(Joanna Briggs Institute,JBI)公布的身体约束标准中指出:尽量不用约束,使用后要尽早解除或尽可能寻求其他替代性治疗方案。2017年,JBI 更新的标准中指出,患者在使用约束前应给予相应的评估及决策。美国护理协会及相关护理和医疗组织将减少约束作为衡量护理质量持续改进的重要目标。

三、评估表

（一）身体约束评估体系

目前,没有公认的标准指出身体约束适用于哪些患者,患者身体约束归结于患者自身、护理人员、就医环境及治疗措施等多方面因素的影响。为了减少保护性约束的使用,国内外学者做出各种尝试,期望找到减少身体约束的最佳方案。而现有的评估工具存在一定的主观性,没有量化的指标指导护士对患者进行约束,有必要采用一些量化的指标来指导护理工作,减少身体约束给患者带来的一些不良体验,提高患者对住院治疗的满意度。

通过患者约束评估量表的构建,能更加直观、简便地指导护士对患者进行约束,为患者的身体约束提供参考依据,改善护士对患者约束评估的差异性,使患者身体约束达到同质化。包括患者的一般资料及量化观察指标。量化观察指标的纳入需结合约束决策轮;依据约束决策轮行为等级,Ⅰ级指患者警觉且定向力正常、昏迷、瘫痪或持续监护;Ⅱ级指患者意识模糊、定向力障碍、单纯烦躁;Ⅲ级指烦躁或攻击性;将 GCS、谵妄评分(Confusion Assessment Method for the ICU,CAM-ICU)、RASS、重症监护疼痛观察量表(Critical-care Pain Observation Tool,CPOT)、非计划拔管风险评分、Morse 跌倒评分、Barthel 指数评定量表(Barthel index,BI)、肌力评定表纳入量化观察指标。

1. ICU 约束决策轮及等级　约束决策轮及等级评估表以 Hurlock-Chorostecki 等制定、经国内学者严格汉化后引进我国的"ICU 身体约束决策轮"为标准。该工具中关于设施等级、约束等级的划分与国际医疗卫生机构认证联合委员会(Joint Commission on Accreditation of Health care Organizations,JCAHO)的评估指南基本一致。约束决策轮从圆中心向外分为行为等级、设施等级、独立等级、约束等级 4 个部分。行为等级包括 3 级:Ⅰ级指病理生理性的或治疗性的无意识、瘫痪。清醒且定向力正常,由医务人员或其他重要人员不间断地陪护;Ⅱ级指意识模糊、单纯烦躁、定向力障碍;Ⅲ级指烦躁或攻击性。设施等级包括两级:Ⅰ级指非威胁生命的治疗,包括鼻胃管、外周静脉输液、氧气面罩或鼻导管、导尿管、单纯引流、监护导联、氧饱和度探头、单一的敷料、血压袖带、直肠造瘘袋或导管、动脉导管和胃造口引流;Ⅱ级指威胁生命的治疗,包括脑室引流管或颅内压监测、中心静脉导管、肺动脉导管、机械通气、主动脉球囊反搏、临时起搏器、胸腔导管、耻骨导管、三腔两囊管和静脉滴注维持血流动力学稳定的药物。独立等级包括三级:Ⅰ级指独立,包括能坐在椅子上、能负重、能平稳行走;Ⅱ级指不完全独立,包括坐在椅子上会滑动、依靠辅助负重、步态不稳或不熟悉辅助装置、心动过缓、头晕目眩;Ⅲ级指依赖,包括不稳定性骨折、不能负重、生命体征不平稳、神经肌肉无力。约束等级分为约束、不约束和其他替代方法。当患者的行为等级、设施等级、独立等级 3 方面评估均对应"约束"的区间,才实施约束,否则"不约束"或"采用其他替代方法"。该工具使用的条件比较严苛,而且没有量化的指标(图 2-7)。

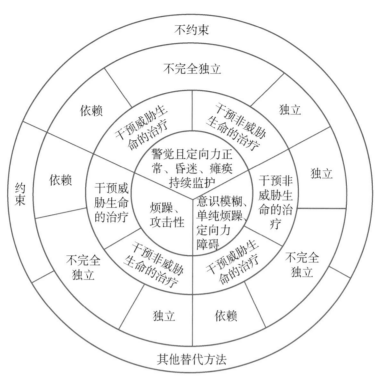

图2-7 ICU约束决策轮及等级

　　护士能够根据决策轮科学地评估患者身体情况,明确患者是否有必要进行身体约束,评估干预过程可能存在的风险,并对约束部位皮肤进行观察,进而避免患者发生不良事件。

　　2. 格拉斯哥昏迷评分 GCS由蒂斯代尔(Teasdale)、詹尼特(Jennett)于1974年提出,最早用于颅脑创伤意识障碍患者的昏迷评估,目前已被广泛推广及使用(表2-36)。但是GCS是否适用于所有类型意识障碍患者的评估,目前仍存在争议,GCS缺点如:气管插管患者无法进行语言项评分、运动项目中屈曲反射与躲避反射难以区分、不能反映脑干功能等。GCS包括运动反应(1~6分)、语言反应(1~5分)和睁眼反应(1~4分)3个部分,将各部分得分相加,即得到GCS评分。伊德罗沃(Idrovo)等调查发现,GCS的内在一致性为0.96,95%CI为0.93~0.97。进行GCS评分时,要注意计分反映的是患者的实际情况,评分时快速检查同时记录结果,要注意评判时以最好的反应来计算分值。此外,GCS没有包括瞳孔大小、对光反应、眼球运动及其他脑干反应,也没有对生命体征的观察及对感觉成分的检查,而这些对中枢神经系统功能有着重要的意义。

表2-36 格拉斯哥昏迷评分(GCS)

患者是否需要约束	□否 □是
通知医师下达约束医嘱	□否 □是
约束时间	年　月　日　时　分

（续表）

项目	临床表现	评分（分）
睁眼反应（E）	○自行睁眼	4
	○呼之睁眼	3
	○刺痛睁眼	2
	○不能睁眼	1
语言反应（V）	○能对答，定向正确	5
	○能对答，定向有误	4
	○胡言乱语，不能对答	3
	○仅能发音，无语言	2
	○不能发音	1
运动反应（M）	○能按吩咐完成动作	6
	○刺痛时能定位，手举向疼痛部位	5
	○刺痛时肢体能回缩	4
	○刺痛时双上肢呈过度屈曲	3
	○刺痛时四肢过度屈曲	2
	○刺痛时松弛，无动作	1

注：将 3 类得分相加，即得到 GCS 评分（最低 3 分，最高 15 分）；选评判时的最好反应计分。注意运动评分左侧右侧可能不同，用较高的分数进行评分。

3. ICU 谵妄诊断的意识状态评估法　谵妄在监护室患者中发生率较高。谵妄的发生易导致患者认知功能下降，增加患者非计划拔管和跌倒坠床的风险，是 ICU 患者约束的原因之一。而不进行谵妄评估就对患者实施约束会增加患者躁动的发生。CAM-ICU 最初是为 ICU 患者设计，尤其适用于因为机械通气无法进行语言交流的患者，其评估特征中的急性起病或病程反复波动和意识水平的改变可以通过评估者对患者的观察直接评判阴性或阳性；注意力不足和思维瓦解是通过患者配合评估人员完成指令，以及通过肢体语言回答简单的是非题来进行评估。整个评估过程可以完全不需要患者言语反馈，这就克服了其他量表难以评估因气管插管或切开等不能利用言语交流者的不足，而且 CAM-ICU 对提问的标准化也增加了评估的客观性。中文版 CAM-ICU 与"金标准"相比，其灵敏度为 90.2%（95% CI 79.1%～95.9%），特异度为 91.1%（95% CI 87.2%～93.9%），阳性预测值为 66.3%（95% CI 55.0%～76.0%），阴性预测值为 97.9%（95% CI 95.3%～99.2%）。CAM-ICU 与 DSM-Ⅳ的诊断结果一致性 $kappa$ 为 0.71（$P < 0.01$）。从 4 个不同的方面进行评估：①精神状态突然改变或起伏不定；②注意力散漫；③思维无序；④意识程度变化（指清醒以外的任何意识状态，如警醒、嗜睡、木僵或昏迷）。若患者有临床特征①和②，或者临床特征③，或者临床特征④，即可诊断为谵妄。中文版 CAM-ICU 的 Cronbach's α 系数为 0.73。详见表 2-37。

表 2-37　ICU 谵妄诊断的意识状态评估法（CAM-ICU）

临床特征	评价指标
（1）精神状态突然改变或起伏不定	患者的精神状态与基础水平相比是否不同 过去 24 小时是否有反常行为。如：时有时无或者时而加重时而减轻？过去 24 小时镇静评分（如 RASS），GCS 或既往谵妄评估的波动作为依据
（2）注意力散漫	数字法检测注意力（总分 10 分）：记录得分（未测试则记为"未测"），说明：对患者说："我将要给你读 10 个数字，只要你听到数字'1'的时候就捏一下我的手示意。"用正常的语调朗读下列数字：8175741136 评分，当患者在听到数字"1"的时候没有捏手或在听到其他数字的时候捏手，都算作错误
（3）思维无序	若患者已经脱机拔管，需要判断其是否存在思维无序或不连贯。常表现为对话散漫离题、思维逻辑不清或主题变化无常。若患者在带呼吸机状态下，检查其能否正确回答以下问题： 1）石头会浮在水面上吗？ 2）海里有鱼吗？ 3）一磅比两磅重吗？ 4）你能用锤子砸烂一颗钉子吗？ 在整个评估过程中，患者能否跟得上回答问题和执行指令 1）你是否有一些不太清楚的想法？ 2）举这几个手指（检查者在患者面前举 2 根手指）？
（4）意识程度变化（指清醒以外的任何意识状态，如警醒、嗜睡、木僵或昏迷）	清醒：正常、自主地感知周围环境，反应适度 警醒：过于兴奋 嗜睡：瞌睡但易于唤醒，对某些事物没有意识，不能自主、适当的交谈，给予轻微刺激就能完全觉醒并应答适当 昏睡：难以唤醒，对外界部分或完全无感知，对交谈无自主、适当的应答 当给予强烈刺激时，有不完全清醒和不适当的应答，强刺激一旦停止，又重新进入无反应状态 昏迷：不可唤醒，对外界完全无意识，给予强烈刺激也无法进行交流

注：若患者有特征（1）和（2），或者特征（3），或者特征（4），就可诊断为谵妄。

4. Richmond 躁动-镇静量表　RASS 是由弗吉尼亚联邦大学的医师、护士、药剂师共同合作研制的量表，由塞斯勒（Sessler）等在 2000 年首次发表。RASS 量表共分 10 个等级，分值从 −5～＋4 分，分 3 个阶段循序渐进地进行镇静深度评估。评分数字正值越大，表明镇静越不足；反之说明镇静越深。该量表总分为 −5～＋4 分，风险等级划分及相对应护理措施如下：①评分为 −5～−3 分，患者处于深度镇静，需根据患者实际情况遵医嘱调整药物剂量；②评分为 −2～0 分，患者处于浅镇静，即理想镇静深度；③评分为 1～4 分，患者为镇静不足，需根据患者实际情况遵医嘱调整药物剂量。RASS 镇静量表可用来准确地评估成年患者的镇静程度。该量表的组内相关系数（ICC）为 0.87～0.92，评估者间一致性 Kappa 系数为 0.71～0.91，RASS 信效度良好，量表操作简便，目前已经广泛应用于各医院 ICU。详见表 2-38。

表 2-38 Richmond 躁动-镇静评分量表（RASS）

镇静程度	描述	得分（分）
攻击性	明显的攻击或暴力行为	+4
非常躁动	拔、拽各种插管；或对医务人员有过激行为	+3
躁动	频繁的无目的动作或人-机对抗	+2
不安	焦虑或紧张但动作无攻击性或表现精力过剩	+1
警觉但安静		0
嗜睡	不完全警觉，但对呼唤有超过 10 秒持续清醒，能凝视	−1
轻度镇静	对呼唤有短暂（少于 10 秒）清醒，伴眨眼	−2
中度镇静	对呼唤有一些活动（但无眨眼）	−3
深度镇静	对呼唤无反应但对躯体刺激有一些活动	−4
不易觉醒	对呼唤或躯体刺激无反应	−5

注：RASS 共分 10 个等级，分值从−5～+4 分，分 3 个阶段循序渐进地进行镇静深度评估。评分数字正值越大，表明镇静越不足；反之说明镇静越深。

5. 重症监护疼痛观察量表　CPOT 是专门为 ICU 患者设计的适用于重症患者疼痛评估的量化评估量表，对 ICU 患者的疼痛评估效果明显。根据该工具的 8 个指标进行评分，总分为 0～8 分，患者的身体疼痛越厉害，评分的分值就越高。疼痛在 ICU 中普遍存在，危重患者出现的不同程度的疼痛通常都是由一些常规护理措施造成的，比如采血、穿刺、排痰及置管等，包括面部表情（0～2 分）、对呼吸机的顺应性（气管插管的患者）（0～2 分）、身体活动（0～2 分）、发声（拔管的患者）（0～2 分）和肌肉紧张（0～2 分）。该量表的 Cronbach's α 系数为 0.906。详见表 2-39。

表 2-39　重症监护疼痛观察量表（CPOT）

指标	描述	评分（分）	
面部表情	未观察到肌肉紧张	自然放松	0
	未出现皱眉、眉毛放低、眼眶紧绷和提肌收缩	紧张	1
	以上所有的面部变化加上眼睑轻度闭合	扮怪相	2
体动	不动（并不代表不存在疼痛）	无体动	0
	缓慢、谨慎地运动，触碰或抚摸疼痛部位，通过运动寻求关注	保护性体动	1
	拉拽管道，试图坐起来，运动肢体/猛烈摆动，不遵从指挥令，攻击工作人员，试图从床上爬出来	烦乱不安	2
肌肉紧张	对被动的运动动作抵抗	放松	0
（通过被动的弯曲和	对被动的运动动作抵抗	紧张和肌肉僵硬	1
伸展来评估）	对被动的运动动作剧烈抵抗，无法将其完成	非常紧张或僵硬	2
对呼吸机的顺应性	无报警发生，舒适地接受机械通气	耐受呼吸机或机械通气	0
（气管插管患者）	警报自动停止	咳嗽但是耐受	1
	不同步：机械通气阻断，频繁报警	对抗呼吸机	2
发声（拔管后的患	用正常腔调讲话或不发声	正常腔调讲话或不发声	0
者）	叹息、呻吟	叹息、呻吟	1
	喊叫，啜泣	喊叫，啜泣	2

注：总分范围：0～8。总分≤2 分表示无痛，3～4 分表示轻度疼痛，5～6 分表示中度疼痛，7～8 分表示重度疼痛。

6. 非计划拔管风险评分　身体约束的使用是一把双刃剑,既可以预防非计划拔管的发生,又是促进意外拔管发生的重要因素,对意识清醒、认知功能比较好的患者使用身体约束,反而会激起患者愤怒、焦躁的情绪,致使意外脱管的发生增加。国内外尚无公认的、信效度较好的风险评估工具。在文献分析、资料优选法、系统分析法和回顾性分析非计划性拔管发生事件影响因素的基础上,经专家对指标相关性与临床实践的可操作性进行评价(表 2 - 40)。非计划性拔管危险因素评估主要包括 3 个方面内容：①导管类别;②意识状态;③其他。

表 2 - 40　非计划性拔管风险因素评估

项目	评分(分)			
	0	2	3	5
Ⅰ类导管			胸管 T 管 口鼻气管插管 气管切开导管 动脉插管 脑室引流管 临时起搏器	
Ⅱ类导管		各类引流管 双套管 负压引流 深静脉导管 硬膜外导管 三腔管 造瘘管 ERCP 引流管		
Ⅲ类导管		导尿管 胃肠检查 鼻饲		
意识		轻度烦躁	中度烦躁	重度烦躁
其他		幼儿 呃逆 呛咳		认知障碍
	肥胖(颈部短)			

7. Morse 跌倒评分　Morse 评分是患者跌倒、坠床危险评估的工具,根据有无跌倒史、疾病诊断、药物治疗、步行是否需要帮助、患者精神状态及步态移动 6 个方面对患者进行评估,分值越高患者发生危险的风险越高。跌倒、坠床与患者安全管理关系密切,是保证患者安全的十大安全目标之一。欧洲在 34 个 ICU 的一项研究显示,预防跌倒、防止拔管是患者使用约束的主要原因。Morse 评分评估为高危患者时,其被护士实施约束的可能性大。该量表的 Cronbach's α 为 0.206。详见表 2 - 41。

表 2‑41　Morse 跌倒评分

项目	评分标准及分值
近 3 个月有无跌倒	无:0　有:25
多于一个疾病诊断	无:0　有:15
步行需要帮助	否:0　拐杖、助步器、手杖:15
	轮椅、平车:0
接受药物治疗	否:0　有:20
步态/移动	正常、卧床不能移动:0
	虚弱:10　非常虚弱:20
精神状态	自主行为能力:0
	无控制能力:15

注:总分 0～24 分为零危险,25～45 分为低度危险,>45 分为高度危险。

8. Barthel 指数评定量表　BI 由美国学者马奥尼(Mahoney)和巴塞尔(Barthel)于 1965 年正式发表。从 1995 年开始就在美国马里兰州的部分医院使用,主要针对一些慢性病患者的日常生活活动(activity of daily living,ADL)能力评定,因其评定简单、可信度及灵敏度高,且可用于预测治疗效果、住院时间等被广泛使用。BI 也有使用上的缺陷,如"天花板效应",量表的最高分值可以存在于许多残疾患者中。因此,BI 不能对更高功能性水平的患者进行残疾评价。BI 的内容包括进食、移位、个人卫生(包括洗脸、刷牙、刮脸、梳头)、如厕(包括便后清洁及整理衣服)、洗澡、走路、上下楼梯、穿脱衣袜、排便控制及排尿控制。该量表包含 10 个条目,条目经因子分析可分为两个维度,各维度因子载荷在 0.72 以上,结构效度较好。各维度评估者间一致性 *Kappa* 值为 0.82～0.92,总量表内部一致性信度 Cronbach's α 值为 0.92。评估者间一致性和内部一致性信度较好。详见表 2‑42。

表 2‑42　Barthel 指数评定量表

项目	评分内容	得分(分)
进食	可独立进食(在合理时间内独立进食准备好的食物)	10
	需部分帮助(前述某个步骤需要一定帮助)	5
	需极大帮助或完全依赖他人	0
移位	可独立完成	15
	需部分帮助(需他人搀扶或使用拐杖)	10
	需极大帮助(较大程度上依赖他人搀扶和帮助)	5
	完全依赖他人	0
个人卫生	可自己独立完成	5
	需他人帮助	0
如厕	可独立完成	10
	需他人搀扶、需他人帮忙冲水或整理衣裤等	5
	需极大帮助或完全依赖他人	0

（续表）

项目	评分内容	得分（分）
洗澡	准备好水后,可自己独立完成	5
	在洗澡过程中需他人帮助	0
平地行走	可独立在平地上行走 45 米	15
	需部分帮助(需他人搀扶,或使用拐杖、助行器等辅助用具)	10
	需极大帮助(行走时较大程度上依赖他人搀扶,或坐在轮椅上自行在平地上移动)	5
	完全依赖他人	0
上下楼梯	可独立上下楼梯	10
	需部分帮助(需扶楼梯、他人搀扶,或使用拐杖等)	5
	需极大帮助或完全依赖他人	0
穿脱衣袜	可自己独立完成	10
	需部分帮助(能自己穿或脱,但需他人帮助整理衣物、系扣子、拉拉链、系鞋带等)	5
	需极大帮助或完全依赖他人	0
大便控制	可控制大便	10
	偶尔失控	5
	完全失控	0
小便控制	可控制小便	10
	偶尔失控	5
	完全失控	0

注:BI 包括 10 项内容,每个项目根据是否需要帮助及其帮助程度分为 0、5、10、15 分 4 个等级,总分为 100 分。100 分为独立,61～99 分为轻度依赖,41～60 分为中度依赖,≤40 为完全依赖。

9. 肌力分级　肌体进行活动要具有健康的骨骼组织和良好的肌力。肌力是指肌肉的收缩力量,可以通过肌体收缩特定肌肉群的能力来判断肌力。目前,临床常用肌力 6 级分法作为肌力评定的标准。该分法对所有人群均适用,且简单、易于记忆,适合临床使用。肌力评分从 0 级到 5 级共分为 6 级。0 级:完全瘫痪、肌力完全丧失;1 级:可见肌肉轻微收缩,但无肢体活动;2 级:肢体可移动位置,但不能抬起;3 级:肢体能抬离,但不能对抗阻力;4 级:能做对抗阻力的运动,但肌力减弱;5 级:肌力正常。详见表 2-43。

表 2-43　肌力评分

分级	内容
0 级	完全瘫痪、肌力完全丧失
1 级	可见肌肉轻微收缩但无肢体活动
2 级	肢体可移动位置,但不能抬起
3 级	肢体能抬离,但不能对抗阻力
4 级	能做对抗阻力的运动,但肌力减弱
5 级	肌力正常

（二）评估表选择及信效度

大量查阅文献，咨询多名专家，制订研究方案，确保研究设计科学、严谨、可行。使用的各个评分量表都已经过很多学者研究应用，信效度良好。

（三）评估表详情及赋值

详见表 2-44～2-46。

表 2-44 患者约束量化指标赋值情况

项目	赋值（分）			
	0	1	2	3
GCS		3～8分	9～12分	13～15分
CAM-ICU	阴性			阳性
RASS		−5～−3分	−2～0分	1～4分
CPOT	<3分			≥3分
非计划性拔管风险评分		1～3分	4～7分	>7分
Morse 跌倒评分		<25分	25～45分	>45分
BI	100分	61～99分	41～60分	≤40分
肌力分级	0级/1级/2级/3级		4级	5级

注：护士对患者的各个维度进行评估赋分，并将各个维度分值相加，计算量表总分。总分≤12分，不予约束；13～18分，首先考虑替代方法，无效后使用约束；≥19分，在使用约束的同时应加强监护。该约束量表在使用时可能会受到医疗环境及护士自身知识或态度的影响。

表 2-45 身体约束评估表（1）

GCS	CAM-ICU	RASS	CPOT	非计划性拔管风险	Morse跌倒评分	BI	肌力分级	总分值（分）

表 2-46 身体约束评估表（2）

项目	内容
评估时间	＿＿年＿＿月＿＿日＿＿时＿＿分
患者是否需要约束	□否 □是
通知医师下达约束医嘱	□否 □是
患者是否需要再次约束	□否 □是 解除约束时间：＿＿年＿＿月＿＿日＿＿时＿＿分
是否镇静	□否 □是 RASS评分＿＿＿＿
身体约束工具	□约束手/网套 □约束带
约束部位	□左手 □右手 □左脚 □右脚 □胸部 □头部
约束原因	○预防非计划拔管 ○预防伤害行为 ○躁动 ○有创操作制动 ○预防坠床

（续表）

项目	内容
肢端皮肤颜色	○正常　　○发绀　　○苍白
肢端皮肤温度	○温　　○凉　　○冷
肢端皮肤感觉	○正常　　○麻木　　○疼痛
肢端活动度	○正常　　○僵硬
约束处皮肤完整性	○完整　　○破损
约束处循环情况	○正常　　○淤紫
患者是否出现不良结局	○否　　○是
	□坠床　　□非计划性拔管

（四）评估细则

1. **身体约束评估时机**　有身体约束指征的患者,如:患者首次入 ICU、手术后、检查后回 ICU、意识改变、使用或停用镇静药物后、置管或拔管后、病情变化时,均应进行约束评估。ICU 患者由受过培训的医护人员应用约束决策轮及等级评估表共同进行评估,如需约束,患者家属签署知情同意书,医师下达医嘱,对患者实施约束。约束患者后隔 8 小时评估 1 次,如有变化随时评估,直至经医护人员使用约束决策轮及等级评估表评估可以解除约束。采用约束决策轮评估患者是否需要约束及是否可以解除约束,同时收集各项量化指标。根据约束决策轮制定约束时机流程,详见图 2-8。

2. **评估注意事项**

（1）有身体约束指征的患者,由经过培训的责任护士根据患者实际情况,完成身体约束评估表 1(表 2-45),患者评估结果与约束决策轮进行对照,当患者的行为等级、设施等级、独立等级 3 个方面评估结果均对应"约束"区间时才实施约束;否则不约束或采用其他替代方法。

（2）护士对患者的各个维度进行评估赋分,将各个维度分值相加并计算量表总分:得分<13 分,不予约束;13~18 分,首先考虑替代方法,无效后使用约束;≥19 分,在使用约束的同时应加强监护。该约束量表在使用时可能会受到医疗环境、护士自身知识或态度的影响。

（3）如需约束,患者家属签署知情同意书,医师下达医嘱,完成身体约束评估表 2(表 2-46),并对患者实施约束。

（4）患者处于约束状态时,每班对患者进行"继续评估"(从再次评估进入)直至约束停止。

（5）短暂放松不属于约束停止,即放松时间<2 小时。放松约束活动时,若放松时间≥2 小时则属于约束停止。

（6）停止约束时,在"患者是否需要继续约束"选择"否",填写"解除约束时间",并点选"患者是否出现不良结局"。

（7）患者停止约束若干时间后重新开始约束,则需再次对患者进行评估,包括身体约束评估表 1 和身体约束评估表 2 的内容。

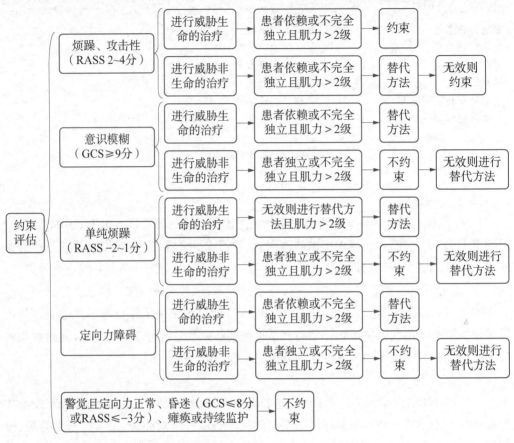

图 2-8 约束决策轮制定约束时机流程

3. 评估结果与护理措施 有气管插管的患者、身体留置各种重要管路的患者及躁动的患者，约束的使用较为频繁。很多时候护士都是通过经验性判断来给予患者约束，以防一些不良事件的发生。因受多种因素的影响，身体约束的使用在不同国家存在较大的差别，即便在同一国家的各个医院间也有一定的差异无风险等级划分，根据患者实际情况选择相应措施。研究结果均显示患者由镇静到清醒的过程或清醒患者出现烦躁不安是约束的重要时机，对于镇静较深、瘫痪、严重四肢无力、处于深睡眠状态的患者使用约束很少。疼痛在内外科 ICU 发生率较高，而且容易引起焦虑、谵妄的发生，增加患者拔管及攻击的风险。通过影响因素分析发现，影响 ICU 患者身体约束的各项评分有 GCS 评分、CAM - ICU 评分、RASS 评分、CPOT 评分、非计划拔管评分、Morse 跌倒评分、Barthel 评分、肌力评分，是患者身体约束的保护因素。通过筛选量化指标构建的 ICU 患者身体约束评估量表对 ICU 患者身体约束有较高的诊断价值，能够帮助医护人员快速有效识别约束患者，评分＞12 分的患者需要约束；评分≤12 分的患者不需要约束。

约束患者均应落实以下护理措施：①告知患者或家属，签署知情同意书；②每间隔

2小时放松约束,评估约束部位皮肤;③每间隔2小时放松约束时,根据病情需要活动被约束关节。

4.人员培训　对ICU所有医护人员进行培训,患者是否约束及解除约束由培训后的主管医护人员共同决定。培训内容包括:约束决策轮及等级评估表内容及使用的注意事项,调查表内各量化评分表的内容及使用的注意事项,调查表的填写方法。培训方式包括理论授课、案例分析、情景模拟演示。最终使用统一标准进行考核评价,要求培训人员能够正确使用各量表,并且达到同质化评估标准。

（五）案例分析

现病史:患者,李某,男性,80岁,因车祸急症行脾破裂修补、合并双侧臀部以下大面积撕脱伤清创术,手术5小时,术中生命体征稳定,出血400 mL,术中无输血,因患者高龄、手术范围大,故术后转入SICU进一步生命支持,入SICU时神志处于麻醉未清醒状态,留置经口气管插管23 cm在位接呼吸机辅助呼吸,胃管1根、45 cm、在位接胃肠减压,颈内静脉置管1根、在位、14 cm,腹腔引流管2根,尿管1根,均在位通畅。患者生命体征、氧饱和度均在正常范围,术后给予心电监护、补液、消炎、保护重要脏器、维持循环等治疗,伤口无渗血、渗液,皮肤完整。患者既往有高血压病史,入SICU血压128/71 mmHg,护士连接心电导联后固定管道时,患者突然出现躁动。

问题:(1)约束评估项目和内容有哪些?

(2)评估结果与约束决策轮进行对照,评估结果对应"约束"区间时才实施约束?

(3)不约束采用其他替代方法?

第八节　营养状态评估

一、营养风险筛查

（一）概述

营养风险是指现存的或潜在的营养和代谢状况所导致的疾病或手术后出现相关的临床结局的可能性。营养风险筛查是一个快速而简单的过程,是发现患者是否存在营养问题和是否需要进一步进行全面营养评估的过程。

（二）意义

营养风险筛查目的是评估患者是否存在与营养因素相关的可能会导致不良结局的风险,以期对营养风险患者进行营养干预,降低由于营养和代谢原因导致的负性临床结局。

（三）评估表

1.评估表选择及信效度　营养风险筛查量表2002(nutritional risk screening 2002,NRS-2002)于2002年由欧洲肠外肠内营养学会(European Society of Parenteral and Enteral Nutrition,ESPEN)提出,由康杜普(Kondrup)为首的专家组在128个随机对照

研究基础上研制而成。

NRS-2002 的信度分析，$Kappa$ 值 $K=0.67$；内容效度由 ESPEN 教育和临床实践委员会下属的一个工作小组在文献研究的基础对其进行充分阐述，从而保证了较好的内容效度。该量表被证明适用于 99% 以上的中国住院患者，同时也被我国卫生行业标准推荐。

2. 评估表详情及赋值 NRS-2002 的使用具体步骤包括初次营养风险筛查和再次营养风险筛查。

初次筛查表主要关注体重相关与疾病相关内容，详见表 2-47。再次筛查表主要包括 3 个方面内容：①营养状况受损评分（0～3 分）；疾病严重程度评分（0～3 分）；年龄评分（年龄≥70 岁者加 1 分），总分为 0～7 分。详见表 2-48。对于住院患者，可以直接使用再次筛查表筛查患者。

表 2-47 NRS-2002 营养风险筛查表（初次筛查表）

序号	筛查项目	是	否
1	BMI 是否＜20.5		
2	最近 3 个月内患者体重是否下降		
3	最近 1 个星期内患者饮食摄入量是否减少		
4	患者是否病情严重		

注：如果任何一个问题的答案为"是"，则继续使用表 2-48 进行筛查。如果所有问题的答案都是"否"，则 1 周之后再对患者进行筛查。如果患者将进行大手术，则需要考虑预防性的营养干预计划以避免相关的危险状态。

表 2-48 NRS-2002 营养风险筛查表（再次筛查表）

项目	内容
1. 营养状态受损	
无 0 分	营养状态正常
轻度 1 分	3 个月内体重下降＞5%，或近 1 周进食量减少 25%～50%
中度 2 分	2 个月内体重下降＞5%，或近 1 周进食量减少 51%～75%
重度 3 分	1 个月内体重下降＞5%（3 个月内下降＞15%），或 BMI＜18.5，或神志不清、无法站立、严重胸腔积液及腹水、水肿得不到准确 BMI 值者，白蛋白（Alb）＜30 g/L，或近 1 周进食量减少 76% 以上
2. 疾病严重程度	
无 0 分	营养需要量无明显变化
轻度 1 分	营养需要量轻度增加。患者因疾病导致身体虚弱，但可定时下床，通过口服食物或补充剂基本维持体重。如，髋关节骨折、慢性疾病急性发作或有并发症、慢性阻塞性肺疾病（COPD）、血液透析、肝硬化、恶性肿瘤（除血液恶性肿瘤）、糖尿病
中度 2 分	营养需要量中度增加。患者因疾病基本以卧床休息为主，通过肠内肠外营养支持基本维持体重。如腹部大手术、脑卒中、重度肺炎、血液恶性肿瘤
重度 3 分	营养需要量重度增加。通过肠内肠外营养支持较难维持体重。如，颅脑损伤、骨髓移植、重症机械通气患者、APACHE＞10 分的重症患者

（续表）

项目	内容
3. 年龄	
0 分	年龄＜70 岁
1 分	年龄≥70 岁

注:营养风险得分＝营养状态受损得分＋疾病严重程度得分＋年龄得分。总分≥3 分:患者有营养风险,需要制订营养支持计划;总分＜3 分:每周对患者进行风险筛查。

（四）评估细则

1. 评估时机

（1）建议所有患者入院时进行评分。

（2）评分＜3 分的患者住院超过 7 天需复评。

（3）长期住院患者建议每周复评。

（4）当患者出现评估因素改变时,需复评。

2. 评估注意事项

（1）需关注的评估项目。在营养状态受损方面,注意询问患者 3 个月内最高体重与最高体重时间,注意询问近 1 周内饮食摄入情况。在疾病严重程度方面,量表中未穷尽所有疾病,因此需要将患者疾病与量表中的描述进行对比后选择。

（2）1 周内饮食摄入情况评估参考:1 周内饮食摄入情况可以结合饮食的热量、进食量与进食时间来计算。

1）以热量估算:与普食相比,软食热量占 90％左右,半流质饮食热量占 70％～80％,流质饮食占 50％左右。以普食 1 天为 1 个标准天计算,软食＝0.9 个标准天,半流质饮食＝0.75 个标准天,流质饮食＝0.5 个标准天,禁食＝0 个标准天。

例如:患者入院前 1 周 3 天普食,4 天流质饮食,饮食摄入量减少多少?

参考:3 天普食＝3 个标准天

　　　4 天流质饮食 0.5×4＝2 个标准天

　　　摄入量减少＝(7－3－2)×100％/7≈28％

　　　符合"近 1 周进食量减少 25％～50％"的描述

2）以进食量估算:若患者进食的性状未改变,但进食量减少(非意向性)。例如,原来每餐吃 1 碗,近期 1 周每餐只能吃半碗,可选择第 2 项"近 1 周进食量减少 25％～50％"。

3）以时间估算:术前饮食正常,因手术禁食,术后 24 小时后开放饮食,可根据禁食的时间占 1 周时间的比例计算,选择合适的选项。例如,患者术前禁食 3 天,术后评估"1 周内饮食摄入"进食量减少占 3/7≈42.8％,可选择"近 1 周进食量减少 25％～50％"。

（3）疾病严重程度评估参考:基本原则见表 2‐49。

表 2-49　疾病严重程度得分

项目	0分	1分	2分	3分
定义	营养需要量无明显变化	营养需要量轻度增加	营养需要量中度增加	营养需要量重度增加
描述	/	慢性疾病患者因出现并发症而住院治疗。患者虚弱但不需卧床。蛋白质需要量略有增加,但可以通过口服食物或食品补充剂来弥补	患者因疾病基本以卧床休息为主,蛋白质需要量增加但可以弥补,大多数人需要通过营养支持得到恢复	患者在监护病房中靠机械通气支持,蛋白质需要量增加而且不能被营养支持所弥补,但是通过营养支持可能减少蛋白质分解和氮流失
疾病举例	/	髋关节骨折、慢性疾病急性发作或有并发症、COPD、血液透析、肝硬化、恶性肿瘤(除血液恶性肿瘤)、糖尿病	腹部大手术、脑卒中、重度肺炎、血液恶性肿瘤	颅脑损伤、骨髓移植、重症机械通气患者、APACHE >10分的重症患者

3. 评估结果与护理措施　该量表总分为 0～7 分,风险等级划分及相对应护理措施如下。

(1) 总分≥3 分,患者存在营养风险,需制订营养支持计划,应通知医师。

(2) 总分<3 分,患者无营养风险,对患者进行健康教育、关注患者进食与体重情况,每周对患者进行复评。

(五) 案例分析

现病史:患者赵某,男性,75 岁,疾病诊断为肠道恶性肿瘤,近期体重下降明显,估计 2 个月体重下降 4 kg;近期食欲不佳,饭量不及平时一半。

体格检查:身高 168 cm,体重 52.8 kg。

问题:(1) 该患者 NRS-2002 评分为多少?

(2) 是否需要制定营养计划?

二、营养评估

(一) 概述

营养评估(nutritional assessment)是指通过临床检查、人体测量、生化检查、人体组成测定,以及多项综合营养评价等主观和客观的指标或手段,判定机体营养状况,确定营养不良的类型和程度,估计营养不良所致的风险性,并监测营养支持的疗效。目前,临床上没有一项指标能够准确、全面地评价营养状况,有学者主张应用综合性营养评价指标,结合多项营养评价指标来评价患者的营养状况。

(二) 意义

营养评估是临床营养治疗的首要步骤,然而准确的营养状态评估较为困难。通过综合性营养评价指标在一定程度上能够评估营养状况,为制订营养干预提供依据。

(三)评估表

1. 主观全面评定量表

(1)评估表选择及信效度:主观全面评定(subjective global assessment,SGA)量表是 1978 年由学者杰茨基(Detsky)等开发,ASPEN 推荐的临床营养状况评估工具。该量表被广泛应用于外科重症、慢性疾病、危重患者、妇科肿瘤和消化道肿瘤患者的营养评估。SGA 易操作,在住院患者中的灵敏度为 82%,特异度为 72%。主要用于反映已经存在或者慢性的营养不足,不适用于区分轻度营养不足,且不能有效反映患者营养状态的变化。

(2)评估表详情及赋值:该量表主要评估病史(体重改变、饮食状况、胃肠道症状、活动能力、应激反应)和体格检查(皮下脂肪厚度、肌肉的测量、水肿情况)两个方面。由评分者根据主观印象进行营养等级评定,分为营养状况好(SGA-A)、轻到中度营养不良(SGA-B)、重度营养不良(SGA-C)3 个等级,详见表 2-50。

表 2-50 SGA 评价表

评估项目	内容	
1. 病史		
(1)体重改变	过去 6 个月	减少____kg
		占通常体重的____%
	近 2 周	增加____
		无变化____
		减少____
(2)饮食变化	无变化____	
	有变化____	持续____周
		类型:半流质____
		流质____
		低热量饮食____
		禁食____
(3)消化道症状(持续 2 周以上)	无____	
	恶心____	
	呕吐____	
	腹泻____	
	厌食____	
(4)活动能力改变	无变化____	
	有变化____	持续____周
		类型:轻工作____
		下床走动____
		卧床休息____
2. 体检(正常为-,轻度为+,中度为++,重度为+++)		
(1)皮下脂肪丢失____		
(2)肌肉萎缩程度____		

（续表）

评估项目	内容
（3）水肿	踝部水肿____ 骶部水肿____ 腹水____
3. SGA 评分 A：正常____ B：轻到中度营养不良____ C：重度营养不良	

注：在____处打钩或填写相应的数字和符号。

（3）评估细则：

1）评估时机：未见关于该量表评估频率的明确要求，可以在患者入院时评分，当患者出现评估因素改变时复评。

2）评估注意事项：该量表评估结果为定性评估，主观性较强，需要评估者接受过专业培训，得出营养等级评定。

建议评分者在评分时重点放在体重减轻、不良饮食摄入、皮下组织损失和肌肉消耗等变量上。

若患者在入院前几周内体重下降至少 5％，且没有稳定或体重增加，同时存在饮食摄入明显减少，皮下组织轻度减少，则可将其分为 B 级。

若患者有较为严重的水肿、腹水或肿瘤肿块，评分者则要注意，在判定时较少考虑体重丢失量。其他病史特征旨在帮助评分者确认患者有关体重减轻和饮食变化的自我报告中体重占比较轻。如果患者最近的体重增加不仅是液体潴留，那么建议评分者将该患者等级划分为 A 级，即使体重丢失在 5％～10％之间，患者皮下组织有轻微损失，尤其是当患者 SGA 的其他病史特征有所改善（如食欲改善）时。

若将患者判定为 SGA 评分 C 级，则该患者必须表现出明显的营养不良体征，例如皮下组织严重缺失、肌肉萎缩，通常还有一些水肿，并且存在明显的持续体重丢失。这些患者通常体重丢失量至少为正常体重的 10％，且还有许多其他病史特征。

建议评分者划分营养等级时无须特别敏感。若评分者对于风险等级划分为 A 级还是 B 级模棱两可，则 A 级也是合适的。若划分风险等级为 C 级，则意味着该患者的严重营养不良能够被明确识别。

3）评估结果与护理措施：评估患者病史和体检共 7 个项目后，评估者根据主观印象进行营养等级评定。

A 级为营养良好，建议定期评估。

B 级为轻到中度营养不良，可予以营养支持。

C 级为重度营养不良，应予以营养支持。

2. 患者主观全面评定量表

（1）评估表选择及信效度：患者主观全面评定量表（patient-generated subjective

global assessment，PG-SGA)是由奥特里(Ottery)于1994年在SGA的基础上，为肿瘤患者专门开发的营养评估工具。PG-SGA被美国营养与饮食学会推荐为恶性肿瘤患者营养评估的标准，同时也被澳大利亚营养师协会认定为适合放疗后肿瘤患者营养评估的工具。在中国，该量表也被中国抗癌协会肿瘤营养专业委员会作为Ⅰ类证据推荐为恶性肿瘤患者营养评估的理想方法，由石英英等参考美国营养与饮食学会录制的PG-SGA操作DVD，统一该量表的实际操作标准。

　　(2) 评估表详情及赋值：PG-SGA包括两部分内容，即患者自评表和医务人员评估表。患者自评表(表2-51)包括患者的体重情况(表2-52)、进食情况、进食相关症状，以及活动和身体功能4部分，由患者完成，相加得到A评分；医务人员评估表包括患者的疾病情况(表2-53)，得到B评分，应激状态评估(表2-54)得到C评分，体格检查(表2-55)得到D评分。根据以上情况可以得出PG-SGA的最终评价，分为定性评价(表2-56)和定量评价(表2-57)。

表2-51　患者自评表

项目	内容
1. 体重 目前我的体重约为＿＿＿kg 1个月前我的体重约为＿＿＿kg 6个月前我的体重约为＿＿＿kg	在过去的2周，我的体重 □减轻(1) □没变化(0) □增加(0)
2. 进食情况 在过去1个月里，我的进食情况与平时相比： □没变化(0) □比以往多(0) □比以往少(1)	我目前进食 □正常饮食，但比正常情况少(1) □软饭(2) □流食(3) □只能口服营养制剂(3) □几乎吃不下什么(4) □只能通过管饲进食或静脉营养(0)
3. 症状 近2周来，我有以下问题，影响我的饮食： □吃饭没有问题(0) □没有食欲，不想吃(3) □恶心(1) □呕吐(3) □便秘(1) □腹泻(3) □口腔溃疡(2)	□口干(1) □感觉食品没味，变味(1) □食品气味不好(1) □吞咽困难(2) □一会儿就饱胀了(1) □疼痛＿＿＿(部位)(3) □其他＿＿＿(如抑郁，经济，牙齿)(1)
4. 活动和身体功能 在过去的1个月，我的活动 □正常，无限制(0) □不像往常，但还能起床进行轻微的活动(1) □多数时候不想起床活动，但卧床或坐椅时间不超过半天(2) 4项总分(A评分)：	□几乎干不了什么，一天大多数时候都卧床或在椅子上(3) □几乎完全卧床，无法起床(3)

表 2-52 体重丢失评分表

内容	分数(分)	内容
1 个月内体重丢失(%)		6 个月内体重丢失(%)
≥10	4	≥20
5~9.9	3	10~19.9
3~4.9	2	6~9.9
2~2.9	1	2~5.9
0~1.9	0	0~1.9
2 周内体重下降	1	
总分:		

体重丢失包括亚急性和急性两种情况。亚急性是指过去 1 个月体重丢失情况,只有在不能获得 1 个月体重丢失的情况下需要包括过去 6 个月体重丢失的情况。急性:指过去 2 周的体重丢失,在亚急性的基础上增加 1 分。过去 2 周体重不变或增加不计分。

4 项总分(A 评分)=体重丢失评分(表 2-52)+进食情况评分+症状评分+活动和身体状况评分。

表 2-53 疾病和年龄的评分标准

分类	分数(分)
癌症	1
获得性免疫缺陷综合征(AIDS)	1
肺源性或心源性恶液质	1
压疮、开放性伤口或瘘	1
创伤	1
年龄≥65 岁	1
总分:	

疾病评分表操作说明:根据以上列出的条目做单项或多项选择,本项为累计积分。如果患者疾病存在但表中没有列出,不予记分。最终得到 B 评分。

表 2-54 代谢应激状态评分

应激状态	无(0分)	轻度(1分)	中度(2分)	高度(3分)
发热	无	37.2~38.3℃	38.3~38.8℃	≥38.8℃
发热持续时间	无	<72 小时	72 小时	>72 小时
糖皮质激素用量(泼尼松/d)	无	<10 mg	10~30 mg	≥30 mg

代谢应激评分是评估各种已知可增加蛋白质和能量需要的因素。该表为累计评分,使用该表评估后结果为 C 评分。

表 2 - 55　体格检查

体检部位		检查要点	无消耗 （0分）	轻度消耗 （1分）	中度消耗 （2分）	重度消耗 （3分）
脂肪	眼窝脂肪垫	检查眼眶有无凹陷、眉弓是否突出	眼眶无凹陷，眉弓不突出	眼眶轻度凹陷，眉弓轻度突出	介于两者之间	眼窝凹陷明显，皮肤松弛，眉弓突出
	三头肌皮褶厚度	臂弯曲，不要捏起肌肉	大量脂肪组织	感觉与正常人相差无几，略少	介于两者之间	两指间空隙很少，甚至紧贴
	下肋脂肪厚度	先捏自己肋缘下脂肪，再与患者比较。观察背部下肋骨轮廓	两指间很厚，看不到肋骨	感觉与正常人相差无几，可以看到肋骨轮廓	介于两者之间	两指间空隙很少，甚至紧贴，下肋骨明显突出
肌肉	颞部（颞肌）	直接观察，让患者头转向一边	看不到明显的凹陷	轻度凹陷	凹陷	显著凹陷
	锁骨部位（胸部三角肌）	看锁骨是否凸出	男性看不到锁骨，女性看到但不凸出	部分凸出	凸出	明显凸出
	肩部（三角肌）	看肩部是否凸出，形状，手下垂	圆形	肩峰轻度凸出	介于两者之间	肩锁关节方形，骨骼凸出
	骨间肌	观察手背，拇指和示指对捏，观察虎口处是否凹陷	拇指和示指对捏时肌肉凸出，女性可平坦	平坦	平坦和凹陷	明显凹陷
	肩胛骨（背阔肌、斜方肌、三角肌）	患者双手前推，看肩胛骨是否凸出	肩胛骨不凸出，肩胛骨内侧不凹陷	肩胛骨轻度凸出，肋、肩胛、肩、脊柱间轻度凹陷	肩胛骨凸出，肋、肩胛、肩、脊柱间凹陷	肩胛骨明显凸出，肋、肩胛、肩、脊柱间显著凹陷
	大腿（股四头肌）		圆形，张力明显	轻度消瘦，肌力较弱	介于两者之间	大腿明显消瘦，几乎无肌张力
	小腿（腓肠肌）		肌肉发达	瘦，有肌肉轮廓	瘦，肌肉轮廓模糊	瘦，无肌肉轮廓，肌肉松垮无力
体液	踝部水肿	患者仰卧，按压5秒	无凹陷	轻微凹陷	介于两者之间	凹陷非常明显，不能回弹
	骶部水肿	患者侧卧，按压5秒	无凹陷	轻微凹陷	介于两者之间	凹陷非常明显，不能回弹
	腹水	检查有无移动性浊音、振水音、腹围是否增大	无移动性浊音、无振水音、腹围无增大	左右侧卧时有移动性浊音	患者平卧时有振水音	患者感到腹胀明显，腹围增大
	总体消耗的主观评估		0	1	2	3

该量表按多数部位情况确定本项目得分,总体消耗的主观评估评分为 D 评分。

表 2-56　PG-SGA 定性评价

分类	A 级 营养良好	B 级 中度或可疑营养不良	C 级 重度营养不良
体重	无丢失或水潴留	1 个月内丢失 5%（或 6 个月 10%）或不稳定,不增加(如持续丢失)	1 个月内丢失>5%（或 6 个月 >10%）或体重不稳定,不增加(如持续丢失)
营养摄入	无不足或近期明显改善	确切摄入减少	严重摄入不足
营养相关的症状	无或近期明显改善	存在营养相关的症状	存在营养相关的症状
功能	无不足或近期明显改善	中度功能减退或近期加重	严重功能减退或近期明显
体格检查	无消耗或慢性消耗但近期有临床改善	轻到中度皮下脂肪和肌肉消耗	明显营养不良体征,如严重的皮下组织消耗、水肿

定性评价:通过上述患者评分表及医务人员评分表的评估,临床上将恶性肿瘤患者分为营养良好、中度或可疑营养不良、重度营养不良 3 种营养状态。

定量评价:PG-SGA 总得分＝A 评分＋B 评分＋C 评分＋D 评分。

表 2-57　PG-SGA 定性评价与定量评价的关系

等级	定性评价	定量评价(分)
PG-SGA A	营养良好	0～1
PG-SGA B	可疑或中度营养不良	2～8
PG-SGA C	重度营养不良	≥9

（3）评估细则:

1）评估时机:该量表适用于肿瘤患者营养状况评估,一般情况下在患者入院后由经过培训的专门人员进行评估,或根据患者实际情况定期展开评估。通过评估可将患者定性为营养良好、可疑或中度营养不良和重度营养不良 3 类或得到相应的定量评分,可作为后续营养支持的重要参考。

2）评估注意事项:该量表大部分评估内容为主观评价。因此,在评估时应根据评估要点进行。由于本评估为主观性评估,没有客观标准,大致标准见各自评分表。

A. 患者自评表(表 2-51)评估注意事项。体重:"目前我的体重"为实测体重,患者卧床不能自行测量时可抱起患者一起测量,再减去抱起人的重量;1 个月前或者 6 个月前体重若记忆不清,可采取在目前体重的基础上逐渐加量询问,取近似值填写;体重下降百分比＝(原体重－现体重)/原体重的百分比,根据体重下降百分比对应的区间得出该项得分。表 2-52 为体重评分表,具体数值由医师进行计算,优先以 1 个月内的体重变化记分,如果没有 1 个月内的体重变化资料,则以 6 个月内的体重变化情况记分;若无法准确了解具体体重,可根据体重下降无、轻度、中度、重度和极重度的自我评估得分 0 分、1 分、2 分、3 分和 4 分;2 周内体重下降需再加 1 分,无下降为 0 分。进食情况:在过去 1 个月里,患者进食情况与平时相比的变化。取与调查最接近情况作为选项,本项计分取最高分计算。症状:为近 2 周内经常出现的症状,偶尔一次出现的症状不作为选择,本项为多选,累计记分。如恶心,记 1 分;腹泻,记 3 分;吞咽困难,记 1 分。该项最后得分为 1 ＋3＋1＝5 分。活动和身体情况:取最符合的一项,本项记分取最高分计算。

B. 代谢应激状态评分表(表 2-54)评估注意事项。发热:患者体温为本次调查时的体温,发热定义为本次调查时体温升高。如果调查时体温升高,需了解此前 3 天的体温及激素使用情况;如果调查时体温不高,记录为无发热。发热持续时间:为本次发热已经持续的时间。糖皮质激素用量:激素使用是因为发热而使用激素,如果连续多日使用激素,取最大的一日剂量。其他原因:如结缔组织病使用激素,不做评估,激素评分为累计记分。如患者体温为 38.5℃,记 2 分;发热已经持续 4 天,记 3 分;每天使用 15 mg 激素,记 2 分,总分 7 分,最终得到 C 评分。

C. 体格检查(表 2-55)评估注意事项。检查顺序为从头到脚,先看眼眶脂肪垫、眉弓和颞肌,再往下到锁骨部位、肩部和肩胛部,然后看下肋脂肪厚度,再检查上臂三头肌皮褶厚度、虎口骨间肌肉,然后检查腹部有无腹水,骶尾部有无水肿,最后依次检查大腿、小腿及踝水肿。在检查患者前,调查人员可以多调查健康成年人的脂肪、肌肉及水肿情况,与自己的情况做比较,再检查患者。按多数部位情况确定患者脂肪、肌肉及液体分项目得分。如多数部位脂肪为轻度减少,脂肪丢失的最终得分即为轻度,记 1 分;如多数肌肉部位为中度消耗,则肌肉消耗的最终得分为 2 分。在体格检查的肌肉、脂肪及液体三方面,肌肉权重最大。所以,体格检查项目评分,以肌肉丢失得分为体格检查项目的最终得分。

3) 评估结果与护理措施:

0～1 分,营养良好,目前不需要营养干预,治疗期间保持常规随诊及评价。

2～3 分,可疑营养不良,营养师、护士或其他医护人员依据患者症状与实验室检查,对患者及家属进行健康教育和药物治疗指导。

4～8 分,中度营养不良,需要营养师进行营养支持,并可根据症状的严重程度,与医师和护士联合进行营养干预。

≥9 分,重度营养不良,急需改善不适症状和(或)同时进行营养干预。

3. 微型营养评定

(1) 评估表选择及信效度:微型营养评估法(mini nutritional assessment,MNA)是 1994 年由吉戈(Guigoz)等研发的老年人营养评估量表,用于诊断营养不良或识别有营养不良风险的老年人,适用于住院、社区及疗养院(表 2-58)。2011 年,ASPEN 将其归为营养评估工具,用来诊断营养不良或识别营养不良风险。布莱达(Bleda)等研究显示 MNA 量表的 Cronbach's α 为 0.74,组内相关系数为 0.89,具有较好的内在一致性和重测信度。韦拉斯(Vellas)等的研究显示,该工具的灵敏度为 96%、特异度为 98%,阳性预测值为 97％。近年来,MNA 也应用于恶性肿瘤患者的营养评估。有研究表明,与体重下降＞5％相比,MNA 能更好地评价肺癌晚期患者的营养状况。MNA 的优势在于快速、简单、易于操作,一般 10 分钟之内可完成。

（2）评估表详情及赋值:MNA 由人体测量、整体评估、饮食评估及主观评估 4 个方面组成,共 18 个条目,总分 30 分。结果评定分为 3 个等级:MNA≥24 分为营养状况良好;17 分≤MNA＜24 分为存在营养不良的风险;MNA＜17 分为营养不良。

表 2-58　微型营养评估表

项目	分数(分)
营养筛检	
1. 既往 3 个月内是否由于食欲下降、消化问题、咀嚼或吞咽困难而摄食减少 　0 分:食欲完全丧失 　1 分:食欲中度下降 　2 分:食欲正常	
2. 近 3 个月内体重下降情况 　0 分:＞3 kg 　1 分:1～3 kg 　2 分:无体重下降 　3 分:不知道	
3. 活动能力 　0 分:需卧床或长期坐着 　1 分:能不依赖床或椅子,但不能外出 　2 分:能独立外出	
4. 既往 3 个月内有无重大心理变化或急性疾病 　0 分:有 　1 分:无	
5. 神经心理问题 　0 分:严重智力减退或抑郁 　1 分:轻度智力减退 　2 分:无问题	
6. BMI(kg/m²):体重(kg)/身高(m²) 　0 分:BMI＜19 　1 分:19≤BMI＜21 　2 分:21≤BMI＜23 　3 分:≥23	
筛检分数(小计满分 14 分): 　≥12 分表示正常(无营养不良危险性),无须以下评价 　≤11 分提示可能营养不良,请继续以下评价	
一般评估	
7. 独立生活(无护理或不住院) 　0 分:否 　1 分:是	
8. 每日应用处方药超过 3 种 　0 分:是 　1 分:否	

（续表）

项目	分数(分)

9. 压力性损伤或皮肤溃疡
   0分：是
   1分：否

10. 每日可以吃几餐完整的餐食
   0分：1餐
   1分：2餐
   2分：3餐

11. 蛋白质摄入情况：
   ＊每日至少1份奶制品？ A）是　B）否
   ＊每周2次或以上蛋类？ A）是　B）否
   ＊每日肉、鱼或家禽？　　A）是　B）否
   0分：0或1个"是"
   0.5分：2个"是"
   1分：3个"是"

12. 每日食用2份或2份以上蔬菜或水果？
   0分：否
   1分：是

13. 每日饮水量(水、果汁、咖啡、茶、奶等)：
   0分：<3杯
   0.5分：3～5杯
   1分：>5杯

14. 进食能力
   0分：无法独立进食
   1分：独立进食稍有困难
   2分：完全独立进食

15. 自我评定营养状况：
   0分：营养不良
   1分：不能确定
   2分：营养良好

16. 与同龄人相比，你如何评价自己的健康状况
   0分：不太好
   0.5分：不知道
   1分：好
   2分：较好

17. 上臂围(cm)：
   0分：上臂围<21
   0.5分：21≤上臂围<22
   1分：上臂围≥22

18. 腓肠肌围(cm)：
   0分：<31
   1分：≥31

一般评估分数(小计满分16分)：

MNA总分(量表总分30分)：

MNA分级标准：
   总分≥24分：表示营养状况良好
   17分≤总分<24分：表示存在营养不良的风险
   总分<17分：表示营养不良

（3）评估细则：

1）评估时机：该量表适用于住院、社区及养老院的老年患者。对于住院患者,医院或康复中心,建议在入院时进行营养评估,并在住院期间规律地重复评估,每周1次是对患者最有利的。对于社区居住的老年人,建议每年进行营养不良评估。对于依赖家庭护理人员的老年人,进行营养评估的时间间隔应短于居住在社区的老人。对于居住在养老院中的老人,建议入院时完成营养评估,之后可每月监测老人的体重及是否有显著的胃口改变。

任何的体重下降都是营养不良的一个警示。因此,老年人在每次住院时应常规性地测量体重,住院期间则每周测量一次,在康复中心则每15天测一次,在长期护理中心则每月测量一次;在养老机构也应至少每月测量一次。

2）评估注意事项：MNA包含主观和客观评定。评估前需接受专业系统的培训,尽量减少测量结果的人为误差。但是该量表包括精神、心理、躯体和日常活动能力等,评估较复杂,且存在主观性问题,老年住院患者,特别是当患者的沟通和理解能力不足时可能无法完成MNA。

3）评估结果与护理措施：该量表总分为0～30分,风险等级划分及相对应护理措施如下。①总分≥24分,表示患者营养状况良好,定期评估患者营养状况;②17分≤总分<24分,表明患者存在营养不良的风险,应予以营养干预;③总分<17分,表明患者明确为营养不良,应予以营养干预。

4. 简易微型营养评定法

（1）评估表选择及信效度：简易微型营养评定法(mini nutritional assessment short-form，MNA-SF)于2001年由鲁宾斯坦(Rubenstein)等学者将MNA量表中18项条目与MNA结果进行相关分析,筛选出6项相关性强的条目。MNA-SF评分与MNA评分相关性高达0.945,和MNA相比,MNA-SF的灵敏度为96%,特异度为98%。

该量表适用于65岁以上老年人。MNA-SF条目少且简单易操作,用时<5分钟,对评估人员的专业要求低。

（2）评估表详情及赋值：该量表共包含6个指标(表2-59)：3个月饮食量改变情况、3个月体重减少情况、活动能力、应激状态或急性疾病、精神疾病、BMI。该量表总分为14分。

表2-59 MNA-SF

指标	分值(分)			
	0	1	2	3
近3个月有食欲减退,消化不良、咀嚼吞咽困难等	食欲严重减退	食欲中度减退	无食欲减退	/
近3个月体重丢失	>3 kg	不知道	1～3 kg	体重无下降
活动能力	卧床或坐轮椅	可以下床或离开轮椅	可以外出	/

（续表）

指标	分值（分）			
	0	1	2	3
近3个月有应激或急性疾病	有	/	无	/
精神疾病	严重痴呆或抑郁	轻度痴呆	无精神心理问题	/
BMI	BMI<19	19≤BMI<21	21≤BMI<23	BMI≥23

（3）评估细则：

1）评估时机：建议符合条件的患者入院时进行评分，根据评分结果实施后续营养支持与护理。

2）评估注意事项：MNA-SF 与 MNA 有较好的相关性，但与专业营养评估工具相比，MNA-SF 特异性不足。因此，建议对老年住院患者评估时应结合人体测量及生化检测指标，以期得到客观、准确的评估结果。

3）评估结果与护理措施：该量表总分为 14 分，风险等级划分及相对应护理措施如下。①总分≥12 分，提示营养正常，无须进一步营养评估；②总分≤11 分，提示可能有营养不良，需要进一步评估。

5. 营养不良通用筛查工具

（1）评估表选择及信效度：营养不良通用筛查工具（malnutrition universal screening tool，MUST）于 2003 由英国肠外肠内营养学会（British Association of Parenteral and Enteral Nutrition，BAPEN）推出的营养筛查量表，适用于社区和医院成年患者，既可以筛查患者营养状态，又可以预测患者临床结局（表 2-60）。

表 2-60 营养不良通用筛查工具

评定内容	评分细则	得分（分）
BMI 评分	BMI>20 kg/m²	0
	18.5 kg/m²≤BMI≤20 kg/m²	1
	BMI<18.5 kg/m²	2
3～6 个月内体重丢失评分	体重丢失<5%	0
	5%≤体重丢失≤10%	1
	体重丢失>10%	2
急性疾病影响评分	已经存在或将无法进食>5 天者	2

MUST 量表只需测定身高和体重，操作简单方便，医师、护士和营养师均适合使用。其灵敏度和特异度分别为 57% 和 93%。MUST 具有很高的评分者一致性，卡伍德（Cawood）等研究显示 MUST 的重测信度为 0.94。

（2）评估表详情及赋值：量表由 3 个条目组成：①BMI 测定，0～2 分；②近 3～6 个月内体重减轻程度，0～2 分；③急性疾病对饮食的影响，2 分。总评分为上述 3 个条目得分之和,为 0～6 分。

（3）评估细则：

1）评估时机：对于住院患者,建议入院时进行评分,并每周进行 1 次重复筛查。

2）评估注意事项：MUST 操作极为简单,仅需要测量患者的身高和体重,适用于住院患者的营养状况的初步筛查。

3）评估结果与护理措施：该量表总分为 0～6 分,风险等级划分及相对应护理措施如下：

①总分为 0 分,患者为低风险,需要定期重复筛查;②总分为 1 分,患者为中等风险,需要记录患者 3 天摄食情况后复筛;③总分≥2 分,患者为高风险,需要对患者进行营养干预和相关监测。

6. 微型饮食观察营养筛查量表

（1）评估表选择及信效度：微型饮食观察营养表Ⅱ版（minimal eating observation and nutrition form-version Ⅱ，MEONF－Ⅱ）量表是 2011 年瑞典韦斯特格伦（Westergren）团队基于护士使用开发的营养筛查工具,使用主体为护士,主要用于筛查老年人群的营养不良风险,在居家、护理疗养机构及医院均可使用。它由微型饮食观察表（minimal eating observation form-version Ⅱ，MEOF－Ⅱ)开发形成,以 MNA 作为参考方法进行开发和验证,同时基于跨学科的护理框架,便于检测需要营养干预的问题,与参考方法相比显示出相当高的诊断准确性。该量表 Cronbach's α 系数为 0.74,灵敏度为 96％和特异度为 98％。该量表由国内学者季单单于 2021 年汉化为中文版,中文版 MEONF－Ⅱ各条目的 CVI 值为 1.000,S－CVI 值为 1.000,总 Cronbach's α 系数为 0.731（表 2－61）。

表 2－61　中文版微型饮食观察营养表Ⅱ版

请在左侧的相应方框中打勾,并根据说明进行评分	评分(分)
1. 非意向性体重减轻（不论体重减轻多少,也不论是最近降低还是随着时间逐渐降低）	体重减轻＝2 分 无体重减轻＝0 分 不清楚＝2 分
2a. BMI＜20（年龄≤69 岁） BMI＜22（年龄≥70 岁） 如果无法获得身高/体重,请测量小腿围(2b) 2b. 小腿围＜31 cm	BMI＝体重(kg)/身高平方(m²) 低 BMI 或腿围小＝1 分 不低＝0 分
3. 食物摄入 □用餐时难以保持良好的坐姿 □用餐时在盘子上夹菜有困难 □用餐时将食物送到口中有困难	一处或多处困难＝1 分 没有困难＝0 分
4. 吞咽/口腔 □咀嚼困难 □往口腔中移送食物困难 □吞咽困难	一处或多处困难＝1 分 没有困难＝0 分
5. 能量/食欲 □所吃食物少于总量的 3/4 □没有力气吃完一顿饭 □食欲不佳	一处或多处问题＝2 分 没有问题＝0 分

（续表）

请在左侧的相应方框中打勾,并根据说明进行评分	评分(分)
6. 临床体征表明有营养不良的风险 评估例如体型、皮下脂肪、肌肉质量、握力、水肿(液体潴留)、血液检查(如血清白蛋白)	临床体征表明风险＝1分 未表明风险＝0分
计算1~6题总得分(最小＝0分,最大＝8分) □0~2分＝无/低风险 □3~4分＝中等风险 □≥5分＝高风险	总分:
备注	

（2）评估表详情及赋值：MEONF-Ⅱ量表包括非意向性体重减轻,BMI/小腿围,食物摄入,咀嚼/吞咽,能量/食欲和营养不良临床症状评估6个条目。除"非意向性体重减轻"和"能量/食欲"条目评分为2分外,其余条目评分均为1分。MEONF-Ⅱ量表的总得分为0~8分。

（3）评估细则：

1）评估时机：根据评估对象所在机构不同,评估时机不同。

总分≤2分,风险等级为无营养风险或较低营养风险者。建议对住院患者,每周复评1次;对长期护理机构者,每3个月复评1次;对居家疗养者,每年评估1次。

总分≥3分,风险等级为中等风险或高风险。建议对住院患者,每周评估1次,以及出院时评估;对长期护理机构者,至少每月评估1次;对居家疗养者,至少每2~3个月评估1次。

2）评估注意事项：无法轻松获得患者身高和体重的情况下,可以用小腿围(CC)代替BMI,用CC代替BMI灵敏度为68％,特异度为90％。

3）评估结果与护理措施：该量表的总得分为0~8分,风险等级划分及相对应护理措施如下。

①总分≤2分,表示无营养风险或较低营养风险,根据评估对象所在机构不同,按照规定复评频率评估。②3分≤总分≤4分,表示中等营养风险,记录2~3天流质/饮食摄入情况,提供营养饮品或同等能量的饮食。对于饮食困难者,采取相应干预措施。如果情况改善或摄入足够,无须担心,如果没有改善,需遵循当地政策和(或)咨询营养师。③总分≥5分,表示高营养风险,需转介给营养师,提高营养摄入,如强化食品和口服营养补充制剂。针对饮食困难者采取相应干预措施。

7. 危重症营养风险评分表

（1）评估表选择及信效度：重症营养风险评分表(nutrition risk in critical ill score),又称NUTRIC评分,是特定针对ICU患者的营养风险筛查的有效工具,适用于ICU中病情危重、意识不清卧床患者的营养风险评估,能弥补常用营养风险筛查工具的缺陷。NUTRIC评分由加拿大学者海兰(Heyland)等于2011年提出,用于筛查具有营养风险、最有可能从积极的营养治疗中获益的危重症患者,对预测患者临床结局具有重要意义。NUTRIC 评分分值越高,危重症患者的营养风险越大。

(2) 评估表详情及赋值:NUTRIC 评分内容包括 6 个项目,即年龄(0~2 分)、APACHE Ⅱ 评分(0~3 分)、SOFA 评分(0~2 分)、合并器官功能障碍数量(0~1 分)、入 ICU 前住院天数(0~1 分)及白细胞介素-6(IL-6)水平(0~1 分)。将 6 项指标分别予以赋值,各项分数相加后,得到 NUTRIC 评分得分(表 2-62)。

表 2-62　NUTRIC 评分表

项目	范围	分值(分)
年龄(岁)	<50	0
	50≤年龄<75	1
	≥75	2
APACHE Ⅱ	<15	0
	15≤APACHE Ⅱ<20	1
	20≤APACHE Ⅱ<28	2
	≥28	3
SOFA	<6	0
	6≤SOFA<10	1
	≥10	2
合并器官功能障碍数量	0~1	0
	≥2	1
入 ICU 前住院天数	0≤天数<1	0
	≥1	1
IL-6	0≤IL-6<400	0
	≥400	1

(3) 评估细则:

1) 评估时机:目前,尚未有研究建议患者应在何时进行评分和复评。根据临床实践经验,建议患者收治入 ICU 时,进行 NUTRIC 评分,了解患者营养状态。对于得分≤5分,风险等级为低营养风险者,可每周复评 1 次。对于 6 分≤得分≤10 分,风险等级为高营养风险者,根据临床需求评分,或当患者出现评估因素改变时,进行复评。

2) 评估注意事项:若部分医院存在条件限制,无法测定 IL-6 的值,可以由改良版的 ICU(mNUTRIC)评分替代,详见后文。

在评分过程中应注意,因 NUTRIC 评分针对人群为危重症患者,患者病情危重且复杂多变,不同治疗时间段的评分结果有可能不同。目前,尚未有研究建议患者应在何时进行评分和复评,得分相同的患者其临床表现和营养状况也可能不同。因此,应根据患者的病情变化及时调整营养支持干预及治疗措施,对高分组的患者应给予重点关注。

3) 评估结果与护理措施:该量表总分为 0~10 分,风险等级划分及相对应护理措施如下。

①总分≤5分为低营养风险；②总分≥6分为高营养风险，高营养风险的患者经过积极的营养支持治疗会获得较大的受益。

8. 改良危重症营养风险评分

（1）评估表选择及信效度：改良营养获益评分（modified nutrition risk in critically ill score，mNUTRIC）是NUTRIC评分的改良版本。NUTRIC评分内容包括患者年龄、疾病严重程度、器官功能情况、合并症、入ICU前住院时间及炎症指标（IL-6）。有些医院不进行常规检测IL-6，因此可采用不包含IL-6项目的营养获益评分，即形成改良NUTRIC（mNUTRIC）评分。2016年，拉曼（Rahman）等对mNUTRIC进行验证，研究结果表明，mNUTRIC可以在重症患者营养风险筛查中运用。

（2）评估表详情及赋值：mNUTRIC评分内容包括患者年龄、疾病严重程度、器官功能情况、合并症、入住ICU前住院时间（表2-63）。

表2-63 改良NUTRIC评分表

项目	范围	分值（分）
年龄（岁）	＜50	0
	50≤年龄＜75	1
	≥75	2
APACHE Ⅱ	＜15	0
	15≤APACHE Ⅱ＜20	1
	20≤APACHE Ⅱ＜28	2
	≥28	3
SOFA	＜6	0
	6≤SOFA＜10	1
	≥10	2
合并器官功能障碍数量	0～1	0
	≥2	1
入ICU前住院天数	0≤天数＜1	0
	≥1	1

（3）评估细则：

1）评估时机：若部分医院存在条件限制，无法测定IL-6的值，则可使用mNUTRIC评分。目前，尚未有研究建议患者应在何时进行评分和复评。根据临床实践经验，建议患者收治入ICU时，进行mNUTRIC评分，了解患者营养状态。对于得分≤4分，风险等级为低营养风险者，可每周复评1次。对于5分≤得分≤9分，风险等级高营养风险者，根据临床需求评分，或当患者出现评估因素改变时，进行复评。

2）评估注意事项：mNUTRIC评估注意事项同NUTRIC评分表。

3）评估结果与护理措施：该量表总分为0～9分，风险等级划分及相对应护理措施如下。

①总分≤4分为低营养风险,建议每周复查1次。②总分5分~9分为高营养风险,建议予以积极营养支持治疗,定期或按需评估。

(四)案例分析

现病史:患者李某,女性,68岁,疾病诊断为胃恶性肿瘤,2022年3月21日收治入院,入院体重为57.8 kg,3个月内最高体重为60 kg,入院前能正常饮食,食欲轻度减退,可以外出,无急性疾病,有轻度痴呆。该患者于3月23日行胃癌根治术,术后因病情危重收治入监护室,APACHE Ⅱ评分为17,SOFA评分为8分,合并肝脏和肾脏衰竭,IL-6为460。

问题:(1)该患者适合哪张量表进行营养评估?

(2)该患者营养评估得分是多少?为何风险等级?

第九节　神志意识评估

一、概述

意识是指机体对自身和周围环境的刺激做出应答反应的能力。意识的内容为高级神经活动,包括定向力、感知力、注意力、记忆力、思维、情感和行为等。意识障碍是指人对外界环境刺激缺乏反应的一种精神状态,任何原因引起的大脑皮质、皮质下结构、脑干网状上行激活系统等部位的损害或功能抑制,均可导致意识障碍。意识障碍可表现为觉醒度下降和意识内容变化,临床常通过患者的言语反应、对针刺的痛觉反应、瞳孔对光反射、吞咽反射和角膜反射等来判断意识障碍的程度。根据意识障碍的表现不同有以下不同分类。

1. 以觉醒度改变为主的意识障碍

(1)嗜睡:是意识障碍的早期表现,患者表现为睡眠时间过度延长,但能被唤醒,醒后可勉强配合检查及回答简单问题,停止刺激后患者又继续入睡。

(2)昏睡:是较嗜睡重的意识障碍,患者处于沉睡状态,正常的外界刺激不能唤醒,需大声呼唤或较强烈的刺激才能使其觉醒,可作含糊、简单而不完全的答话,停止刺激后很快入睡。

(3)浅昏迷:意识完全丧失,可有较少的无意识自发动作,对周围事物及声、光刺激全无反应,对强烈的疼痛刺激可有回避动作及痛苦表情,但不能觉醒。吞咽反射、咳嗽反射、角膜反射及瞳孔对光反射存在,生命体征无明显改变。

(4)中昏迷:对外界正常刺激均无反应,自发动作少,对强刺激的防御反射、角膜反射及瞳孔对光反射减弱,大小便潴留或失禁,生命体征发生变化。

(5)深昏迷:对外界任何刺激均无反应,全身肌肉松弛,无任何自主运动,眼球固定,瞳孔散大,各种反射消失,大小便多失禁。生命体征明显变化,如呼吸不规则,血压下降等。

2. 以意识内容改变为主的意识障碍

（1）意识模糊：表现为情感反应淡漠，定向力障碍，活动减少，语言缺乏连贯性，对外界刺激可有反应，但低于正常水平。

（2）谵妄：是一种急性的脑高级功能障碍，患者对周围环境的认识及反应能力均有下降，表现为认知、注意力、定向与记忆功能受损，思维推理迟钝，语言功能障碍，错觉、幻觉，睡眠觉醒周期紊乱等，可表现为紧张恐惧和兴奋不安，甚至可有冲动和攻击行为。引起谵妄的常见神经系统疾病有脑炎、脑血管病、脑外伤及代谢性脑病等。高热、中毒、酸碱平衡紊乱、营养缺乏等也可导致。

3. 特殊类型的意识障碍

（1）去皮质综合征：双侧大脑皮质广泛损害而导致的皮质功能丧失。患者对刺激无反应，无自发性言语及有目的动作，能无意识地睁眼闭眼或吞咽动作，瞳孔对光反射和角膜反射及睡眠觉醒周期存在。见于缺氧性脑病、脑炎、中毒和严重颅脑外伤。去皮层强直时呈上肢屈曲，下肢伸直姿势，去大脑强直则为四肢均伸直。见于缺氧性脑病、脑炎、中毒和严重颅脑外伤。

（2）无动性缄默症：又称睁眼昏迷。为脑干上部和丘脑的网状激活系统损害所致，而大脑半球及其传导通路无损害。患者可以注视检查者和周围的人，貌似觉醒，但缄默不语，不能活动。四肢肌张力低、腱反射消失，肌肉松弛，大小便失禁，无病理征。对任何刺激无意识反应，睡眠觉醒周期存在，见于脑干梗死。

（3）植物状态：指大脑半球严重受损而脑干功能相对保留的一种状态。患者对自身和外界的认知功能完全丧失，呼之不应，有自发或反射性睁眼，存在吮吸、咀嚼和吞咽等原始反射，有觉醒睡眠周期，大小便失禁。颅脑外伤后植物状态 12 个月以上，其他原因持续 3 个月以上称持续植物状态。

二、意义

迅速、准确地判断患者的意识障碍程度，并做正确的临床处理，是挽救和延续生命的重要举措，这不仅为康复期患者的日常管理提供了参考，也为患者的预后判断的决定提供了重要的依据。所以，评估患者的神志意识是极其重要的。

三、评估工具

1. 格拉斯哥昏迷评分量表

（1）评估表选择及信效度：GCS 量表是由英国格拉斯哥大学的两位神经外科教授格拉汉姆·蒂斯达尔（Graham Teasdale）与布莱恩·詹尼特（Bryan Jennett）于 1974 年发明的，由于其客观性和易于掌握而被越来越多的医疗机构所采用。GCS 量表可以作为住院死亡和远期预后的预测指标，同时也可以对脑出血患者预后进行早期预测及评估老年患者术后是否会继发大面积脑梗死。

GCS 评分法可评估中枢神经系统状况，判断脑功能水平，有一个具体的标准参数和客观的定型标准，在一定范围内，被观察者之间可进行数字表达交流，也可通过意识曲线表示病情的好转与恶化。同时由于 GCS 有 3 个项目,即使某一项解不出,其他项目仍能反映意识状态的分级,因为 3 个项目每一个都可以独立评价。GCS 评分法对 3 岁以下幼儿、听力丧失的老年人、不合作者、情绪不稳定者、语言不通者可能打出低分。因此,要结合病史、体检和其他有用的检查进行综合考虑。

(2) 评估表详情及赋值:通过对患者睁眼反应(反应脑干激活系统的活跃程度)、言语反应(反映大脑网状结构系统功能)和肢体活动情况(反映大脑皮质的功能状态)制定了昏迷评分指数,三者反应得分相加表示患者意识障碍的程度。GCS 方法及标准包括以下 3 个部分:①睁眼反应评分(1~4 分);②肢体运动评分(1~6 分);③语言反应评分(1~5 分)。总分为 3~15 分。分数越低说明意识障碍越重。详见表 2 - 64。

表 2 - 64　GCS 量表

项目	刺激	患者反应	评分(分)
睁眼(E)	自发	自己睁眼	4
	语言	呼叫时睁眼	3
	疼痛	疼痛刺激时睁眼	2
		任何刺激不睁眼	1
		如因眼肿、骨折等不睁眼,应以"C"(closed)表示	C
言语反应(V)		能正确会话	5
		语言错乱,定向障碍	4
	语言	说话能被理解,但无意义	3
		能发出声音,但不能被理解	2
		不发声	1
		因气管插管或切开而无法正常发声,以"T"(tube)表示	T
		平素有言语障碍史,以"D"(dysphasic)表示	D
运动反应(M)	口令	能执行简单的命令	6
	疼痛	疼痛时能拨开医师的手	5
		对疼痛刺激有反应,肢体会回缩	4
		对疼痛刺激有反应,肢体会弯曲,呈"去皮质强直"姿势	3
		对疼痛刺激有反应,肢体会伸直,呈"去大脑强直"姿势	2
		对疼痛无任何反应	1

注:总分 15 分,意识清楚;12~14 分,轻度意识障碍;9~11 分,中度意识障碍,3~8 分,昏迷。

(3) 评估细则:

1) 评估时机:GCS 评分适用于存在意识障碍的患者进行意识水平的评估,评估频率根据患者病情的需要进行调整。比如,颅脑手术后的患者评估频率较高,从每半小时到每小时评估一次不等,当病情趋于稳定后,可以每班进行一次评估。

2) 评估注意事项:

A. 评分细节:在进行 GCS 评分时,要注意计分反映的是患者的实际情况,评分时快速检查同时记录结果,要注意评判时以最好的反应来计算分值。此外,GCS评分法没有包括瞳孔大小、对光反应、眼球运动及其他脑干反应,也没有生命体征的观察及对感觉成分的检查,而这些对中枢神经系统功能有着重要的意义。

a. 关于给予疼痛刺激注意:疼痛刺激要由轻到重,避免不必要的痛苦;可以重复刺激,但不可以一次刺激持续时间太长。

b. 睁眼反应评分注意:持续性植物状态的人自发睁眼,使评分不能反映其实际病情,但只能按看到的评分。疼痛刺激睁眼评分时采取周围性疼痛刺激,疼痛刺激要由轻到重。

c. 肢体运动评分:去皮质强直典型体征:上肢屈曲,下肢伸直——屈肘,肩部内收,腿及踝部伸直;去大脑强直典型体征:角弓反张,四肢强直,肌张力增高——伸肘,肩及前臂内旋,下肢伸直。

B. 记录方式:E__V__M__,字母中间用数字表示,如E2V2M3＝GCS7。

a. 眼睑水肿或面部骨折患者,睁眼反应无法测,用C代替评分,如ECV4M6。C是闭眼(closed)的缩写。

b. 气管切开或气管插管患者,言语反应无法测,用T代替评分,如E4VTM4。T是气管切开或气管插管的缩写。如前者这个总分8分,就用8T记录。

c. 言语障碍患者,言语反应无法测,用D代替评分,如E3VDM5。D是言语障碍(dysphasia)的缩写。

影响GCS评分的因素有很多。因此,进行GCS评分时应注意是否有混杂因素,常见的影响因素如下。

①饮酒:酒精对脑及神经系统有麻醉作用,可使人反应迟钝,对光、声刺激反应时间延长,反射动作的时间也相应延长,感觉器官和运动器官如眼、手、脚之间的配合功能发生障碍等,在进行GCS判定时影响其准确性。对一些脑外伤、脑血管病患者,要注意询问有无饮酒。②癫痫:颅脑疾病患者往往伴发癫痫,特别是癫痫持续状态时在发作间歇期仍然呈昏迷状态,应注意与基础病所致昏迷相鉴别。使用镇静剂:烦躁不安、情绪激动、睡眠障碍的患者常使用镇静剂如地西泮、苯巴比妥或冬眠合剂,不宜进行GCS评定,在没有药物影响时再评。③合并伤:常见于颅脑损伤的患者。如果患者在颅脑损伤的基础上合并胸部损伤、骨折、脏器破裂等,患者可出现低血压,严重时也可出现意识障碍。④一些特殊并发症的影响:在病情发展的过程中,有些患者可出现血糖过高或过低、电解质紊乱、呼吸道感染等,这些情况均可出现意识的改变,应注意结合其他症状、体征、实验室检查结果等予以鉴别。

3) 评估结果与护理措施:GCS评分法最高分为15分,表示意识清楚;①12~14分为轻度意识障碍;②9~11分为中度意识障碍;③8分以下为昏迷;分数越低则意识障碍越重。护理措施如下:①需要排除其他原因如药物因素引起的意识障碍。②睁眼反应的疼痛刺激点应使用外周疼痛刺激,运动反应的疼痛刺激点应采用中心疼痛刺激。③根据分值可将脑损伤分为3度:GCS≥13分为轻度脑损伤,9~12分为中度脑损伤,≤8分为重度脑损伤。④运动反应下降1分,或者总分下降2分都有重要的临床意义,应及时报告医师。⑤GCS不适用于癫痫持续状态或使用镇静剂的患者。

2. 中文版全面无反应性量表

(1) 评估表的选择和信效度：中文版全面无反应性量表（full outline of unresponsiveness scale，FOUR）是维迪克（Wijdicks）等于 2005 年制定的，包括眼睛反应、运动反应、脑干反射和呼吸 4 个维度，总分最低为 0 分，最高为 16 分。其中眼部反应可以用来鉴别早期闭锁综合征，眼球追踪则可显示患者从 VS 进入 MCS 的指征。运动反应评估对难以判定的刺激后屈曲反应和异常屈曲反应（去皮质状态）进行了合并，增加了肌阵挛、癫痫持续状态等内容。FOUR 量表的创新性在于用手部运动替代 GCS 量表中的语言评估。因此，对于气管切开或气管插管患者的意识评估非常有效。FOUR 量表增加了对脑干反射、呼吸的评估，能够进一步了解患者的脑干功能损害情况。因此，相比 GCS 量表能够进一步了解患者的脑干功能损伤情况。当总分为 0 时，基本可以判定患者脑死亡，FOUR 量表＞12 分，院内死亡率接近 0。近几年来，FOUR 量表已经应用于国外的重症监护室、神经重症监护室和急诊科等患者的意识评估。此外，已有研究表明 FOUR 量表具有较好的预测效度。因此，中文版全面无反应性量表将会很好地帮助医务人员对患者进行准确的意识评估。

中文版 FOUR 量表内容效度由 6 位在本专业领域有较高学术水平、熟悉该量表应用的专家进行评议，通过计算量表所有条目 I - CVI 的均数得到整个量表水平的内容效度指数，以平均 S - CVI 为指标通过专家评价来评估中文版 FOUR 量表的内容效度，最后所有条目的 I - CVI 都在 0.6 以上，量表的所有条目的平均 I - CVI 在 0.9 以上，提示中文版 FOUR 量表具有较好的内容效度。

(2) 评估表详情及赋值：FOUR 量表包括眼睛反应、运动反应、脑干反射和呼吸 4 个维度。每项均为 0～4 分，总分为 0～16 分。量表有 4 个主要评估项目：睁眼、运动、脑干反射和呼吸功能，整个评估在数分钟内即可完成。如总分为 0 分，应考虑进行脑死亡评估，详见表 2 - 65。

表 2 - 65　全面无反应性量表（FOUR）

项目	临床表现	评分（分）
FOUR Score(E)		
眼部反应	睁眼或被动睁眼后，能随指令追踪或眨眼	4
	睁眼，但不能追踪	3
	闭眼，但较强的声音刺激时睁眼	2
	闭眼，但疼痛刺激时睁眼	1
	闭眼，但刺激无反应	0
FOUR Score (M)		
运动反应	能完成竖拇指、握拳、V 字手势指令	4
	对疼痛有定位反应	3
	疼痛时肢体屈曲反应	2
	疼痛时肢体过伸反应	1
	对疼痛无反应或肌阵挛状态	0

（续表）

项目	临床表现	评分（分）
FOUR Score（B）		
脑干反射	瞳孔和角膜反射灵敏	4
	一个瞳孔散大并固定	3
	瞳孔或角膜反射消失	2
	瞳孔和角膜反射均消失	1
	瞳孔和角膜反射及呛咳反射均消失	0
FOUR Score（R）		
呼吸	未插管，规律呼吸模式	4
	未插管，潮式呼吸	3
	未插管，呼吸节律不规律	2
	呼吸频率高于呼吸机设置	1
	呼吸频率等于呼吸机设置，或无呼吸	0
总分：		

FOUR 量表以手部运动替代 GCS 中的言语反应，因此对气管切开或气管插管患者语言评估非常有效；同时，增加了眼球追踪和眨眼检查，有助于闭锁综合征与植物状态等特殊情况的辨别。

（3）评估细则：

1）评估时机：同 GCS 评分一样，评估频率根据患者病情的需要进行调整。

2）评估注意事项：

A. 评分细节：在进行 FOUR 评分时，要注意计分反映的是患者的实际情况，评分时快速检查同时记录结果，要注意评判时以最好的反应来计算分值。此外 GCS 评分法没有包括瞳孔大小、对光反应、眼球运动及其他脑干反应，也没有生命体征的观察及对感觉成分的检查，而这些对中枢神经系统功能有着重要的意义。

关于给予疼痛刺激注意：疼痛刺激要由轻到重，避免不必要的痛苦；可以重复刺激，但不可以一次刺激持续时间太长。

睁眼反应评分注意：持续性植物状态的人自发睁眼，使评分不能反映其实际病情，但我们只能按看到的进行评定。疼痛刺激睁眼评分时采取周围性疼痛刺激，疼痛刺激要由轻到重。

肢体运动评分：去皮质强直典型体征为上肢屈曲，下肢伸直——屈肘，肩部内收，腿及踝部伸直；去大脑强直典型体征为角弓反张，四肢强直，肌张力增高——伸肘，肩及前臂内旋，下肢伸直。

B. 记录方式：E__M__B R__，字母中间用数字表示，如 E2M3B3R3＝FOUR11。眼睑水肿或面部骨折患者，睁眼反应无法测，用 C 代替评分，如 ECM4B3R3。C 是闭眼（Closed）的缩写。

影响 FOUR 评分的因素同 GCS 的影响因素：

a. 饮酒：酒精对脑及神经系统有麻醉作用，可使人反应迟钝，对光、声刺激反应时间延长，反射动作的时间也相应延长，感觉器官和运动器官如眼、手、脚之间的配合功能发生障碍等，在进行 FOUR 判定时影响其准确性。对一些脑外伤、脑血管病患者，要注意询问有无饮酒。

b. 癫痫：颅脑疾病患者往往伴发癫痫，特别是癫痫持续状态时在发作间歇期仍然呈昏迷状态，应注意与原发病所致昏迷相鉴别。

c. 使用镇静剂：烦躁不安、情绪激动、睡眠障碍的患者常使用镇静剂如地西泮、苯巴比妥或冬眠合剂，不宜进行 FOUR 评分，而应使用镇静相关的评分。

d. 合并伤：常见于颅脑损伤的患者。如果患者在颅脑损伤的基础上合并胸部损伤、骨折、脏器破裂等，患者可出现低血压，严重时也可出现意识障碍。

e. 一些特殊并发症的影响：在病情发展的过程中，有些患者可出现血糖过高或过低、电解质紊乱、呼吸道感染等，这些情况均可出现意识的改变，应注意结合其他症状、体征、化验检查等予以鉴别。

3) 评估结果与护理措施：FOUR 量表有 4 个主要评估项目，包括睁眼、运动、脑干反射和呼吸功能，每个项目 0~4 分，总分为 0~16 分，分数越低，表明死亡和残疾的可能性越大，意识障碍程度越深。评分为 0 分时可以判定患者脑死亡，评分>12 分，院内病死率接近 0。

护理措施如下：①需要排除其他原因如药物因素引起的意识障碍。②睁眼反应的疼痛刺激点应使用外周疼痛刺激，运动反应的疼痛刺激点应采用中心疼痛刺激。③FOUR量表不适用于癫痫持续状态或使用镇静剂的患者。

四、案例分析

(1) 案例 1。

现病史：患者，张某，50 岁，于晚饭后突然头痛、呕吐，随即被扶躺下，此时发现右上下肢无力，言语含糊不清。既往有高血压史 20 余年，未行正规治疗。

护理查体：大声呼叫患者、询问姓名时仅发出"嗯，嗯"声，拍打患者肩膀时勉强睁开眼睛，用力压眶上有痛苦表情，并试图用左手拨开护士按压眶上的手，但右侧肢体没有反应。血压 185/112 mmHg，呼吸平稳，心肺未见异常。

问题：张某现 GCS 评分多少？

(2) 案例 2。

现病史：患者，王某，60 岁，突发右侧肢体无力、言语不清 3 小时，曾于 20 日前雨后外出滑倒一次，当时无不适。

护理查体：患者沉睡状态，大声呼叫患者时能睁眼，血压 148/80 mmHg，能遵从护士的指令竖大拇指，瞳孔和角膜反射灵敏，呼吸急促，节律不规则。

问题：患者现 FOUR 评分为多少？

第十节 焦虑与抑郁心理评估

一、概述

1. 心理健康 指个体内部心理活动协调一致,能够适应环境的发展变化,有完善的个性特征,且其认知、情绪反应、意志行为处于积极状态,保持并具备正常的调控能力。

2. 心理评估 指运用心理评估技术对个体的心理特征和行为表现进行评估,此后将所获信息加以整合,对评估对象形成评价、建议或分类诊断,其实质是一个决策过程。在特定的情境中运用心理评估技术对个体的异常心理特征与行为表现进行评估后,确定被评估者的心理问题与原因,以此判断是否符合一种或多种心理障碍而作出正式诊断称为临床心理评估。在临床实践中,对住院患者使用诊断性评估量表、症状评定量表等工具进行标准化心理评估最为常用。心理评估涵盖范围较广,本节主要介绍焦虑与抑郁相关量表的使用。

二、意义

临床心理评估的目的在于帮助医护人员及时了解患者的心理健康水平现状与存在的心理问题,从而采取各项针对性的心理护理与治疗措施,缓解患者心理及情绪上的负性体验,使其配合治疗护理,促进疾病康复的同时提高生存质量。

三、评估表

1. GAD-7广泛性焦虑量表

(1) 评估表选择及信效度:GAD-7量表是临床最常用的焦虑量表之一,可以精准诊断广泛性焦虑障碍,具有高灵敏度和特异度。GAD-7的信度分析,Cronbach's α系数为0.90。内容效度均由肿瘤科医疗机构下属的一个工作小组在文献研究的基础上对其进行充分阐述,从而保证了较好的内容效度。

(2) 评估表详情及赋值:GAD-7由7个条目反映焦虑症状,分别为感觉紧张焦虑急切、不能停止或控制担忧、担忧过多、很难放松、坐立不安、容易烦恼或急躁和感到似乎将有可怕事情发生而害怕。分值为:完全没有,0分;几天,1分;一半以上的日子,2分;几乎每天,3分;总分为0~21分。详见表2-66。

表2-66 GAD-7广泛性焦虑量表

项目	完全没有	几天	一半以上的日子	几乎每天
1. 感觉紧张,担忧或处于这种状态边缘	0	1	2	3
2. 不能停止或控制担忧	0	1	2	3

（续表）

项目	完全没有	几天	一半以上的日子	几乎每天
3. 担忧太多不同的事情	0	1	2	3
4. 很难放松下来	0	1	2	3
5. 由于太烦躁而坐立不安	0	1	2	3
6. 变得容易烦恼或急躁	0	1	2	3
7. 感觉似乎将有可怕的事情发生而害怕	0	1	2	3

注：总分0~4分：正常；5~9分：轻度焦虑；10~14分：中度焦虑；15~21分：重度焦虑。

（3）评估细则：

1）评估时机：①此表在所有患者入科时进行评分，入科24小时之内完成评估。②手术患者在手术后再次进行评估，术后1天完成评估。③长期住院患者建议每周复评。④当患者转科或出现心理状态异常改变时，需复评。

2）评估注意事项：从患者的焦虑状态进行7个条目评估，由患者本人按照实际情况进行GAD-7广泛性焦虑量表7个项目的评分，合计总分。

心理评估重点人群。对病房新入院患者、神志清楚且能配合完成评估的急诊入监护室患者、手术、长期住院的老年及慢性病患者给予高度关注，及时进行心理评估。

3）评估结果与护理措施：GAD-7量表总分0~21分，风险等级划分及相对应护理措施如下：①0~4分正常：一般心理护理。②5~9分轻度焦虑：临床护理人员加强心理护理干预，如患者焦虑症状未缓解，请心理护理小组心理护理师会诊干预。③10~14分中度焦虑：心理护理小组心理护理师干预，如患者焦虑症状未缓解，请心理医学科心理医师会诊干预。④15~21分重度焦虑：心理医学科心理医师干预治疗，如患者焦虑症状未缓解，可根据情况转介精神卫生中心等专科医院进行相关治疗。

2. 焦虑自评量表

（1）评估表选择及信效度：焦虑自评量表（self-rating anxiety scale，SAS）由宗（W. K. Zung）编制，包括20条症状，4级评分，适用于有焦虑症状的成年人。国外研究认为，焦虑自评量表能够较好地反映有焦虑倾向的求助者的主观感受。焦虑自评量表具有良好的信效度，Cronbach's α 系数为0.777，通常用于心理咨询门诊、精神科门诊或住院患者，但无判断焦虑严重性的作用。

（2）评估表详情及赋值：SAS进行4级评分（表2-67），主要评定症状出现的频度，其标准为："1"表示没有或很少时间有；"2"表示有时有；"3"表示大部分时间有；"4"表示绝大部分或全部时间都有。20个条目中有15项是用负性词陈述的，按上述1~4顺序评分。其余5项（第5，9，13，17，19）用正性词陈述的，按4~1顺序反向计分。SAS主要统计指标为总分。在评定结束后，将20个项目的得分相加即得，再乘以1.25以后取得整数部分，得到标准分。也可以查"粗分标准分换算表"（表2-68）作相同的转换。其中正向评分题依次评为1，2，3，4分，反向评分题依次评为4，3，2，1分，此分均为粗分。将

20 个项目的粗分相加得出总粗分,然后按粗分标准分换算表(表 2-68)换算成标准总分。标准分越高,症状越严重。一般来说,焦虑总分低于 50 分者为正常;50～60 分者为轻度,61～70 分者为中度,70 分以上者为重度焦虑。

表 2-67 焦虑自评量表(SAS)

项目	没有或很少时间有	有时有	大部分时间有	绝大部分或全部时间都有
1. 我觉得比平时容易紧张和着急(焦虑)	1	2	3	4
2. 我无缘无故地感到害怕(害怕)	1	2	3	4
3. 我容易心里烦乱或觉得惊恐(惊恐)	1	2	3	4
4. 我觉得我可能将要发疯(发疯感)	1	2	3	4
5. 我觉得一切都很好,也不会发生什么不幸(不幸预感)	4	3	2	1
6. 我手脚发抖打颤(手足颤抖)	1	2	3	4
7. 我因为头痛、颈痛和背痛而苦恼(躯体疼痛)	1	2	3	4
8. 我感觉容易衰弱和疲乏(乏力)	1	2	3	4
9. 我觉得心平气和,并且容易安静坐着(静坐不能)	4	3	2	1
10. 我觉得心跳得快(心悸)	1	2	3	4
11. 我因为一阵阵头晕而苦恼(头昏)	1	2	3	4
12. 我有晕倒发作,或觉得要晕倒似的(晕厥感)	1	2	3	4
13. 我呼气吸气都感到很容易(呼吸困难)	4	3	2	1
14. 我手脚麻木和刺痛(手足刺痛)	1	2	3	4
15. 我因胃痛和消化不良而苦恼(胃痛或消化不良)	1	2	3	4
16. 我常常要小便(尿意频数)	1	2	3	4
17. 我的手常常是干燥温暖的(多汗)	4	3	2	1
18. 我脸红发热(面部潮红)	1	2	3	4
19. 我容易入睡并且一夜睡得很好(睡眠障碍)	4	3	2	1
20. 我做噩梦(噩梦)	1	2	3	4

表 2-68 粗分标准分换算表

粗分	标准分	粗分	标准分	粗分	标准分
20	25	40	50	60	75
21	26	41	51	61	76
22	28	42	53	62	78
23	29	43	54	63	79
24	30	44	55	64	80
25	31	45	56	65	81
26	33	46	58	66	83
27	34	47	59	67	84
28	35	48	60	68	85
29	36	49	61	69	86

（续表）

粗分	标准分	粗分	标准分	粗分	标准分
30	38	50	63	70	88
31	39	51	64	71	89
32	40	52	65	72	90
33	41	53	66	73	91
34	43	54	68	74	93
35	44	55	69	75	94
36	45	56	70	76	95
37	46	57	71	77	96
38	48	58	73	78	98
39	49	59	74	79	99
				80	100

3. 状态-特质焦虑问卷

（1）评估表选择及信效度：状态-特质焦虑问卷（state-trait anxiety inventory，STAI）由查尔斯·斯皮尔伯格（Charles D. Spielberger）等编制，首版于 1970 年问世，1983 年修订，1988 年译成中文。适用于具有焦虑症状的成年人，用于区分短暂的焦虑情绪与人格特质性焦虑倾向。状态焦虑分量表和特质焦虑分量表的 Cronbach's α 系数分别为 0.96 和 0.94。

（2）评估表详情及赋值：状态焦虑量表（简称 S-AI）包括第 1～20 题。描述一种通常为短暂性的不愉快情绪体验，如紧张、恐惧、忧虑和神经质，伴有自主神经系统的功能亢进。特质焦虑量表（简称 S-TI）包括第 21～40 题。描述相对稳定的、作为一种人格特质且具有个体差异的焦虑倾向。S-AI 总分反映个体当前焦虑症状的严重程度；S-TI 总分反映个体一贯或平时的焦虑情况。

全量表进行 1～4 级评分（状态焦虑：1-完全没有，2-有些，3-中等程度，4-非常明显。特质焦虑：1-几乎没有，2-有些，3-经常，4-几乎总是如此），由个体根据自己的体验选出最合适的等级，分别计算出状态焦虑和特质焦虑量表的累加分值，最小值为 20分，最大值为 80 分（其中正性情绪项目为反向计分），某量表上的得分越高，反映个体该方面的焦虑水平越高。详见表 2-69。

表 2-69 状态-特质焦虑问卷（STAI）

项目	完全没有	有些	中等程度	非常明显
1. 我感到心情平静	1	2	3	4
2. 我感到安全	1	2	3	4
3. 我是紧张的	1	2	3	4
4. 我感到紧张束缚	1	2	3	4

(续表)

项目	完全没有	有些	中等程度	非常明显
5. 我感到安逸	1	2	3	4
6. 我感到烦乱	1	2	3	4
7. 我现在正烦恼,感到这种烦恼超过了可能的不幸	1	2	3	4
8. 我感到满意	1	2	3	4
9. 我感到害怕	1	2	3	4
10. 我感到舒适	1	2	3	4
11. 我有自信心	1	2	3	4
12. 我觉得神经过敏	1	2	3	4
13. 我极度紧张不安	1	2	3	4
14. 我优柔寡断	1	2	3	4
15. 我是轻松的	1	2	3	4
16. 我感到心满意足	1	2	3	4
17. 我是烦恼的	1	2	3	4
18. 我感到慌乱	1	2	3	4
19. 我感觉镇定	1	2	3	4
20. 我感到愉快	1	2	3	4
21. 我感到快乐	1	2	3	4
22. 我感到神经过敏和不安	1	2	3	4
23. 我感到自我满足	1	2	3	4
24. 我希望能像别人那样高兴	1	2	3	4
25. 我感到我像衰竭一样	1	2	3	4
26. 我感到很宁静	1	2	3	4
27. 我是平静的、冷静的和泰然自若的	1	2	3	4
28. 我感到困难一一堆积起来,因此无法克服	1	2	3	4
29. 我过分忧虑一些事,实际这些事无关紧要	1	2	3	4
30. 我是高兴的	1	2	3	4
31. 我的思想处于混乱状态	1	2	3	4
32. 我缺乏自信心	1	2	3	4
33. 我感到安全	1	2	3	4
34. 我容易做出决断	1	2	3	4
35. 我感到不合适	1	2	3	4
36. 我是满足的	1	2	3	4
37. 一些不重要的思想总缠绕着我,并打扰我	1	2	3	4
38. 我产生的沮丧是如此强烈,以致我不能从思想中排除它们	1	2	3	4
39. 我是一个镇定的人	1	2	3	4
40. 当我考虑我目前的事情和利益时,我就陷入紧张状态	1	2	3	4

4. PHQ-9抑郁症筛查量表

(1) 评估表选择及信效度:PHQ-9量表是以美国《精神障碍诊断与统计手册》(第4

版)(DSM-Ⅳ)的重性抑郁障碍为标准编制而成的 9 个条目自评工具,临床使用方便。PHQ-9 量表具有良好的信效度,Cronbach's α 系数为 0.839,内容效度由肿瘤科医疗机构下属的一个工作小组在文献研究的基础上对其进行充分阐述,从而保证了较好的内容效度。

(2) 评估表详情及赋值:PHQ-9 由 9 个条目反映抑郁症状,分别为愉快感丧失、心情低落、睡眠障碍、精力缺乏、饮食障碍、自我评价低、集中注意力困难、动作迟缓和消极观念。分值为:完全没有,0 分;几天,1 分;一半以上的日子,2 分;几乎每天,3 分。总分为 0～27 分。详见表 2-70。

表 2-70　PHQ-9 抑郁症筛查量表

项目	完全没有	几天	一半以上的日子	几乎每天
1. 做事提不起劲或只有少许乐趣	0	1	2	3
2. 感到心情低落、沮丧或绝望	0	1	2	3
3. 入睡困难、很难睡熟或睡太多	0	1	2	3
4. 感觉疲劳或无精打采	0	1	2	3
5. 胃口不好或吃太多	0	1	2	3
6. 感觉自己很糟或觉得自己很失败,让自己或家人失望	0	1	2	3
7. 很难集中精神于事物,例如阅读报纸或看电视	0	1	2	3
8. 动作或说话速度缓慢到别人可察觉的程度? 或正好相反,您烦躁或坐立不安,动来动去的情况比平常更严重	0	1	2	3
9. 有不如死掉或用某种方式伤害自己的念头	0	1	2	3

注:总分:0～4 分:没有抑郁;5～9 分:轻度抑郁;10～14 分:中度抑郁;15～19 分:中重度抑郁;20～27 分:重度抑郁。

(3) 评估细则:

1) 评估时机:①此表在所有患者入科时进行评分,入科 24 小时内完成评估。②手术患者在手术后再次进行评估,术后 1 天完成评估。③长期住院患者建议每周复评。④当患者转科或出现心理状态异常改变时,需复评。

2) 评估注意事项:从患者的抑郁状态进行 9 个条目评估,由患者本人按照实际情况进行 PHQ-9 抑郁症筛查量表 9 个项目的评估,合计总分后分析患者抑郁状态。

心理评估重点人群。对病房新入院患者、神志清且能配合完成评估的急诊入监护室患者、手术、长期住院的老年及慢性病患者给予高度关注,及时进行心理评估。

3) 评估结果与护理措施:PHQ-9 量表总分 0～27 分,风险等级划分及相对应护理措施如下:①0～4 没有抑郁:一般心理护理。②5～9 分轻度抑郁:临床护理人员加强心理护理干预,如患者抑郁症状未缓解,请心理护理小组心理护理师会诊干预。③10～

14 分中度抑郁：心理护理小组心理护理师干预，如患者抑郁症状未缓解，请心理医学科心理医师会诊干预。④15～19 分中重度抑郁：心理医学科心理医师干预治疗，如抑郁症状未缓解，可根据情况转介精神卫生中心等专科医院进行相关治疗。⑤20～27 分重度抑郁：心理医学科心理医师干预治疗，可根据情况转介精神卫生中心等专科医院进行相关治疗。

5. 抑郁自评量表

(1) 评估表选择及信效度：抑郁自评量表（self-rating depression scale，SDS）由宗（W. K. Zung）于1965—1966 年开发，内容包括精神性-情感症状 2 个项目、躯体性障碍 8 个项目、精神运动性障碍 2 个项目、抑郁性心理障碍 8 个项目。量表使用简便，具有良好信效度，Cronbach's α 系数为 0.782，并可直观地反映个体的主观感受。

(2) 评估表详情及赋值：SDS 主要统计指标为总分，包括 20 个项目，每个项目 4 级评分，正向反向评分各 10 项。其标准为："1"表示无；"2"表示有时；"3"表示经常；"4"表示持续。待评定结束后，把 20 个项目中的各项分数相加即得，再乘以 1.25 以后取得整数部分，得到标准分。按照中国常模结果，SDS 标准分的分界值为 53 分，其中 53～62 分为轻度抑郁，63～72 分为中度抑郁，73 分以上为重度抑郁。详见表 2-71。

表 2-71　抑郁自评量表 SDS

项目	无	有时	经常	持续
1. 我感到情绪沮丧，郁闷	1	2	3	4
2. 我感到早晨心情最好	4	3	2	1
3. 我要哭或想哭	1	2	3	4
4. 我夜间睡眠不好	1	2	3	4
5. 我吃饭像平时一样多	4	3	2	1
6. 我的性功能正常	4	3	2	1
7. 我感到体重减轻	1	2	3	4
8. 我为便秘烦恼	1	2	3	4
9. 我的心跳比平时快	1	2	3	4
10. 我无故感到疲劳	1	2	3	4
11. 我的头脑像往常一样清楚	4	3	2	1
12. 我做事情像平时一样不感到困难	4	3	2	1
13. 我坐卧不安，难以保持平静	1	2	3	4
14. 我对未来感到有希望	4	3	2	1
15. 我比平时更容易激怒	1	2	3	4
16. 我觉得决定什么事很容易	4	3	2	1
17. 我感到自己是有用的和不可缺少的人	4	3	2	1
18. 我的生活很有意义	4	3	2	1
19. 假若我死了别人会过得更好	1	2	3	4
20. 我仍旧喜爱自己平时喜爱的东西	4	3	2	1

(3) 评估细则：

1) 评估时机：①对在抑郁症筛查量表 PHQ-9 初筛基础上存在抑郁情绪的患者，24

小时内完成抑郁自评量表 SDS 的复评。②长期住院患者及肿瘤患者建议每周评估。③当患者出现病情变化或心理状态异常改变时,需及时进行评估。

2)评估注意事项:当患者出现消极、抑郁情绪时,可用此表进行明确诊断,同时用来观察在治疗过程中患者抑郁状态的变化。

从患者的抑郁状态进行 20 个条目评估,由患者本人按照自己实际情况进行抑郁自评量表 SDS 中 20 个项目的评估,累计各项分数相加乘以 1.25 后取得的整数部分,得到标准分,分析患者抑郁状态。

心理评估重点人群。对病区新入院患者、神志清楚且能配合完成评估的急诊入监护室患者、手术、长期住院的老年及慢性病患者要给予高度关注,及时进行心理评估。

3)评估结果与护理措施:SDS 量表风险等级划分及相对应护理措施如下:

①52 分及以下没有抑郁:行一般心理护理。②53~62 分轻度抑郁:临床护理人员加强心理护理干预,如患者抑郁症状未缓解,请心理护理小组心理护理师会诊干预。③63~72 分中度抑郁:心理护理小组心理护理师干预,如患者抑郁症状未缓解,请心理医学科心理医师会诊干预。④73 分及以上重度抑郁:心理医学科心理医师干预治疗,如抑郁症状未缓解,可根据情况转介精神卫生中心等专科医院进行相关治疗。

6. 患者生活质量综合评定量表

(1)评估表选择及信效度:随着生理-心理-社会医学综合模式的转变,个体的生活质量水平与心理健康程度密切相关。有研究显示,生活满意度是评定个体生活质量的基线指标。总体生活满意度量表(satisfaction with life scale,SWLS)是一个单维度的量表,评价方式简洁、便捷。其理论基础是认为生活满意是个体比较其当前生活状况与自我期望的差异,这种比较与自我愿望的实现有关。总体生活满意度量表被证实具有良好的信效度,可适用于不同年龄段的群体。

(2)评估表详情及赋值:该量表包含 5 个项目,每个项目采用 7 级评分。其标准为:"1"表示非常不同意;"2"表示不同意;"3"表示稍许不同意;"4"表示中立;"5"表示稍许同意;"6"表示同意;"7"表示非常同意。总分为 5~35 分。根据对题目的认同程度打分,分值越高幸福感越强。详见表 2-72。

表 2-72　总体生活满意度量表

项目	非常不同意	不同意	稍许不同意	中立	稍许同意	同意	非常同意
1. 我的生活大致符合我的理想	1	2	3	4	5	6	7
2. 我的生活很棒	1	2	3	4	5	6	7
3. 我满意我的生活	1	2	3	4	5	6	7
4. 迄今为止,我获得我生活上想拥有的重要东西	1	2	3	4	5	6	7
5. 即使我能再活一次,我也不想作出改变	1	2	3	4	5	6	7

（3）评估细则：

1）评估时机：①此表在所有患者入科时进行评分，入科 24 小时之内完成首次评估。②手术患者在手术后再次进行评估，术后 24 小时内完成再次评估。③患者出院当日完成末次评估。④长期住院患者及肿瘤患者建议每周复评。⑤当患者转科或心理状态异常改变时需复评。

2）评估注意事项：从患者的生活满意度状态进行 5 个条目评估，由患者本人按照实际情况进行 SWLS 总体生活满意度量表的评估，合计总分后分析患者的生活满意度状态。

心理评估重点人群。对病房新入院患者、神志清楚且能配合完成评估的急诊入监护室患者、手术、长期住院的老年及慢性病患者给予高度关注，及时进行心理评估。

3）评估结果与护理措施：总体生活满意度量表分数及相对应护理措施如下：

①30～35 分，很高的分数，很满意：热爱生活，认为事情往好的方向发展。他们的生活不完美，但他们认可现状是生活恩赐。对于得分在这个范围的多数人来说，生活是享受，生活的主要方面——工作、学校、家庭、休闲及个人发展都很好。建议给予一般心理护理。②25～29 分，高分：喜欢他们的生活，认为事情顺利。他们的生活不完美但总体不错。对于得分在这个范围的多数人来说，生活是享受，生活的主要方面——工作、学校、家庭、休闲和个人发展都很好。个体可就不满意的地方寻找动力。建议给予一般心理护理与情感支持。③20～24 分，平均分：大多数的人对生活基本满意，但希望在某些领域有所改进。这一分数范围正常，个体往往会对生活做出一些改变而进入更高的水平。建议临床护理人员加强心理护理干预。④15～19 分，稍许不满意：在生活的重要领域有小但有意义的问题，或者在很多领域很好，但在某一领域有重大问题。总体评价不高，且满意度会随着近期生活事件而变动。建议心理护理小组心理护理师干预。⑤10～14 分，不满意：对生活强烈不满，生活的多个方面都不太好，甚至在 1～2 个方面很糟糕，可表现为对生活近期事件和严重问题难以应对，生活状态不佳。建议心理护理小组心理护理师或心理科医师干预。⑥5～9 分，极度不满意：对目前生活极度不满，生活多方面出现严重问题，个体无法自己独自面对，常需要家人、朋友、心理咨询师或治疗师等社会支持系统的介入与帮助。建议心理护理小组心理护理师与心理科医师联合共同干预。

四、案例分析

现病史：患者王某，男性，58 岁，因乙肝肝硬化失代偿于我院行同种异体肝移植，术后 3 周出现急性排异反应。近日，责任护士巡视病房发现该患者情绪低落、沉默不语、对周围事物无兴趣，并伴有食欲不振、夜间睡眠差等症状，遂对该患者进行心理评估。

结果提示，GAD-7 广泛性焦虑量表：5 分；PHQ-9 抑郁症筛查量表：12 分。

问题：（1）该患者处于何种心理状态风险等级？

（2）应给予何种护理措施？

（秦　薇　王　颖　周云峰　刘睿艳　徐晓华　潘文彦　虞正红　闫亚敏　张育红　张　琦　季单单　曹艳佩　徐　燕　俞静娴　潘诗悦）

参考文献

［1］陈然,王瑜,余建英,等.PHQ-9 在综合医院住院患者中信效度研究［J］.四川精神卫生,2017,30(02):149-153.

［2］韩雪馨,许红梅,于秀荣.儿童压疮风险评估工具临床应用的研究进展［J］.中国实用护理杂志,2015,31(33):2572-2574.

［3］李双子,李平,郑显兰.Braden-Q 儿童压疮评估量表高危临界值的研究［J］.重庆医科大学学报,2016,41(6):636-640.

［4］刘红,付晓悦,余晓晨.压疮危险因素评估及预防研究进展［J］.中国护理管理,2007,7(2):50-51.

［5］刘华山.心理健康概念与标准的再认识［J］.心理科学,2001,24(4):481.

［6］刘世宏,高湘平,徐欣颖,等.心理评估与诊断［M］.上海:上海教育出版社,2013.

［7］陆晔峰,楼建华,陆秀文.2 种压疮评估量表在患儿中的应用研究［J］.中国实用护理杂志,2010,26(11):41-43.

［8］田银娣,王怡恺,李静,等.焦虑和抑郁量表在肝硬化患者临床应用中的信效度评价［J］.实用肝脏病杂志,2019,22(1):4.

［9］汪向东.心理卫生评定量表手册(增订版)［M］.北京:中国心理卫生杂志社,1999.

［10］王瑜,陈然,张岚.广泛性焦虑量表-7 在中国综合医院住院患者中的信效度研究［J］.临床精神医学杂志,2018,28(03):168-171.

［11］吴光英,陈劼,金爱丽,等.中文版 Braden QD 压力性损伤风险评估量表在患儿中的信效度研究［J］.护理学杂志,2021,36(05):47-51.

［12］吴光英,陈劼.中文版 Braden QD 量表在预测 NICU 患儿压力性损伤中的应用研究［J］.护士进修杂志,2021,36(07):596-599,603.

［13］张庆玲,刘玉馥,谢刚敏.压疮研究进展［J］.护理研究,2007,21(15):1319-1321.

［14］Bergstrom N,Braden B J,Laguzza A,et al. The braden scale for predicting pressure sore risk［J］. Nurs Res,1987,36(4):205-210.

［15］Gray M. Which pressure ulcer risk scales are valid and reliable in a pediatric population［J］. J Wound Ostomy Continence Nurs,2004,31(4):157-160.

［16］He W,Liu P,Chen H L. The Braden scale cannot be used alone for assessing pressure ulcer risk in surgical patients:a meta-analysis［J］. Ostomy Wound Manage,2012,58(2):34-40.

［17］Kottner J,Hauss A,SCHLÜER A B,et al. Validation and clinical impact of paediatric pressure ulcer risk assessment scales:A systematic review［J］. Int J Nurs Stud,2013,50(6):807-818.

［18］Kroenke K,Spitzer RL,Williams JB. The PHQ-9:validity of a brief depression severity measure［J］. J Gen Intern Med,2001,16(9):606-613.

［19］Pavot W,Diener E. Review of the satisfaction with life scale［J］. Psychological

Assessment，1993，5，164－172.

［20］Spitzer RL，Kroenke K，Williams JB，et al. A brief measure for assessing generalized anxiety disorder：the GAD－7 ［J］. Arch Intern Med，2006，166(10)：1092－1097.

［21］Waterlow J. A policy that protects. The waterlow pressure sore prevention/treatment policy ［J］. Prof Nurse，1991，6(5)：258，260，262－264.

第三章　专科护理评估工具

第一节　心血管专科评估

一、急性心力衰竭评分

(一) 概述

心力衰竭的症状和体征在短时间内快速发生失代偿或恶化称为急性心力衰竭（acute heart failure，AHF）。AHF 是危及生命的急症，必须快速诊断和紧急抢救治疗。作为患者病情的直接监测者，护士必须能够及时、准确地判断急性心力衰竭（心衰），并通知医师尽快处理，防止疾病恶化，引发不良结局。但第一时间对急性心衰做出判断对护士而言并不容易，Brest 急性心力衰竭评分是基于急性心衰的临床表现、检查结果和风险因素研制出的标准化的急性心衰评分系统，可以帮助医护人员第一时间判断急性心衰，以便及时、准确地采取救治措施。

(二) 意义

通过对急性心力衰竭相关的典型临床表现及风险因素进行综合判断，Brest 急性心力衰竭评分将帮助医护人员在无心内科医师在场时，对可疑的急性心衰做出快速判断，及时开展救治措施，减少患者病情恶化或死亡事件的发生。

(三) 评估表

1. 评估表选择及信效度　　Brest 急性心力衰竭评分由法国学者巴塞特（Basset）等研制，最初基于对 927 名患者进行急性心衰预测因素的筛选建立，而后又在 214 名患者中进行预测效果验证后最终得以确立。相较于其他的急性心衰评分系统，该评分系统无需氨基末端脑利尿钠肽前体（NT-proBNP）、胸部 X 线等检查结果，省去了等待结果的时间，内容简单，便于护士操作，对于及时开展救治工作有明显的积极作用，因而本文推荐该评分系统的使用。Brest 评分的预测能力较强，ROC 曲线下面积为 0.86，评分为急性心衰可能性高和可能性低的患者脑利尿钠肽（brain natriuretic peptide，BNP）检验值差异显著，区分度好。

2. 评估表详情及赋值　　Brest 评分拥有 11 个条目，分别代表急性心力衰竭的 11 个预测因子，可分为 5 类：①生理学特征（年龄＞65 岁）；②发作史（突发呼吸困难、夜间突发和端坐呼吸）；③风险因素（急性充血性心力衰竭发作史、心肌梗死和慢性肺部疾病）；④临床检查（下肢凹陷性水肿、肺部爆裂音）；⑤心电图异常（心房颤动/心房扑动、ST 段异常)。除"慢性肺部疾病"这一因素为负向得分以外,其余因素均为正向得分,为使整体评分保持正数,Brest 评分初始值为 2 分。该评分系统总得分越高,患者发生急性心力衰竭的可能性越大,总分 0~3 分急性心力衰竭可能性低,总分 4~8 分急性心力衰竭可能性中等,总分 9~15 分为急性心力衰竭可能性高。条目赋分详见表 3-1。

表 3-1　Brest 急性心力衰竭评分

项目	分值(分)
	+2
1. 年龄>65 岁	1
2. 突发呼吸困难	2
3. 夜间突发	1
4. 端坐呼吸	1
5. 急性充血性心力衰竭发作史	2
6. 慢性肺部疾病	-2
7. 心肌梗死	1
8. 肺部爆裂音	2
9. 下肢凹陷性水肿	1
10. ST 段异常	1
11. 心房颤动/心房扑动	1
最高得分	15

(四) 评估细则

1. 评估时机

(1) 门急诊接诊疑似急性心力衰竭的患者,特别是出现以急性呼吸困难为特征时,可根据此评分系统完成快速判断,开展抢救措施。

(2) 住院患者怀疑急性心力衰竭发作,使用此表进行快速判断,可以帮助医护人员迅速采取救治措施。

2. 评估注意事项　Brest 评分的结果不能直接作为急性心力衰竭的诊断依据,其主要用途在于为医护人员提供指导,第一时间采取救治措施。同时,使用该评分进行评估可能导致一定的误判概率。比如在该评分系统原作者的研究中,判断为急性心衰低可能性的患者中仍有 6.7% 的患者最终出现了急性心衰。因而,护士在使用该评分系统时,需要将评分与自身临床经验结合,进行合理的判断。

3. 评估结果与护理措施

(1) 急性心衰可能性低(0~3 分):建议护士持续监测患者病情,并至少每半小时观察和记录患者生命体征和不适主诉,若患者不适加重,需及时上报医师,由医师对患者进行充分评估后,协助采取治疗措施。

(2) 急性心衰可能性中等或高(4~15 分):护士需立即通知医师,并即刻按照"强心、利尿、扩血管、镇静、平喘"的治疗原则,为患者安置端坐位或高坡卧位、持续心电血压监护、准备治疗药物、进行高流量吸氧呼吸辅助等救治措施,在医师到场后与医师密切合作,协助医师进行超声心动图等检查,确认急性心衰后根据医嘱进行抢救。

（五）案例分析

现病史:患者李某,男性,67岁,因慢性心力衰竭收入心内科病房,既往有慢性阻塞性肺疾病。患者入院后生命体征平稳,偶有胸闷。入院第2日凌晨,患者剧烈咳嗽,呼吸急促,护士发现后行体格检查,听诊肺部有明显湿啰音,下肢无凹陷性水肿,心电图检查示窦性心律,无 ST 段改变。

问题:(1) 该患者的 Brest 急性心力衰竭评分为多少?

(2) 该患者应采取何种护理措施?

二、心房颤动患者抗凝出血风险评分系统

（一）概述

心房颤动(简称房颤)是最常见的心律失常类型之一,它是导致脑卒中和血栓栓塞事件的重要原因之一。房颤相关的脑卒中更是占全部卒中的15%左右。为防止血栓的发生,历次房颤诊治指南都对房颤的抗凝治疗策略进行了重点阐述。在对房颤抗凝的同时,患者出血的风险也引起了人们的关注,医护人员有必要采取量化手段准确地了解患者的出血风险,并采取措施预防出血事件发生。

（二）意义

对于接受抗凝治疗的房颤患者,目前被广泛使用的是 HAS-BLED 评分系统,评分系统中的各个字母分别代表:高血压(hypertension)、肝肾功能异常(abnormal kidney and liver function)、脑卒中(stroke)、出血史(bleeding)、国际标准化比值不稳定(labile international normalized ratios)、老年(elderly)、应用增加出血风险的药物和酗酒(drugs and alcohol)。HAS-BLED 量表将有助于指导医师采取合理的抗凝策略,同时也可提醒护士是否需要拦截可能加重出血风险的药物或治疗措施。对于高出血风险的患者,护士将提供更精细的护理措施,避免严重出血事件发生。

（三）评估表

1. 评估表选择及信效度　HAS-BLED 评分系统是房颤患者抗凝出血风险评估的首选工具之一。该评分系统在2010年被首次提出,它源自一项基于3450名接受抗凝治疗的房颤患者的真实世界研究。该评分系统对于严重出血事件(包括脑出血、需要住院的出血事件、造成血红蛋白下降>2 g/L 或需要输血的出血事件)的预测能力较强,Zhu 等学者综合11项反映 HAS-BLED 预测能力的研究后得出:该评分系统的 C 统计量为0.65(95%CI:0.61~0.69),高于 HEMORR$_2$HAGES、ATRIA 这些常用出血风险预测工具。出于 HAS-BLED 优秀的预测效果,该评分系统得到广泛应用,更是为欧洲心脏病学会(ESC)出版的《心房颤动管理指南》、亚太心律学会(APHRS)的《房颤患者卒中预防指南》所推荐,成为房颤患者出血风险评估的关键工具。

2. 评估内容及赋值　HAS-BLED 评分系统包含以下7项出血危险因素:高血压、肝肾功能损伤、卒中、出血史、国际标准化比值(INR)波动、老年(如年龄>65岁)、药物(如联用抗血小板药或非类固醇抗炎药)或嗜酒。通过对这些风险因素是否存在进行判

定和赋值,将分数加合后便可对患者的出血风险进行分级,总分 0 分代表低风险,总分 1~2 分代表中风险,总分 3 分及以上代表高风险。条目详情和各条目赋值见表 3-2。

表 3-2　HAS-BLED 评分系统

风险因素	英文含义	评分(分)
高血压[a]	hypertention (H)	1
异常肝、肾功能各计 1 分[b]	abnormal renal and liver function (A)	1 或 2
卒中[c]	stroke (S)	1
出血[d]	bleeding (B)	1
INR 值不稳定[e]	labile INRs (L)	1
老年[f]	elderly (E)	1
药物、过量饮酒各计 1 分[g]	drugs or alcohol (D)	1 或 2
最高得分		9

注:[a] 高血压是指收缩压>160 mmHg;[b] 肝功能异常是指慢性肝病(如肝硬化)或显著的生化指标紊乱(如胆红素>正常值上限的 2 倍,并且丙氨酸氨基转移酶(ALT)/天冬氨酸氨基转移酶(AST)/碱性磷酸酶>正常值上限的 3 倍等);肾功能异常定义为慢性透析或肾移植或血清肌酐≥200 μmol/L;[c] 卒中是指既往有出血或缺血性脑卒中;[d] 出血是指既往有大出血或贫血或严重血小板减少症;[e] INR 值不稳定是指接受维生素 K 拮抗剂(如华法林)治疗时,INR 达到治疗目标范围值时间<60%;[f] 老年是指年龄>65 岁或极度衰弱;[g] 药物是指同时使用抗血小板药或非类固醇抗炎药,过量饮酒是指每周饮酒>14 个单位(1 单位酒精等于 8 g 纯酒精)。

(四) 评估细则

1. 评估时机

(1) 在房颤患者入院后进行评估,建议入院 24 小时内完成评估。

(2) 接受抗凝治疗房颤患者中,对于出血风险高危者(评分≥3 分),建议每周评估 1 次。

(3) 住院房颤患者出现评估因素改变时,需重新评估。

(4) 接受抗凝治疗的房颤患者每次门诊随访时,需进行评估。

2. 评估注意事项　对于房颤患者而言,出血和血栓形成有很多相同的风险因素,出血风险增高者发生血栓栓塞事件的风险往往也增高。这些患者接受抗凝治疗的净获益可能更高。因此,只要患者具备抗凝治疗适应证,仍应进行抗凝药物治疗,而不应将 HAS-BLED 评分增高视为抗凝治疗禁忌证。对于此类患者,应注意筛查并纠正增加出血风险的可逆性因素,并进一步加强监测。

3. 评估结果与护理措施

(1) 出血中、低风险(0~2 分):护理措施以健康教育为主,指导患者在日常生活中尽量避免可能引发出血的行为,如高强度对抗性运动、与硬物磕碰、刷牙过于用力等,同时确保患者了解可能增加出血概率的因素,如高血压、肝肾功能异常等,指导其积极配合治疗,纠正风险因素。

(2) 出血高风险(3~9 分):该类患者在接受房颤相关的抗凝治疗前,应先将可控的风险因素纠正至安全范围内,如血压过高、INR 不稳定、酗酒等。因而护士在为患者进行抗凝治疗给药前,必须与医师明确患者相关的风险因素是否得到纠正,以及抗凝治疗的必要性。同时,出血高危患者在行各类手术后的出血预防亦非常重要,护士需加强巡视,观察穿刺部位及周围的出血情况,直至伤口压迫解除。伤口压迫解除后,检查伤口状况,确保无活动性出血,之后在医护人员指导下循序渐进开展活动。患者出院后,应至少每个月对高出血风险的患者进行随访,若无法获取患者出血相关指标,应建议患者前往门诊检查。同时重点了解患者是否存在严重出血及脑卒中,若发现此类情况应建议患者及时就诊。

（五）案例分析

现病史:患者张某,男性,78岁,因持续胸痛、胸闷1周入院,患者初步诊断为慢性冠脉综合征,拟行冠脉介入术。患者3年前体检时发现心律呈房颤律,后规律服用华法林,1年前突发脑卒中住院,有高血压,近1周最高血压185/89 mmHg。异常化验:AST 182 U/L,总胆红素86 μmol/L。

问题:(1)该患者入院时的 HAS－BLED 评分为多少?

（2）该患者行介入术后,在防出血方面有何要点?

三、心绞痛量表

（一）概述

冠状动脉粥样硬化性心脏病是冠状动脉病变引起管腔狭窄导致心肌缺血或坏死引起的心脏病,简称冠心病,心绞痛是该病的典型表现。在急性期过后,患者长期带病生存,其身体功能状态及生活质量成为评判治疗效果和疾病自我管理成效的重要综合指标。

（二）意义

对冠心病患者进行疾病特异性的身体功能状态及生活质量水平评估,有助于及时发现患者的健康问题,评价患者的治疗效果和恢复情况,为进一步给予药物和非药物干预提供依据。

（三）评估表

1. 评估表选择及信效度　西雅图心绞痛量表(the Seattle Angina Questionnaire,SAQ)是一个冠心病患者特异性身体功能状态的自测量表,也常被用来反映冠心病患者的生活质量,由美国学者斯普图斯(Spertus)等全面综合前人的冠心病相关评估工具并修订后研制而成,国内学者刘淑红等引进。该量表的测量效果在国内外多个研究中得到验证,是评价冠心病临床干预效果公认的有效指标。在美国,SAQ 被"患者报告结局"国际健康联盟（PROMIS Health Organization, PHO）、国际健康结果测量联合会（International Consortium for Health Outcomes Measurements, ICHOM）认可为健康照顾质量的衡量标准,并被美国医疗保险和医疗补助服务中心（Centers for Medicare & Medicaid Services, CMS）考虑作为选择性 PCI 的绩效衡量标准。

SAQ 量表分为躯体受限程度、心绞痛稳定状态、心绞痛发作情况、治疗满意度和疾病认知程度5个维度,对应的 Cronbach's α 系数分别为 0.937、1.000、0.519、0.717、0.428,量表总体 Cronbach's α 为 0.759,内部一致性信度较好。量表与 SF－36 得分作相关性分析,相关系数 $r=0.613$,效标关联效度较高。

2. 评估内容及赋值　该量表 5 个维度共含 19 个条目,条目(1)中 a～i 代表"躯体受限程度",测量低、中、高强度的常见日常活动被心绞痛限制的程度;条目(2)代表"心绞痛稳定状态",意在说明患者进行最剧烈的活动时,心绞痛的频率是否发生变化;条目(3)～(4)代表"心绞痛发作情况",测量过去 4 周的心绞痛发生频率;条目(5)～(8)代表"治疗满意度",测量患者对目前心绞痛治疗满意程度;条目(9)～(11)代表"疾病认知程度",测量患者对于冠心病相关的生活质量和死亡风险的担忧程度。对每一评分进行正向化处理,标准得分=(实际得分-该维度最低得分)×100/(该维度最高得分-该维度最低得分),每个维度满分均为 100 分。评分越高,患者机体功能状态越好,条目评分详见表 3 - 3。

表 3 - 3　西雅图心绞痛量表

项目	得分

(1) 过去 4 周内,由于胸痛、胸部压榨感和紧缩感及心绞痛所导致下列各项受限程度:

	重度受限	中度受限	轻度受限	稍受限	不受限	因其他原因受限
a. 自行穿衣	1	2	3	4	5	·
b. 室内散步	1	2	3	4	5	·
c. 淋浴	1	2	3	4	5	·
d. 爬小山或上楼梯(3 层、不停)	1	2	3	4	5	·
e. 提起或移动重物	1	2	3	4	5	·
f. 慢跑(1 km)	1	2	3	4	5	·
g. 户外活动或提杂物	1	2	3	4	5	·
h. 轻快行走一段路(1 km)	1	2	3	4	5	·
i. 剧烈运动(如游泳、打网球)	1	2	3	4	5	·

(2) 与 4 周前比较,做最大强度的活动时,胸痛、胸部压榨感和紧缩感及心绞痛的发作情况
1:明显增加　2:轻微增加　3:相同　4:轻微减少　5:明显减少

(3) 过去 4 周内,胸痛、胸部压榨感和紧缩感及心绞痛的平均发作次数
1:≥4 次/天　2:1～3 次/天　3:≥3 次/周　4:1～2 次/周　5:<1 次/周　6:无发作

(4) 过去 4 周内,胸痛、胸部压榨感和紧缩感及心绞痛服用硝基药物(如硝酸甘油)平均次数
1:≥4 次/天　2:1～3 次/天　3:≥3 次/周　4:1～2 次/周　5:<1 次/周　6:无发作

(5) 因胸痛、胸部压榨感和紧缩感及心绞痛遵守医嘱服药带来的烦恼
1:严重　2:中度　3:轻微　4:极少　5:无　·:医师未给药

(6) 对治疗胸痛、胸部压榨感和紧缩感及心绞痛的各种措施的满意程度
1:不满意　2:大部分不满意　3:部分满意　4:大部分满意　5:高度满意

(7) 对医师就胸痛、胸部压榨感和紧缩感及心绞痛的解释满意程度
1:不满意　2:大部分不满意　3:部分满意　4:大部分满意　5:高度满意

(8) 总的来说,对目前胸痛、胸部压榨感和紧缩感及心绞痛的治疗满意程度
1:不满意　2:大部分不满意　3:部分满意　4:大部分满意　5:高度满意

(9) 过去 4 周内,胸痛、胸部压榨感和紧缩感及心绞痛影响生活乐趣的程度
1:不满意　2:大部分不满意　3:部分满意　4:大部分满意　5:高度满意

(10) 如果您未来不得不与可能出现的胸痛、胸部压榨感和紧缩感及心绞痛共存,您会感觉怎样
1:不满意　2:大部分不满意　3:部分满意　4:大部分满意　5:高度满意

(11) 对心脏病发作和突然死亡的担心程度
1:一直担心　2:经常担心　3:有时担心　4:很少担心　5:绝不担心

（四）评估细则

1. 评估时机　SAQ 量表是一个筛查工具,适用于冠心病患者门诊随访时进行身体功能状态评估,或在患者慢性病管理期间进行干预效果评价。SAQ 的应用使得医护人员能对冠心病患者进行健康状况初步评价,对患者的健康状况有一个大致的了解,并及时发现可能出现健康状况恶化的患者,从而进一步收集更详细的病史数据,为提高门诊效率提供可能。

2. 评估注意事项　为了提高评估准确率,要求患者独立填写 SAQ 量表,并在 5 分钟之内完成。在条目(1)a 至(1)i 中,每个条目若选择"因其他原因受限",以及条目(5)选择"医师未给药",则记为空项(表 3 - 3 中以"."表示),计算维度得分时,使用该维度其他条目的均分进行填补。但若条目(1)a 至(1)i 有 4 项出现空项,则该量表作废。

若要在临床诊疗中实施 SAQ 测评,有必要开发出能够定期进行数据收集、评价和展示分数的工具,最好是基于互联网的软件平台或移动应用程序,让患者在就诊前完成 SAQ 评价,将评价结果与电子健康记录结合起来供医护人员查阅。

若要实施冠心病相关的健康干预,则应在干预前后及干预期内进行 SAQ 测评,当 SAQ 量表中关于"心绞痛发作情况"的维度得分提高 10 分或 SAQ 总得分提高 5 分,说明干预效果的提升有临床意义。

3. 评估结果与护理措施

(1) 患者身体功能差(0~60 分):在护理干预之前,首先由医师评估患者是否有再行冠状动脉介入手术和调整药物治疗的必要。若有此必要,需配合医师做好冠脉介入手术的准备和药物调整的健康教育。若无此必要,护士需明确患者既往是否存在服药依从性不佳的问题,通过健康教育、行为干预的方法提升患者服药依从性;同时,通过饮食、运动及心理等康复措施,帮助患者做好慢性病管理。

(2) 患者身体功能好(61~100 分):同样需要了解患者日常对于药物的依从性如何,以及在饮食、运动、心理方面是否存在影响疾病康复的不利因素,若存在相关的问题,则需加强相关方面的健康指导,进行行为干预。

（五）案例分析

现病史:患者李某,男性,75 岁,反复胸闷 1 年余,1 月前突发心前区疼痛就诊于医院急诊,诊断为急性 ST 段抬高型心肌梗死,行急诊经皮冠状动脉介入治疗(percutaneous coronary intervention,PCI)术于前降支植入支架 1 枚,术后住院观察 5 天后出院。术后 1 个月来院复诊,患者表示术后未出现胸痛,对医师治疗较为满意,情绪较为乐观。但患者也表示担忧,表示目前体力有明显下降,日常做家务或散步时体力尚可,但爬楼梯、提重物时有气喘、胸闷,跑步后更为严重,休息后会逐渐好转,因而患者越来越惧怕运动。

问题:(1) 该患者 SAQ 评分为多少?

(2) 该患者后续需要什么护理干预? 目标 SAQ 得分可设为多少?

四、体力活动状态评估

（一）概述

体力活动状态是心血管疾病治疗和康复过程中需要评估和监测的重要指标,对于患者的功能状态、预后、死亡风险的预测起到重要作用。判断体力活动状态的"金标准"是最大摄氧量,需要利用多种设备,通过心肺运动试验进行测量,另外,还有 6 分钟步行试验(6 MWT)等也可以用来进行功能状态的判断。不过,这些实验在临床使用过程中往往较为耗费时间,需要特定的场地,并且对心血管疾病患者而言存在安全隐患。此时,使用更为简易、实用的方法对患者的身体功能状态进行测量显得尤为重要,而杜克活动状态指数(Duke Activity Status Index,DASI)便是起到如上作用的评估工具。

(二) 意义

作为评估体力活动状态的便捷工具,DASI 的使用将帮助医护人员快速了解心血管疾病患者的体能,为心脏运动康复的目标设定、心脏疾病治疗、护理和康复的有效性评价提供依据,也可以在心肺功能运动试验开展前作为初筛手段,是患者能否接受相应强度的运动试验的重要参考。

(三) 评估表

1. 评估表选择及信效度 杜克活动状态指数是赫拉特基(Hlatky)等于 1989 年制定的一个拥有 12 项条目的量表,由彭一念等学者引进国内,内容包括起居、家务、步行、性功能及娱乐等日常主要体力活动。该量表简单易行,被翻译为葡萄牙语、希腊语、土耳其语和中文等语言,在国际上得到广泛使用。目前主要用于心血管疾病患者中,评估患者的运动功能状况,评价药物治疗和心脏康复效果,初步判断患者是否适合开展心肺运动实验,也常运用于生活质量及肺、肾脏疾病患者运动功能状况的评价。目前在《美国心脏康复和二级预防项目指南》中被推荐,可作为心肺运动实验的替代评估方法。

中文版 DASI 的 Cronbach's α 系数为 0.76,内部一致性信度较好,不同调查者间的 ICC 系数为 0.97,量表评定者间信度良好,重测信度系数为 0.98,同样为较高水平。DASI 指数在心血管疾病研究中得到广泛应用,其在预测各类心血管疾病患者的体力活动和疾病预后等方面呈现了较好的效果。①针对心力衰竭患者:在格罗丁(Grodin)等的研究中,DASI 得分≤40 分的心力衰竭患者相比于得分>40 分者,死亡风险增加了 2 倍。DASI 得分也与心力衰竭患者的健康相关生活质量得分高度相关($r=+0.64$),与抑郁得分呈负相关关系($r=-0.44$)。②针对外周大血管疾病患者:在森通(Senthong)等的研究中,DASI 得分<18.95 分的外周大血管疾病患者相比于得分≥42.7 分的患者,死亡风险增加了 2.09 倍。③针对肺动脉高压患者:菲利普斯(Phillips)等的研究发现:DASI 得分<26 分预示着肺动脉高压患者有较差的长期预后,而得分≥26 分则预示长期预后相对较好,ROC 曲线下面积=0.867(95% $CI=0.782\sim0.952$),灵敏度 0.74,特异度 0.88。④针对脑卒中患者:在波尔塞(Polese)等的研究中,DASI 得分≥31.95 分代表脑卒中患者运动功能状态好,能进行户外活动,DASI 得分<31.95 分代表患者运动功能状态差,无法进行户外活动,ROC 曲线下面积=0.71(95% $CI=0.60\sim0.83$),灵敏度 0.54,特异度 0.89。⑤针对接受负荷心肌灌注显像检查的患者:根据查纳达(Canada)等的研究所述,DASI 评分可用于初步评估患者能否达到负荷心肌灌注显像所要求的运动强度,以保证实验顺利开展。在该研究中,DASI 得分>37.91 分代表患者可达到≥5 METs 的运动强度(即能够达到 Bruce 协议第一阶段的强度),ROC 曲线下面积为

0.879(95% CI 0.801~0.957),灵敏度93%,特异度71%。

2. 评估内容及赋值　DASI指数包含12个项目,每个项目代表一类身体活动,依据各自运动耗能强度不同而设置了不同的分值,患者根据目前情况判断自己能否完成该活动进行勾选,"是"计1分,"否"计0分,条目得分再乘以权重,各个条目得分相加后得出总分,量表得分范围为0~58.2分,得分越高代表体力活动状况越好,并且可以根据公式 VO_{2max}[单位:mL/(kg·min)]=(0.43×DASI)+9.6,估算受试者的最大摄氧量,DASI指数的详细条目见表3-4。

表3-4　杜克活动状态指数

是否能进行以下活动	1=是	0=否	权重
(1) 生活自理,比如吃饭、穿衣、洗澡、上厕所			2.75
(2) 室内行走,比如在自己家里行走			1.75
(3) 在平地上行走,距离达到1~2个街区			2.75
(4) 爬一段楼梯或爬上一个小斜坡			5.50
(5) 跑一小段路			8.00
(6) 做轻体力家务劳动,如擦拭灰尘、做饭、洗碗			2.70
(7) 做中体力家务劳动,如使用吸尘器、扫地、拎日用杂物			3.50
(8) 做重体力家务劳动,如擦洗地板、抬挪重家具(30~40 kg)			8.00
(9) 做园艺或农活,如耙树叶、锄地、使用电动除草机			4.50
(10) 进行性生活			5.25
(11) 参加中强度运动,如乒乓球、钓鱼、跳舞、羽毛球双打			6.00
(12) 参加高强度运动,如游泳、羽毛球单打、爬山、打篮球			7.50

注: VO_2=(0.43×DASI)+9.6[单位:mL/(kg·min)]。

(四) 评估细则

1. 评估时机

(1) 疾病管理期间进行干预效果评价:在患者接受治疗、护理和健康管理干预前后,可使用DASI指数来进行测量,将得分进行对比,了解患者身体活动能力的改变。得分的改变反映出患者在接受医疗和护理措施干预后心肺功能的改善情况,以此来判断干预措施的有效性。

(2) 心脏运动康复开展前进行目标设定:鉴于心脏康复需要循序渐进的特点,护士需要根据患者的运动能力,设定运动康复的开展强度。目前,各个心脏康复指南中多会以患者的最大摄氧量作为运动强度设定的依据,而根据DASI得分可以估算出最大摄氧量,进而根据代谢当量(MET)与最大摄氧量[mL/(kg·min)]的换算公式:1 MET=3.5 mL/(kg·min)计算以代谢当量来表示的运动强度,为运动康复的开展强度提供参考。

2. 评估注意事项　DASI指数的得分值分段对于患者的活动能力、疾病预后的预测作用,在不同的疾病及不同国家和地区的研究中呈现不同的结果,实际应用前需做好文献回顾,得分分段应尽量参考同一类型人群的研究结果。同时,作为一个主要依靠患者主诉来填写条目进行评分的评估工具,DASI 得分与其他客观指标共同测量将对患者的体力活动状况和整体健康状况起到更准确的评估作用。另外,DASI 评分主要适用于体力状况低下的人群,若用于测量体力状况较好的健康人群则存在天花板效应,不利于对体力活动状况较好的患者进行区分。

3. 评估结果与护理措施　DASI 指数目前尚无广泛公认的风险等级截断值,在实际应用中,多以 40 分作为界值区分患者的疾病预后。

(1) DASI 指数≤40 分:表明患者活动能力较差,为安全起见,需避免进行运动负荷试验,同时指导患者勿进行高强度的运动。但此时并不意味着患者无须进行运动训练,护士应针对患者的情况,在病情允许的前提下,佩戴心电监护设备,按照循序渐进的原则,逐步增强患者的运动强度,提供适宜的运动能力训练措施。

(2) DASI 指数＞40 分:表明患者的运动能力相对可以接受,可进行运动负荷试验。若患者 DASI 指数得分未达满分,护理人员仍需关注患者安全,在患者采取运动训练时,关注患者主诉,做好防跌倒措施。

(五) 案例分析

现病史:患者黄某,男,65 岁,2 个月前因胸痛 1 小时急诊入院,心电图及血生化指标提示急性前壁心肌梗死,急诊行冠脉造影示前降支完全闭塞,予血栓抽吸和支架置入术,术后病情逐渐稳定,住院 1 周后出院。目前,社区护士拟为黄某开展心脏康复运动计划,需对患者进行活动能力评估,遂使用 DASI 量表进行测量。患者表示日常生活完全自理,能进行中体力家务劳动,平地行走且爬 3 层楼不费力,能跑一小段路,但无法进行中高强度体育活动。

问题:(1) 该患者的 DASI 评分为多少? 换算所得的峰值摄氧量为多少?

(2) 护士若按照 70% 的峰值摄氧量为患者制定运动康复计划,其运动强度(代谢当量)可设置为多少 METs?

第二节　呼吸专科评估

一、慢性阻塞性肺疾病筛查问卷

(一) 概述

慢性阻塞性肺疾病(COPD),简称慢阻肺,是一种以持续气流受限为特征的可以预防和治疗的常见疾病,其发病过程是遗传与环境因素共同作用的结果,包括:①遗传因素;②吸烟:是导致慢阻肺发病最重要的环境因素,会严重影响患者的肺功能;③空气污染:常暴露于粉尘、烟尘或化学物质的环境中会增加慢阻肺发生的风险;④社会经济地位:低社会经济地位可能与室内外空气污染暴露、营养状态差等因素有关,从而增加慢阻肺发生的风险。由于慢阻肺在初期缺少特异性临床表现,且易与哮喘等气流限制性疾病混淆。因此,存在慢阻肺患者未被确诊或被误诊的情况,而对高危人群及时进行筛查可以减少危险因素的暴露,尽早识别并确诊慢阻肺,从而降低慢阻肺的发病率及病死率。

采用筛查问卷对慢阻肺进行疾病筛查是一种简便易行的方式,并且可降低时间和经济成本。国际上已经开发出多个慢阻肺筛查问卷,目前使用较多的中文版筛查问卷包括慢性阻塞性肺疾病患者群筛查问卷(COPD Population Screener Questionnaire,COPD-PS)和慢性阻塞性肺疾病自我筛查问卷(COPD self-scored screening questionnaire,COPD-SQ),可根据需要选择其中一个问卷或者两个问卷同时使用,以进行慢阻肺的筛查。

(二)意义

多项调查数据显示,在我国,慢阻肺的发病情况仍然处于相当严峻的状态:2007年,对我国7个地区20 245名成年人的调查结果显示,40岁以上人群中慢阻肺患病率高达8.2%;2017年,全球慢性呼吸系统疾病负担数据显示,慢阻肺目前仍然是慢性呼吸系统疾病中发病率最高的疾病,占慢性呼吸系统疾病的50%以上;2018年,中国成人肺部健康研究(CPHS)对10个省市50 991名人群调查显示,40岁以上人群慢阻肺患病率高达13.7%;WHO预测至2060年慢阻肺的发病率将仍处于持续上升的状态。采用慢阻肺疾病筛查问卷对慢阻肺进行早期筛查,可以快速识别高危人群并减少高危因素暴露,从而达到早预防、早诊断、早治疗的目的。

(三)评估表

1. 评估表选择及信效度 选用COPD-PS和COPD-SQ。

COPD-PS问卷,由马丁内斯(Martinez)等于2008年编制而成,主要用于非临床环境下一般人群的自我评测式慢阻肺筛查,先由呼吸专科医师、初级保健医师和呼吸治疗专家共同确定了与COPD有关的7个概念领域的条目,在此基础上对697名患者进行问卷筛查和肺功能检查,最终确定了5个条目可作为气流阻塞的预测因子:呼吸困难、排痰性咳嗽、活动受限、吸烟史和年龄。该问卷的重测信度为0.91,内部一致性系数为0.91,当COPD-PS评分>5分时,其阳性预测值为56.8%、阴性预测值为86.4%,慢阻肺诊断曲线下面积为0.89,具有较好的信效度,能较好地权衡筛查的灵敏度和特异度,适用人群广泛。2018年,《慢性阻塞性肺疾病基层诊疗指南》推荐在不具备肺功能检查条件时,临床医师可以通过COPD-PS筛查慢阻肺高危人群。

COPD-SQ由国内学者ZHOU-YM等于2013年编制而成,通过对19 800例年龄≥40岁人群的慢阻肺流行病学调查数据进行回顾性分析,并采用Logistic回归分析对条目进行删减和赋分,最终形成的慢阻肺筛查问卷共包括年龄、吸烟(包/年)、体质指数、咳嗽、呼吸困难、家族史、暴露于厨房有害烟尘中7个条目。该问卷的重测信度为0.991,当评分>16分时,其诊断灵敏度为60.6%、特异度为85.2%,慢阻肺诊断曲线面积为0.827。

2. 评估表详情及赋值 COPD-PS问卷采用加权和的方法进行计分,每一个条目的反应因子根据它对判断气流阻塞的贡献大小分别赋值0分、1分和2分,问卷总分为0~10分,取5分作为截断值,评分>5分说明可能为慢阻肺导致。详见表3-5。

表 3-5　慢性阻塞性肺疾患者群筛查问卷（COPD-PS）

问题	回答	评分标准（分）	得分（分）
（1）您今年多少岁	35～49 岁	0	
	50～59 岁	1	
	60～69 岁	2	
	≥70 岁	2	
（2）在您的生命中,您是否已经至少吸了 100 支烟	否	0	
	是	2	
	不知道	0	
（3）过去 1 个月内,您感到气短有多频繁	从未感觉到	0	
	很少感觉气短	0	
	有时感觉气短	1	
	经常感觉气短	2	
	总是感觉气短	2	
（4）您是否曾咳出"东西",例如黏液或痰	从未咳出	0	
	是的,但仅在偶尔感冒或胸部感染时咳出	0	
	是的,每月都咳几天	1	
	是的,大多数日子都咳	1	
	是的,每天都咳	2	
（5）请选择能够最准确地描述您在过去 12 个月内日常生活状况的答案。因为呼吸问题,我的活动量比以前少了	强烈反对	0	
	反对	0	
	不确定	0	
	同意	1	
	非常同意	2	
总分		0～10	

注:这是一份关于您最近呼吸状况和活动能力的问卷,请您回答问卷时选择最能描述您实际情况的答案,每题只能选择 1 个最佳答案,得分相加为总分。

如果您的总分≥5 分,说明您的呼吸问题可能由慢阻肺导致;如果您的总分在 0～4 分,而且您有呼吸问题,请将这份文件拿给医师看。医师会帮助评估您呼吸问题的类型。

COPD-SQ 采用加权和的方法进行计分,每一个条目的反应因子根据它对模型的贡献大小分别赋值 0～11 分,问卷总分为 0～38 分,取 16 分作为截断值,评分＞16 分说明可能由慢阻肺导致。详见表 3-6。

表 3-6　慢性阻塞性肺疾病自我筛查问卷（COPD-SQ）

问题	回答	评分标准（分）	得分（分）
（1）您的年龄	40～49 岁	0	
	50～59 岁	4	
	60～69 岁	8	
	≥70 岁	11	

（续表）

问题	回答	评分标准（分）	得分（分）
（2）您吸烟总量（包/年）＝每天吸烟____包×吸烟____年	从不	0	
	1～14 包/年	2	
	15～30 包/年	4	
	≥30 包/年	5	
（3）您的体重指数（kg/m²）＝体重____kg/身高____m²［如果您不会计算，您的体重属于哪一类：很瘦（7），一般（4），稍胖（1），很胖（0）］	$<18.5 \, kg/m^2$	7	
	$18.5～23.9 \, kg/m^2$	4	
	$24.0～27.9 \, kg/m^2$	1	
	$≥28 \, kg/m^2$	0	
（4）没感冒时您是否经常咳嗽	是	5	
	否	0	
（5）您平时是否感觉有气促	没有气促	0	
	在平地急行或爬小坡时感觉气促	3	
	平地正常行走时感觉气促	6	
（6）您目前使用煤炉或柴草烹饪或取暖吗	是	1	
	否	0	
（7）您父母、兄弟姐妹或子女中，是否有人患哮喘、慢性支气管炎、肺气肿或慢阻肺	是	3	
	否	0	
总分		0～38	

注：这是一份关于您最近呼吸状况和活动能力的问卷，请您回答问卷时选择最能描述您实际情况的答案，每题只能选择 1 个最佳答案，得分相加为总分。

如果您的总分≥16 分，请与医师联系，进行进一步检查，明确是否患有慢阻肺。

（四）评估细则

1. 评估时机　COPD-PS、COPD-SQ 可以作为慢阻肺的初步筛查工具在社区一般人群中应用，具有简便易行、经济的优点，也可用于不具备肺功能检查"金标准"条件的地区。

2. 评估注意事项　使用问卷时，医师需首先熟练掌握慢阻肺的相关知识。

3. 评估结果与护理措施

（1）对于 COPD-PS＞5 分和（或）COPD-SQ≥16 分者，即有可能为慢阻肺，需进行进一步检查以尽快确诊。

（2）对于评分未达到截断值但自觉有呼吸问题者，也应进一步向医师寻求帮助。

（3）对于评分未达到截断值且没有呼吸问题者，应进行相关的健康教育以减少暴露于高危因素。

（五）案例分析

现病史：患者屈某，男性，60 岁，身高 172 cm，体重 54 kg，从事厨师工作 20 余年，有 30 余年吸烟史，每天至少 1 包。患者自诉 3 年前开始，每当气温下降时即出现咳嗽、咳痰伴喘息、气急,清晨咳嗽较剧烈,痰量少,白色黏稠,无咯血、盗汗等表现,重体力劳动及上楼时喘息气急加重,每次持续 1 周左右,每年发作 2～3 次,秋冬季节多见,经止咳化痰、抗病毒药物治疗、加强保暖后病情好转。这次发作上述症状已持续 1 月余,伴喘息气急进行性加重,现平地行走即出现气促,自发病以来,精神萎靡、食欲减退、睡眠差,经当地镇医疗卫生机构常规止咳、化痰及平喘等治疗后仍未见好转,遂至当地县医院进行进一步诊治。否认有毒物质、放射性物质暴露史;否认过敏史;无高血压、糖尿病等慢性疾病史。父亲有哮喘病史、母亲有慢性阻塞性肺疾病病史。

体格检查:T:37.7℃,P:80 次/min,R:25 次/min,BP:135/76 mmHg,SpO_2 94%。神志清楚,配合检查。两侧呼吸运动对称,节律规则。触诊语音语颤减弱、叩诊呈过清音,无杵状指。

辅助检查:血常规:WBC 11.0×10^9/L,N 87%,L 13%,RBC 5.0×10^9/L,Hb 140 g/L。胸部 X 线检查显示肺纹理增多,肺容积增大。

问题:(1)患者目前主要的诊断可能是什么?如何进行初步评估?

(2)如何进行进一步确诊?

(3)患者目前主要的护理诊断及护理措施是什么?

(4)如何对患者进行健康宣教?

二、哮喘控制测试

(一)概述

哮喘控制是指可在患者中观察到的,通过治疗减少或消除的哮喘症状程度,即症状控制(既往称为"当前临床控制")。《2009 年版全球支气管哮喘防治创议》(Global Initiative for Asthma,GINA)提出"哮喘总体控制"概念,即哮喘的治疗与管理既要达到临床控制,又要降低未来风险。哮喘控制评价量表在疾病评估中占有重要地位,是评估哮喘是否得到控制的简易实用工具,其通过提供具体数值区分哮喘控制程度,使得哮喘控制得以量化。哮喘控制测试(asthma control test,ACT)作为临床上最常用的哮喘控制评价量表之一,已获得许多医疗机构的认可。

(二)意义

哮喘总体控制不仅需要临床规范化的综合治疗,更有赖于患者长期良好的自我管理。因此,"哮喘总体控制"概念的提出便于医患之间对治疗目标达成共识,制订个体化的管理计划,以达到有效的哮喘控制。ACT 是一种可靠、简便、易理解的自我评价量表,适于患者使用,能够使得患者对医师调整用药的目的、意义有真正理解,从而提高其治疗依从性、改善其治疗效果。此外,哮喘控制是一个动态监测指标,ACT 能够帮助患者长期动态地评估自身的哮喘控制水平;并且 ACT 结果与哮喘未来风险评估的客观指标——肺功能测定具有明显的相关性,有助于准确预测哮喘的转归和未来急性发作的风险。此外,与肺功能相比,ACT 对未得到控制的支气管哮喘患者的筛查能力更为敏感。

综上,ACT 是哮喘筛查的重要方法,适用于哮喘患者的自我管理及哮喘控制的长期监测,并有助于改善患者治疗的效果和依从性。

（三）评估表

1. 评估表选择及信效度　哮喘控制测试量表于 2004 年由以美国卫生科学中心教授内森（Nathan）为首的专家小组依据指南中对哮喘控制的定义研制而成，并在 471 名哮喘患者中进行了该量表的信效度检测。

在国内、国外学者的研究中，ACT 的内部一致性信度系数分别为 0.854 和 0.84，未控制组分别为 0.760 和 0.83，控制组分别为 0.748 和 0.79，有较好的可靠性；在国内，ACT 测评结果与专家评估的相关系数为 0.729，有较好的有效性；结构效度用已知族群效度表示，患者按 3 种标准被分为不同族群，各自进行方差分析，结果显示：不同组间评分均有显著差异，量表结构效度良好。

2. 评估表详情及赋值　ACT 要求患者回忆近 4 周的情况并回答 5 个简单问题，即哮喘对日常生活活动的影响、呼吸困难、哮喘对睡眠的影响、急救药物的使用及哮喘控制的自我评价，这 5 项内容是对非控制哮喘最有预测性的，每一项问题均采用 5 分标尺法评估，计 1～5 分，总分为 5～25 分。评估表具体内容见表 3-7。

表 3-7　哮喘控制测试（ACT）评分表

问题编号	问题内容	问题选项	得分（分）
问题 1	在过去的 4 周内，在工作、学习或家中，您有多少时候因哮喘发作妨碍日常生活活动	所有时间（1 分） 大多数时候（2 分） 有些时候（3 分） 很少时候（4 分） 没有（5 分）	
问题 2	在过去的 4 周内，您有多少次发生呼吸困难	每天不止 1 次（1 分） 一天 1 次（2 分） 每周 3～6 次（3 分） 每周 1～2 次（4 分） 完全没有（5 分）	
问题 3	在过去的 4 周内，您有多少次因哮喘症状（喘息、咳嗽、呼吸急促、胸闷或疼痛）在夜间醒来或比平常早醒	每周 4 晚或更多（1 分） 每周 2～3 晚（2 分） 每周 1 次（3 分） 4 周内 1～2 次（4 分） 没有（5 分）	
问题 4	在过去的 4 周内，您有多少次使用急救药物治疗（比如沙丁胺醇）	每天 3 次以上（1 分） 每天 1～2 次（2 分） 每周 2～3 次（3 分） 每周 1 次或更少（4 分） 没有（5 分）	
问题 5	您如何评估在过去的 4 周内，您的哮喘控制情况	没有控制（1 分） 控制很差（2 分） 有所控制（3 分） 控制很好（4 分） 完全控制（5 分）	
			总分：

注：总分为 25 分：您的哮喘已得到完全控制；总分为 20～24 分：您的哮喘已得到部分控制；总分为 5～19 分：您的哮喘并没有得到控制。

（四）评估细则

1. 评估时机

（1）ACT 是有效的评估哮喘患者的自我管理及哮喘控制的长期监测的工具，不用于常规住院评估工具。

（2）ACT 评估的时间范围为评估前 4 周哮喘控制情况。

（3）当患者哮喘相关症状发生改变时，需及时复评。

2. 评估注意事项

（1）2006 年版 GINA 有关哮喘控制目标的定义为：没有（或每周≤2 次）出现日间症状、没有日常活动的限制（包括体育活动）、没有夜间症状或由于哮喘而夜间憋醒、没有（或每周≤2 次）需要使用急救药物、正常或接近于正常的肺功能，以及没有哮喘急性加重。对照该定义可发现，ACT 评分表的问题 1~4 分别旨在评价患者的日常活动受限情况、日间症状出现情况、夜间症状出现情况和急救用药情况，而问题 5 是患者对哮喘控制的自我评价。由此可见，ACT 不涉及肺功能及哮喘急性加重的相关内容，而患者对问题 5 的回答主要凭借其主观感受。

但既往研究表明，单独的肺功能检测结果并不能全面反映患者的哮喘控制水平，哮喘控制评价量表对患者哮喘控制水平的评估能力在一定程度上高于肺功能检测，而若将这两者与肺功能的结果相结合，则对患者哮喘控制水平的评估能力将会更高。因此，临床护士可向患者科普我国哮喘控制水平分级标准（表 3‑8）的内容，指导患者在进行肺功能检测的情况下，可结合肺功能检查结果和自身主观感受来回答问题 5，以便更加准确地评估自身哮喘控制水平。

表 3‑8　我国哮喘控制水平分级标准

评估内容	完全控制（满足以下所有条件）	部分控制（任何 1 周内有以下 1~2 项）	未控制（任何 1 周内）
白天症状	无（或≤2 次/周）	>2 次/周	出现≥3 项部分控制特征
活动受限	无	有	
夜间症状/憋醒	无	有	
使用缓解药次数	无（或≤2 次/周）	>2 次/周	
肺功能（PEF 或 FEV_1）	正常或≥正常预计值（或本人最佳值）的 80%	<正常预计值（或本人最佳值）的 80%	
急性发作	无	≥每年 1 次	出现 1 次

（2）针对问题 2"您有多少次发生呼吸困难"，临床护士应注意我国哮喘患者常见的日间症状包括喘息、咳嗽、呼吸困难和胸闷等，而并不仅仅局限于呼吸困难。因此，在指导患者使用 ACT 时应就此进行解释说明。

（3）针对问题 4"您有多少次使用急救药物治疗（比如沙丁胺醇）"，这里急救药物仅列举了沙丁胺醇一种，但我国哮喘患者的急救用药以短效 β_2 受体激动剂[如盐酸沙丁胺醇、硫酸沙丁胺醇、喘乐宁等气雾剂)和短效茶碱类(氨茶碱、复方甲氧那明等口服制剂)药物为主,尤其是还未接受规范化治疗的患者,茶碱类口服药物占据了相当大的比重。因此,临床护士应结合我国哮喘常用急救药物及患者个体用药治疗情况指导患者正确使用 ACT,向患者解释这里"急救药物"具体包含哪些药物,以免部分患者因相关知识缺乏造成自评结果有误,从而高估了自己的哮喘控制水平。

3. 评估结果与护理措施　该量表总分为 5～25 分,患者哮喘控制水平的分级标准及不同分级对应的护理措施如下:

(1) 总分为 25 分,患者的哮喘症状已得到完全控制,患者的生活也不受哮喘限制,指导患者继续规范执行目前的药物治疗方案和哮喘管理计划,至少要连续 3 个月达到哮喘控制才能考虑减量治疗,可应用 ACT 定期进行自我复评,如果有变化,及时到院就诊。

(2) 总分为 20～24 分,患者的哮喘症状已得到良好控制,但还没有达到完全控制,需进一步评估影响患者哮喘控制的原因,协同医师为患者调整哮喘管理计划,并针对性地开展健康宣教,指导患者及时对照自身症状,发现有病情加重,及时就医调整用药。

(3) 总分为 5～19 分,患者的哮喘症状没有得到控制,需通知医师,同医师一起评估并分析导致患者哮喘控制不佳的原因,共同为患者制订合适的哮喘管理计划,并指导患者如何准确实施哮喘管理计划,帮助患者改善哮喘控制。

(五) 案例分析

现病史:患者汪某,女性,36 岁,半月前出现咳嗽伴喘息症状,夜间症状加重,喘息明显,不能平卧,有 2 次夜间憋醒经历。今日上午因跑步赶班车突然症状急性加重,表现为呼吸困难伴有濒死感,胸闷气急,面色、口唇发绀,大汗淋漓,应用硫酸沙丁胺醇吸入气雾剂后症状稍缓解,现为求进一步治疗由急诊收入我院。

入院时:T 36.6℃,P 110 次/min,R 25 次/min,BP 120/85 mmHg,$SpO_2$96%,双肺可闻及广泛哮鸣音。入院后肺功能示:FEV_1/FVC 65%,FEV_1 改善率 38%,FEV_1占预计值 33.9%,肺通气功能重度减低,阻塞型,总气道阻力轻度增高。

问题:(1) 该患者 ACT 评分为多少?

(2) 是否需要制定哮喘管理计划?

三、呼吸困难评分量表

(一) 概述

呼吸困难(dyspnea)主观上指感到空气不足或呼吸费力,客观表现为呼吸深度、频率和节律的改变,包括肺源性呼吸困难、心源性呼吸困难、心理性呼吸困难等,是多种疾病常见的伴发症状。改良版英国医学研究委员会呼吸问卷根据呼吸困难的症状,将其分为0～4 共 5 个等级:0 级为剧烈活动时出现呼吸困难;1 级为平步快走或爬坡时出现呼吸困难;2 级为由于呼吸困难,平步快走时比同龄人慢或需要停下来休息;3 级为平步行走100 m 左右或者数分钟后即需要停下来喘气;4 级为因严重呼吸困难而不能离开家,或者在穿脱衣时即出现呼吸困难。

（二）意义

评估呼吸困难的程度,可间接评价患者的肺功能情况,一般与 6 分钟步行试验同时进行评价,用于指导患者的日常生活活动和康复治疗。

（三）评估表

1. 评估表选择及信效度　选用 Borg 评分量表进行评估。该量表由瑞典研究员古纳尔·博格(Gunnar Borg)于 1970 年开发,是用于衡量个人的呼吸困难、运动耐力和疲劳等的工具。该量表在医学、康复和运动等领域广泛应用。

Borg 评分量表由 0～10 级构成。10 级用于描述患者在极度剧烈运动情况下的呼吸努力程度,0 级用于描述患者在静息时的呼吸情况,患者在运动时被要求选择最能描述他们呼吸努力程度的等级。此量表在单个测试周期内可重现,用于运动耐力评价心肺功能不全严重程度和康复疗效,并跟踪健康对照组的运动强度客观指标,因此已被推广应用于慢性肺病的评估。一般配合 6 分钟步行试验(six-minute walk distance,6MWD)应用。开始前让患者阅读量表并询问患者说出呼吸困难级别,运动后重新评价呼吸困难的级别。

内容效度由美国疾病控制与预防中心(CDC)临床实践委员会下属的一个工作小组在文献研究的基础上对其进行充分阐述,从而保证了较好的内容效度。Borg MBS 量表的信度分析,$Kappa=0.898$。此外,Borg 呼吸困难(PRE)量表和视觉模拟量表(VAS)之间有高度相关性($rs=0.754$, $P<0.01$)。

2. 评估表详情及赋值　Borg 呼吸困难评分为 0 分表示"一点也不觉得呼吸困难或疲劳",0.5 分表示"非常非常轻微的呼吸困难或疲劳",1 分表示"非常轻微的呼吸困难或疲劳",2 分表示"轻度的呼吸困难或疲劳",3 分表示"中度的呼吸困难或疲劳",4 分表示"略严重的呼吸困难或疲劳",5 分表示"严重的呼吸困难或疲劳",6、7、8 分表示"非常严重的呼吸困难或疲劳",9 分表示"非常非常严重的呼吸困难或疲劳",10 分表示"极度严重的呼吸困难或疲劳,达到极限"。本评分表主要用于 6 分钟步行试验。在试验中,可能在步行过程中气喘或精疲力竭。患者可以减缓步行速度或停止步行,并得到必需的休息。患者可以在休息时靠墙站立,但是必须尽可能地在可以步行的时候继续步行。这个试验中最重要的事情是患者应该尽量在 6 分钟之内走尽可能长的距离,但不可以奔跑或慢跑(表 3-9)。

表 3-9　Borg 呼吸困难评分

评分标准(分)	困 难 程 度
0	一点也不觉得呼吸困难或疲劳
0.5	非常非常轻微的呼吸困难或疲劳
1	非常轻微的呼吸困难或疲劳
2	轻度的呼吸困难或疲劳
3	中度的呼吸困难或疲劳
4	略严重的呼吸困难或疲劳

（续表）

评分标准（分）	困难程度
5	严重的呼吸困难或疲劳
6～8	非常严重的呼吸困难或疲劳
9	非常非常严重的呼吸困难或疲劳
10	极度严重的呼吸困难或疲劳，达到极限

（四）评估细则

1. 评估时机

（1）此表为所有呼吸科患者参与肺康复功能训练时进行评分。

（2）当患者出现评估因素改变时，需复评。

2. 评估注意事项

（1）Borg 量表是一个数字刻度评分量表，用于协助临床研究人员或患者自我评估呼吸困难及疲劳的严重程度，从而提示患者增加或延缓运动。该表简单易评，只需几秒钟就可以完成，可以一次或多次使用。使用该量表时，需要患者忽略单一症状的表现，如腿痛或呼吸急促等，结合身体压力和疲劳等感觉，尽可能专注于整体的劳累感。

（2）Borg 量表不是一个独立的量表，往往需要与其他检查项目结合，同时用来评估患者，如，6 分钟步行试验期间及测力计测试期间呼吸困难及疲劳程度的评估等。

（3）在疾病严重程度方面，量表中未穷尽所有疾病。因此，需要将患者疾病与量表中的描述进行对比后选择，根据患者主诉进行相应评估。

3. 评估结果与护理措施　Borg 总分为 0～10 分，等级划分及相对应护理措施如下。

（1）Borg 总分≥3 分，当患者感到呼吸困难，应停止相关功能训练，应通知医师，改变患者相关的康复支持计划。帮助解除患者精神负担、舒缓情绪、释放压力和消除恐惧心理；教育患者学习正确的呼吸方法，即缩唇呼吸、腹式呼吸等。

（2）Borg 总分＜3 分，患者无风险，对患者进行相关肺功能健康教育、关注患者呼吸运动等情况，每周对患者进行复评。

（五）案例分析

现病史：患者李某，男性，76 岁，有吸烟史超过 20 年，伴有高血压史，胸闷胸痛 2 月余，上周因缓慢行走时呼吸困难，路人拨打"120"入院急诊。入院时体温 37℃，血压 170/88 mmHg，呼吸 24 次/min，心率 122 次/min，血氧饱和度 88%，面色苍白伴有虚汗，主诉感觉虚弱疲劳无力。1 周后入呼吸科进行进一步的全方位治疗，参与肺功能 6 分钟步行实验时步行 352 m 感觉非常困难，同时也感觉非常疲劳。

体格检查：身高 167 cm，体重 72 kg。

辅助检查：CT 检查提示肺部有阴影，pH 7.47，二氧化碳（CO_2）分压 49 mmHg。

问题：（1）该患者 Borg 呼吸困难评分为多少？

（2）当患者出现呼吸困难时，首要的护理问题是什么？

第三节 消化专科评估

一、上消化道出血评估工具

(一) 概述

上消化道出血(upper gastrointestinal bleeding,UGIB)是屈氏(Treitz)韧带以上食管、胃、十二指肠或胰、胆等消化道病变发生的出血,现也包括胃-空肠吻合术后发生的出血。按照发病原因可分为非静脉曲张出血和静脉曲张出血。急性非静脉曲张性上消化道出血(acute nonvariceal upper gastrointestinal bleeding,ANVUGIB)是消化科常见的急症。目前,由于老龄化程度的增加,因骨关节和心脑血管疾病而服用非甾体抗炎药(NSAIDs)、抗血小板药物和激素药物的人越来越多。另外,我国老年人群幽门螺杆菌(HP)的感染率仍未见控制,老年人自身免疫力较差,胃黏膜屏障功能易受损,老年ANVUGIB患者有住院率高、再出血率高、病死率高、预后较差等特征。

(二) 意义

为了早期识别ANVUGIB高危患者,并对其进行及时的临床干预,降低病死率,近年来,ANVUGIB诊治指南建议对ANVUGIB患者应该首先进行风险程度分级,再根据不同的等级为患者选择合适有效的个体化治疗措施。尤其是对老年ANVUGIB患者更应该坚持个体化的治疗原则,进行多次风险评估。目前研究较多的病情危险程度评估系统有Rockall、Blatchford及AIMS65评分系统。

Blatchford评分系统计算比较复杂,评分变量较多,且有一定主观性,因此评分有误差的可能。Rockall评分系统包含内镜诊断,对早期出血需要急救但无法做胃镜的患者有一定影响。AIMS65评分内容比较简单易记,且不需要行内镜检查,仅通过临床观察和一些检验指标就可以进行危险度分级,故适用人群更广泛,特别是对那些不能进行内镜检查的老年患者。

(三) 评估表

1. Rockall评分系统

(1) 评估表选择及信效度:Rockall评分系统由Rockall Ta于1996年提出,通过一项大型前瞻性、多中心研究建立,目前为临床最常用的评分系统之一。在评估ANVUGIB患者再出血及死亡风险中有一定临床价值。国内学者将其应用于急性上消化道出血患者以预测其预后的研究结果显示,其灵敏度为0.714,特异度为0.924,*ROC*曲线下面积为0.901。

(2) 评估表详情及赋值:该量表根据患者的年龄、休克表现、伴发疾病、内镜下表现、内镜下出血现象指标进行危险程度评分,评分≥5分为高危,3~4分为中危,0~2分为低危,详见表3-10。

表 3-10　Rockall 评分系统

项目	变量	分值(分)
年龄(岁)	<60	0
	60~79	1
	≥80	2
休克状况	无休克	0
	心动过快	1
	低血压	2
伴随疾病	无	0
	心力衰竭,缺血性心脏病或其他重要伴发病	2
	肾功能衰竭,肝功能衰竭和癌肿扩散	3
内镜诊断	无病变,马洛里-魏斯(Mallory-Weiss)综合征	0
	溃疡等其他病变	1
	上消化道恶性疾病	2
内镜下出血征象	无或有黑便	0
	上消化道血液潴留,黏附血凝块,血管显露或喷血	2

(3) 评估细则:

1) 评估时机:Rockall 评分系统暂无固定评估频率,但因其需要内镜检查结果,故应在患者各次内镜检查结果后进行评估。个体病情不同,对后续评估频率也有影响。

2) 评估注意事项:目前,临床上内镜检查主要由医师负责,故应与医师做好协调后进行相关量表评估。

3) 评估结果与护理措施:评估结果为低危的患者,配合医师做好基础护理、辅助患者正确用药。如有病情变化,及时处理并且通知医师。

高危患者的护理措施如下。

A. 体位:大出血时患者取平卧位,并将下肢略抬高,保证脑部供血。呕吐时头偏向一侧,防止窒息或误吸,必要时进行负压吸引。

B. 治疗护理:出血量大、出血速度快的患者,应立即建立静脉通道,配合医师的抢救措施。输液开始宜快,必要时监测中心静脉压;肝病患者忌用吗啡、巴比妥类药物;宜输新鲜血液。准备好急救用品及药物。

C. 饮食护理:急性大出血伴恶心、呕吐者应禁食。

D. 心理护理:安慰患者情绪,听取并解答患者及家属的疑问,减轻他们的疑虑。

E. 病情监测:监测患者的生命体征和意识状态。准确记录出入量,观察呕吐物和粪便的性质和量。关注患者血象、血清电解质和血气分析结果;观察周围循环血量的变化。

F. 继续或再次出血的判断:①患者反复呕血,呕吐物为鲜红色;②黑便次数增加,色泽转为鲜红;③周围循环衰竭不改善,或好转后又恶化;④血红蛋白、红细胞计数等持续下降；⑤补液足够、尿量正常的情况下，血尿素氮含量持续增高。

2. Blatchford 评分系统

（1）评估表选择及信效度：Blatchford 评分系统由英国学者布拉奇福特（Blatchford）等于 2000 年提出，目的是预测上消化道出血患者是否需要接受临床干预（输血、内镜治疗或外科手术治疗）。Blatchford 等通过一项基于 197 例上消化道出血的前瞻性研究进行验证，发现 Blatchford 评分对于临床干预的预测能力明显优于 Rockall 评分。无需内镜检查结果，使用便捷。对于 Blatchford 评分为 0 的患者，需要临床干预的风险＜0.5％。近年来，国内外相关研究证实 Blatchford 评分在内镜检查前预判是否需要临床干预或预测死亡风险方面具有较高的价值。其 *ROC* 曲线下面积为 0.92。

（2）评估内容及赋值：该量表主要包含患者的收缩压、血尿素氮（BUN）、男女性不同的血红蛋白值、其他（如脉搏≥100 次/min、黑便、晕厥、肝脏疾病、心力衰竭）进行评分，评分≥6 分为高危，＜6 分为中低危，见表 3-11。

表 3-11　Glasgow-Blatchford 评分系统

项目	变量	分值（分）
收缩压（mmHg）	100～109	1
	90～99	2
	＜90	3
血尿素氮（mmol/L）	6.5～7.9	2
	8.0～9.9	3
	10.0～24.9	4
	≥25.0	6
血红蛋白（g/L）		
男性	120～129	1
	100～119	3
	＜100	6
女性	100～119	1
	＜100	6
其他表现	脉搏≥100 次/min	1
	黑便	1
	晕厥	2
	肝脏疾病	2
	心力衰竭	2

（3）评估细则：

1）评估时机：患者入院时评估。

2）评估注意事项：不同性别血红蛋白水平不同。注意既往史的采集。

3）评估结果与护理措施：

A. 评价结果为中低危的患者，护理措施如下：

a. 防止血容量不足：体位与保持呼吸道通畅。患者取平卧位并抬高下肢，以保证脑部供血。

b. 治疗护理：建立静脉通道。配合医师输血、输液，并观察治疗效果及不良反应。

c. 饮食护理：遵医嘱给予饮食。出血急性期应禁食。

d. 病情监测：监测生命体征：有无心率加快、心律失常、脉搏细弱、血压降低、脉压变小、呼吸困难、体温不升或发热。观察患者意识状态、皮肤甲床色泽，肢体温暖或是湿冷；准确记录患者出入量，遵医嘱留置导尿；定期复查血红蛋白浓度、红细胞计数等血常规，以观察贫血程度。

e. 周围循环状况的观察：周围循环衰竭的临床表现对估计出血量有重要价值，关键是动态观察患者的心率和血压。

f. 出血量的估计：详细询问患者呕血和（或）黑便的发生时间、次数、量及形状，以便估计出血量及速度。

g. 密切观察再出血迹象。

B. 评价结果为高危的患者，护理措施应在中低危患者基础上做好急救。

（四）案例分析

患者，男性，85 岁，2017 年 2 月 10 日因便血、牙龈出血就诊。就诊前一日无明显诱因下出现便血 4 次，量少，大便不成形；伴有牙龈出血，无腹痛，无反酸、嗳气，无恶心、呕吐。患者神志清，脉搏(P)110 次/min，血压(BP)132/74 mmHg。实验室及辅助检查：血纤维蛋白原(FIB)1.56(正常 2.38～4.98)g/L，红细胞(RBC)3.22×10^{12}/L，血红蛋白(Hb)98 g/L，血小板(PLT)122×10^9/L，白蛋白 31 g/L，血尿素氮(BUN)12 mmol/L。粪常规：血液＋＋，大便隐血阳性。于 2017 年 2 月 11 日拟"消化道出血"收治入院。既往高血压病史 40 余年，口服缬沙坦、特拉唑嗪；冠心病病史 10 年，服氯吡格雷、单硝酸异山梨酯、盐酸曲美他嗪片、参松养心胶囊；2008 年行经皮冠状动脉介入治疗(PCI)术后，长期服用抗血小板药物。心功能Ⅱ级，否认肝、肾功能不全。入院后重点监护抗凝与促凝的平衡，是否出现血栓栓塞风险和再次出血风险。予停用甲硝唑、布洛芬、氯吡格雷、参松养心胶囊。给予患者静脉推注奥美拉唑 40 mg bid 抑酸护胃，口服白眉蛇毒凝血酶原溶液止血。经治疗患者病情逐渐稳定，无便血、腹痛等情况。

问题：患者的 Blatchford 评分是多少，属于哪一等级？请一并提出相应的护理措施。

二、慢性胃炎护理评估工具

（一）概述

慢性胃炎是由多种病因引起的胃黏膜慢性炎症，饮酒、吸烟、浓茶、咖啡、药物刺激、环境、精神、感染等因素都会导致炎症的发生。其中幽门螺杆菌(HP)感染是最常见的原因，会引起胃黏膜炎症改变，经历正常胃黏膜-慢性浅表性胃炎-慢性萎缩性胃炎-肠上皮化生-异型增生-胃癌这一演变过程。近年来，上消化道癌前病变及早癌是研究的热点话题，其中"萎缩"是其关键节点。慢性萎缩性胃炎(chronic atrophic gastritis，CAG)主要是指以胃黏膜固有腺体减少为主的慢性疾病，被公认为癌前病变。因此，萎缩程度的评估及随访对于预防早期胃癌的发生至关重要。

（二）意义

幽门螺杆菌感染是慢性胃炎最常见的病因。慢性胃炎长期存在，但多数患者无症状。少数慢性非萎缩性胃炎可演变为慢性多灶萎缩性胃炎，部分慢性多灶萎缩性胃炎经过长期演变可发展为胃癌。而胃癌是我国发病率仅次于肺癌居第 2 位的肿瘤。我国大多数胃癌患者诊断时已是进展期胃癌，而且部分患者发现时已有远处转移，失去手术机会。患者进行放疗、化疗等产生医疗费用高，生活质量差，且 5 年生存率并无明显提高。早发现、早诊断对改善胃癌患者的预后至关重要。筛查和监测胃癌风险人群是实现这些目标的最佳策略。故下文对胃癌风险评估工具进行介绍。

（三）评估表

1. OLGA 和 OLGIM 胃癌风险分期方法

（1）评估表选择及信效度：OLGA 和 OLGIM 胃癌风险分期方法：OLGA（operative link for gastritis assessment，OLGA）和 OLGIM（operative link for gastric intestinal metaplasia assessment，OLGIM）是由慢性胃炎分类修订版悉尼系统发展而来的胃癌风险分期方法。按照慢性胃炎修订版悉尼系统要求活检，每块活检标本观察 10 个腺体，根据观察腺体中的萎缩（OLGA）或肠化生（OLGIM）腺体个数，计算萎缩（包括肠化生）或肠化生区域（仅肠化生）。OLGA 和 OLGIM 是将胃黏膜组织学与胃癌风险联系起来的评价系统，OLGA 和 OLGIM 分期越高，说明萎缩性胃炎或肠上皮化生越严重，发生胃癌的风险越高。OLGA 或 OLGIM 分期Ⅲ或Ⅳ者，属于胃癌高风险患者。

OLGIM 评估的重复性及与胃癌发生风险的关联性优于 OLGA（萎缩判定有主观性，肠化生易于识别）。这是目前评估胃黏膜萎缩/肠化生准确性相对较高的方法。OLGA 分期与 OLGIM 分期分别见表 3 - 12、3 - 13。

表 3 - 12　慢性萎缩性胃炎的胃炎评价系统（OLGA）

胃窦（包括胃角）萎缩程度	胃体萎缩程度			
	无	轻度	中度	重度
无	0	Ⅰ	Ⅱ	Ⅱ
轻度	Ⅰ	Ⅰ	Ⅱ	Ⅲ
中度	Ⅱ	Ⅱ	Ⅲ	Ⅳ
重度	Ⅲ	Ⅲ	Ⅳ	Ⅳ

表 3 - 13　基于肠化的胃炎评价系统（OLGIM）

胃窦（包括胃角）肠化程度	胃体肠化程度			
	无	轻度	中度	重度
无	0	Ⅰ	Ⅱ	Ⅱ
轻度	Ⅰ	Ⅰ	Ⅱ	Ⅲ
中度	Ⅱ	Ⅱ	Ⅲ	Ⅳ
重度	Ⅲ	Ⅲ	Ⅳ	Ⅳ

(2) 评估内容及赋值：依据萎缩范围和程度，OLGA 将胃黏膜萎缩程度分为 0～Ⅳ期，其中Ⅲ期和Ⅳ期具有更高的胃癌发生风险。

0 期：胃窦没有萎缩＋胃体没有萎缩。

Ⅰ期：胃窦轻度萎缩＋胃体没有萎缩；胃窦轻度萎缩＋胃体轻度萎缩。

Ⅱ期：胃窦中度萎缩＋胃体没有萎缩；胃窦中度萎缩＋胃体中度萎缩；胃窦轻度萎缩＋胃体中度萎缩；胃窦没有萎缩＋胃体中度萎缩；胃窦没有萎缩＋胃体重度萎缩。

Ⅲ期：胃窦重度萎缩＋胃体没有萎缩；胃窦重度萎缩＋胃体轻度萎缩；胃窦中度萎缩＋胃体中度萎缩；胃窦轻度萎缩＋胃体重度萎缩。

Ⅳ期：胃窦重度萎缩＋胃体中度萎缩；胃窦中度萎缩＋胃体重度萎缩；胃窦重度萎缩＋胃体重度萎缩。

2010 年，国际上进一步提出 OLGIM 系统。OLGIM 的分期与分级解读与 OLGA 同理。OLGA 和 OLGIM 分期越高，说明萎缩性胃炎或肠上皮化生越严重，发生胃癌的风险越高。

(3) 评估细则：

1) 评估时机：量表评估的频率应与内镜检查频率对应，以更新患者发生胃癌风险程度。

2) 评估注意事项：对患者的检查应尽可能使用高质量内镜。

3) 评估结果与护理措施：有研究者认为每 2 年 1 次的随访更适合 OLGA 或 OLGIM 分期Ⅲ级以上的高危慢性萎缩性胃炎或肠上皮化生患者。《中国胃黏膜癌前状态和癌前病变的处理策略专家共识》推荐对高危的萎缩性胃炎（OLGA 或 OLGIM 分期Ⅲ级以上）患者每 2 年进行 1 次高质量的内镜检查。指南建议对高危的萎缩性胃炎或肠上皮化生（OLGA 或 OLGIM 分期Ⅲ级以上）患者每 2 年行 1 次高质量的内镜检查。

2. 非侵入性 ABC 法

(1) 评估表选择及信效度：日本学者在 2007 年提出联合血清胃蛋白酶原（PGI）、PGR（血清蛋白酶原Ⅰ与血清蛋白酶原Ⅱ的比值）与幽门螺杆菌抗体检测用于胃癌及萎缩性胃炎风险评估的方法，即"ABC 法"。《中国早期胃癌筛查及内镜诊治共识意见》建议，PGⅠ浓度和（或）PGⅠ/PGⅡ比值下降对于萎缩性胃炎具有提示作用，通常将 PGⅠ浓度≤70 μg/L 且 PGR≤3.0 作为诊断萎缩性胃炎的临界值，国内高发区胃癌筛查采用血清 PGⅠ浓度≤70 μg/L 且 PGR≤7.0。根据评估结果可制订进一步策略。

(2) 评估内容及赋值：分组方法和各组胃癌发生风险见表 3-14。

表 3-14　ABC 法

项目	A级	B级	C级	D级
PG	−	−	＋	＋
HP	−	＋	＋	−

（3）评估细则：

1）评估时机：根据 ABC 分级：

A 级：患者应每 5 年行 1 次内镜检查。

B 级：患者至少每 3 年行 1 次内镜检查。

C 级：患者至少每 2 年行 1 次内镜检查。

D 级：患者应每年行 1 次内镜检查。

2）评估注意事项：该量表被引用在《中国胃癌筛查与早诊早治指南(2022,北京)》的推荐意见中,但是均为弱推荐,证据分级为低,故应结合其他临床资料进行判断。本评估方法一般不针对贲门癌患者。

3）评估结果与护理措施：本评估工具与内镜检查息息相关。A 级患者可不行内镜检查。B、C 级患者分别应至少 3 年、2 年行 1 次内镜检查,D 级结果患者则应每年行 1 次内镜检查,以达到"早发现"的目的。应适时告知患者评估结果及评估频率,嘱其内镜门诊按时随访。

（四）案例分析

患者,女性,45 岁,发作性上腹胀痛不适 6 年。患者于 6 年前过量进食后出现上腹部胀痛,伴恶心,无发热、呕吐及腹泻,自服中成药后症状缓解。此后每当饮食不当即感上腹隐痛、胀满,症状时轻时重,可伴嗳气,偶有胃灼热反酸。患病以来,食欲正常,无剧烈腹痛发作,也无呕血、黑便及体重下降等症状。既往体健,无慢性肝炎、糖尿病和高血压病史,无手术史,无烟酒嗜好。查体：T 36.9℃,P 70 次/min,R 14 次/min,BP 135/80 mmHg。一般情况好,浅表淋巴结无肿大,睑结膜无苍白,巩膜无黄染。心肺未见异常。腹部平坦,无胃型及蠕动波,腹壁柔软,剑突下偏左轻压痛,无反跳痛,胆囊区无压痛,肝脾肋下未触及,移动性浊音阴性,肝浊音界存在,肠鸣音正常。辅助检查：胃镜检查示胃窦黏膜出血。腹部超声检查：肝胆胰脾肾大致正常。初步诊断慢性萎缩性胃炎,HP(+),PG I $=36.09\mu g/L$,PG II $=2.61\mu g/L$。

问题：请使用 ABC 法进行胃癌风险评估并分级,提出相应的护理措施。

三、肝脏护理评估工具

（一）概述

肝功能评分分级系统是选取某些临床和实验室指标,按照一定规则进行评分,并根据患者的最终积分来判断其肝脏储备功能的方法。临床上,肝癌手术前必须准确评估患者肝功能储备,为判断是否可行肝切除和肝切除的范围提供依据,从而降低肝切除手术的风险。肝功能评估方法较多,其中应用较多的是 Child-Pugh 分级标准。

（二）意义

手术是诸多终末期肝病的主要根治手段,术前对肝脏储备功能的评估非常重要,肝脏储备功能不仅反映现有的肝脏细胞功能,还反映肝脏自我修复的潜能。因此,良好的肝脏储备功能是肝病患者顺利恢复的保障。术前精准评估肝脏储备功能,对于医师选择合理的治疗方法,了解患者对不同类型或范围的肝切除手术的耐受程度,把握安全的肝切除范围,从而降低患者术后肝脏功能衰竭的发生率具有重要的意义,也对临床护理人员针对不同的肝功能分级制订个性化的护理方案有着至关重要的作用。

(三) 评估表

1. Child-Pugh 分级方法

(1) 评估表选择及信效度:1954 年,由蔡尔德(Child)率先提出了肝功能分级的概念。1964 年,蔡尔德和特科特(Turcotte)首次提出了以血清白蛋白和总胆红素、腹水、肝性脑病、营养状况共 5 项指标综合评估肝功能分级的 Child-Turcotte 分级系统,用于预测肝硬化患者行门体分流术的预后及风险。

1973 年,Pugh 在 Child-Turcotte 分级的基础上,以凝血酶原时间代替营养状况,形成了以综合评分形式评价肝脏储备功能的 Child-Pugh 分级系统(表 3 - 15)。该分级系统根据患者的血清白蛋白、总胆红素、凝血酶原时间定量和腹水情况及肝性脑病的有无或程度,每项分别计 1~3 分。再按各项指标分值相加得到总积分。

表 3 - 15　Child-Pugh 评分方法

项目	1分	2分	3分
肝性脑病(期)	无	1 或 2	3 或 4
腹水	无或少量	中度易消退	大量难消退
胆红素(μmol/L)	<34.2	34.2~51.3	≥51.3
白蛋白(g/L)	>35	28~35	<28
凝血酶原时间(s)	<4	4~6	≥6

预测病死率的灵敏度为 78%,特异度为 83%。国外研究使用该评分评价了失代偿期肝硬化患者 3 个月的病死率,C 统计值为 0.84。

(2) 评估内容及赋值:Child 分级(表 3 - 15)与预后密切相关,总分越高(C 级),预后越差。根据患者积分值可将肝脏功能分为 A、B、C 3 个等级:Child A 级,5~6 分;Child B 级,7~9 分;Child C 级,10~15 分。Child 评分是判断肝硬化患者预后较为可靠的半定量方法。Child A 级代表肝脏功能代偿,其 1 年内发生肝脏功能衰竭相关病死率<5%;Child B 级则意味着患者肝脏功能失代偿,其 1 年内发生肝脏功能衰竭相关病死率为 20%;Child C 级代表肝脏功能严重失代偿,1 年内发生肝脏功能衰竭相关病死率为 55%。

Child 评分是最常用于判断和选择适合肝切除患者的评分系统,指南建议对于肝硬化患者,Child 评分可作为预后评估较为可靠的方法。

(3) 评估细则:

1) 评估时机:肝病治疗手术前后进行评估,以指导治疗。

制订护理计划前进行评估,一般一周评价 1 次。

2) 评估注意事项:分级系统存在以下不足之处:

A. 适用人群的选择:Child 评分系统不适合非肝硬化患者。

B. 该分级法为非连续性评分,有"底值"和"顶值",即所谓"天花板效应";对于同一分级,总积分相同或不同的患者病情可能差异很大,使其区分能力有限;研究发现,即使术前肝功能 Child-Pugh 评分为 A 级的患者,其术后仍有一定的病死率。

3)评估结果与护理措施:

A 级患者护理如下。

a. 降低患者营养失调风险:既保证饮食营养又遵守必要的饮食限制是改善肝功能、延缓病情进展的基本措施。应向患者及家属说明导致营养状况下降的有关因素、饮食治疗的意义和原则:高热量、高蛋白质、高维生素、易消化饮食,严禁饮酒,适当摄入脂肪,动物脂肪不宜过多摄入,并根据病情变化及时调整。另外,应经常评估患者的饮食及营养状况,包括每天的食品和进食量,体重和实验室检查相应指标变化。

b. 患者应多卧床休息,可抬高下肢以减轻水肿。同时避免腹内压骤降。大量腹水时,应避免剧烈咳嗽、打喷嚏等,并保持大便通畅。限制水钠摄入。

B、C 级患者护理如下。

a. 在 A 级患者护理措施的基础上,应严格限制水钠摄入,严禁饮酒,适当摄入脂肪。避免损伤曲张静脉:有静脉曲张者应食用软食,进餐时应细嚼慢咽,防止食物损伤静脉。

b. 营养支持:必要时基于静脉补充营养,如复方氨基酸、白蛋白或新鲜血液。

c. 营养状况监测:定期评估患者的饮食和营养状况,包括每天的食品和进食量,体重和实验室有关指标的变化。

d. 体液过多:平卧位有利于增加肝、肾血流量,改善干细胞的营养,提高肾小球滤过率,故应多卧床休息。可抬高下肢减轻水肿。大量腹水者卧床时可取半卧位,以使膈肌下降,有利于呼吸运动,减轻呼吸困难和心悸。

e. 避免腹内压骤增:大量腹水时,应避免剧烈咳嗽、打喷嚏等,保持大便通畅,避免用力排便。

f. 限制水钠摄入:有腹水者应限制摄入钠盐,并向患者介绍各种食物的成分。例如,高钠食物有咸肉、酱菜、酱油、罐头食品、含钠味精等,应尽量减少食用。

g. 用药护理:使用利尿药时应特别注意维持水电解质和酸碱平衡。利尿速度不宜过快,每天体重减轻不宜超过 0.5 g。

h. 腹腔穿刺放腹水的护理:术前说明注意事项,测量体重、腹围、生命体征,排空膀胱以免误伤;术中及术后监测生命体征,观察有无不适反应;术毕用无菌敷料覆盖穿刺部位,术毕束紧腹带,以免腹内压骤然下降;记录腹水的量、性质和颜色,标本及时送检。

i. 病情观察:观察患者腹水和下肢水肿的变化情况,准确记录出入量,测量腹围、体重,并教会患者正确的测量和记录方法。进食量不足、呕吐、腹泻者,或遵医嘱应用利尿药、放腹水后的患者更应密切观察。监测血清电解质和酸碱度的变化,以及时发现并纠正水电解质、酸碱平衡紊乱,防止肝性脑病等并发症的发生。

2. Mayo 评分模型

(1)评估表选择及信效度:梅奥医学中心(Mayo Clinic)的迪克森(Dickson)等于 1989 年创立了 Mayo 评分。该模型主要用于预测未接受肝移植的原发性胆汁性肝硬化

(primary biliary cirrhosis，PBC)患者的生存率，或用于确定肝移植受体的分配及移植时间。该评分模型为连续性评分系统，评分指标有适当权重，但其缺点是水肿为主观指标，且年龄并非预后独立危险因素。

2007年，我国学者经过两年半的回顾性随访，发现随着Mayo评分分级从低到高，患者病死率呈现上升趋势，证明Mayo评分可准确评估判断患者预后，并且更适合评估急危重症患者。Mayo评分预测3个月内死亡患者ROC曲线下面积为0.88，预测性能良好。2022年2月，亚太肝病研究学会(APASL)发布了《原发性胆汁性肝硬化临床诊疗指南》中指出：对于失代偿期肝硬化、终末期肝病模型(MELD)评分≥15、Mayo风险评分＞7.8或重度、顽固性瘙痒的患者，推荐考虑行肝移植。

（2）评估内容及赋值：

$$\text{Mayo 评分} = 0.871 \times \log_e[0.058 \times \text{胆红素}(\mu mol \cdot L^{-1})] - 2.53$$
$$\times \log_e[0.1 \times \text{白蛋白}(g \cdot L^{-1})] + 0.039 \times (\text{年龄}) + 2.38$$
$$\times \log_e[\text{凝血酶原时间}(s)] + 0.859 \times (\text{水肿评分})$$

水肿评分：0分为无水肿；0.5分为水肿可控制；1分为水肿难控制。

Mayo评分是连续性的评分系统，当Mayo评分≥7.8分时，表明患者适宜接受肝移植手术。得分越高，预后越差。

（3）评估细则：

1）评估时机：平时建议一周1～2次。

当患者处于肝脏衰竭的危重期，应当适当增加评估频次，建议每1～2日1次。

2）评估注意事项：①水肿具有主观性，如有意见出入，可讨论解决或请高年资护士、临床护理专家决断。②密切关注患者实验室检查结果。③注意Mayo评分与Child评分的条目的相同与不同之处。国内研究认为，Mayo评分不可代替Child评分系统，两者可结合使用。

3）评估结果与护理措施：风险较低(Mayo评分＜7.8分时)患者：肝硬化为慢性过程，护理工作人员应该帮助患者及家属掌握本病的有关知识和自我护理方法，并发症的预防及早期发现，分析和消除不利于个人和家庭应对的各种因素，在治疗计划制订过程中就将其落实到日常生活中。

注意患者的心理调适，切实遵循饮食治疗原则和计划。戒烟禁酒、预防感染，注意保暖和个人卫生。

①活动与休息指导：应视病情适量活动，活动量以不加重疲劳感和其他症状为宜。患者的精神和体力状况随病情进展而减退，疲倦乏力、精神不振逐渐加重，严重时衰弱而卧床不起。指导患者睡眠应充足，生活起居有规律。②皮肤护理指导：沐浴时应注意避免水温过高，或使用有刺激性的皂类和沐浴液，沐浴后可使用性质柔和的润肤品；皮肤瘙痒者应予止痒，叮嘱患者勿用手抓搔，以免皮肤破损。③用药指导与病情监测：护士向患者详细介绍所用药物的名称、剂量、给药时间和方法，教会其观察药物疗效和不良反应。定期门诊随访。④照顾者指导：指导家属理解和关心患者，给予精神支持和生活照顾。如当患者

出现性格、行为改变等肝性脑病的前驱症状时，应及时就诊。⑤风险等级高（MRS评分≥7.8分）的患者进入肝病的危险期，评分提示适宜进行肝移植治疗。患者如需手术，应做好术前宣教，征得患者配合，做好术前准备。⑥合理补液及营养支持：包括输血浆、白蛋白、利尿药、补充维生素 K_1 等纠正体液失衡及贫血等。⑦术前备血。⑧肠道准备：术前2～3日开始口服抗生素和肠道清洁剂。

3. 终末期肝病模型分级方法

（1）评估表选择及信效度：选择终末期肝病模型（model for end-stage live disease，MELD）分级方法。由迈克尔·马林乔（Michael Malinchoc）等于2000年应用MELD来预测终末期肝病患者行经颈静脉肝内门体分流术后的病死率，并认为MELD可预测终末期肝病患者的病死率和术后生存时间。

最初，MELD的计算公式为：$R=0.378×ln[$胆红素(mg/dL)，$1mg/dL=7.1\mu mol/L]+1.12×ln($国际标准化比值$)+0.957×ln[$肌酐$(mg/dL)$，$1mg/dL=88\mu mol/L]+0.643($病因为胆汁性或酒精性取0，其他取1）。后来为计算方便，卡马特（Kamath）等将公式改良，因MELD可有效评价肝移植前患者等待供肝期间的病死率，并可预测患者移植术后的病死率，自2002年2月起美国开始根据MELD分配肝源。目前的临床肝移植治疗方案中，也多采用MELD评分进行肝功能储备评价。

MELD评分方法优点如下：①以国际标准化比值代替了凝血酶原时间，减少了实验室内或实验室间误差，使指标更客观，减少了主观性，增强了指标客观性和可比性。②增加了肾功能评价指标。有研究表明，在肝硬化患者短期预后方面，MELD评分比不包含血清肌酐的Child评分更准确。③MELD评分为连续性定量评分，可对患者病情的严重程度作出较细致区分，克服非连续性定量评分Child分级时的所谓"天花板效应"。

目前，暂无大样本的MELD评分信效度验证。有资料表明，MELD对于肝功能良好（<8分）患者的预测灵敏度为91%，特异度为77%。专家共识指出，MELD评分可以用来预测肝硬化患者肝脏切除术后肝脏功能衰竭的风险，术后1周内MELD评分动态变化有助于预测肝脏功能衰竭的可能性，说明其具有临床使用价值。2022年，亚太肝病研究学会发布的指南也指出，MELD评分≥15分时，应考虑行肝移植。

（2）评估内容及赋值：该评分结合了肾功能状况，考虑到了肝肾综合征这一肝硬化患者的晚期并发症，可对病情严重程度进行精细划分，故被认为可代替Child评分来评估患者接受移植的先后顺序。

$$MELD评分=3.78×ln[胆红素(mg/dL)]+11.2$$
$$×ln(凝血酶原时间国际标准化比值)+9.6×$$
$$ln[肌酐(mg/dL)，1mg/dL=88\mu mol/L]$$
$$+6.4×(病因为胆汁淤滞性或酒精性肝硬化取0，其他取1)$$

结果取整数。MELD评分及意义如表3-16所示。

表 3-16　MELD 评分及意义

分数(分)	意义
≤14	暂无须行肝移植
15～18	列入肝移植等待行列
≥19	需要行肝移植

（3）评估细则：

1）评估时机：与 Child 评分系统的使用频率相似。患者术后 1 周内 MELD 评分应进行动态评估，故此 1 周时间内建议每天评估。

2）评估注意事项：随着患者手术推进，病情动态变化，进行动态评估，对评估的频次进行相应的调整，制定针对性的个体化护理计划。

注意其与常用的 Child 评分系统的区分。关注实验室检查结果反映肾功能变化。

3）评估结果与护理措施：MELD 评分≤14 分为低风险，采取以下护理措施。①一般护理：患者视病情轻重 1～2 周内卧床，充分休息，营养充足，避免饮酒、过度疲劳，饮食易消化的流食或半流食，禁食生冷、辛辣等刺激性食物。遵医嘱给予保肝和抗病毒药物治疗，注意给药方法、剂量、疗程及不良反应。②病情观察：密切观察病情及生命体征的变化，黄疸是否加重，有无出血点；消化道症状有无改善，营养状况，肝功能是否改变，体重、胸围和大小便的变化等。③生活护理：指导患者皮肤护理减轻瘙痒，勿用力搔抓，避免皮肤破损及感染，穿着松软的棉制衣裤，要勤换洗；可用温水擦拭全身，不用刺激性肥皂和化妆品。及时修剪指甲，避免搔抓使皮肤破损，预防感染。④消毒及隔离措施：保持室内空气流通，做好病室环境消毒，做好口腔护理，避免口腔及呼吸道感染；严格无菌操作，做好患者的术后护理。甲肝病毒（HAV）、戊肝病毒（HEV）患者消化道隔离至病后 3 周；乙肝病毒（HBV）、丙肝病毒（HCV）、丁肝病毒（HDV）患者实施血液、体液隔离，出院后最好隔离至乙型肝炎表面抗原（HBsAg）转阴。⑤健康教育：针对病毒性肝炎的疾病特点进行健康指导。⑥心理指导：帮助患者了解肝炎知识，懂得疾病发生发展的经过和预后；及时安慰体贴关心患者，了解患者的需求，及时帮助解决他们的身心不适，合理安排护理人员，消除患者的顾虑，使患者积极配合治疗与护理。⑦饮食指导：急性肝炎饮食宜清淡、低脂肪，慢性肝炎患者应给予高蛋白饮食，病情反复加重者以及怀疑有肝性脑病的患者应限制蛋白质摄入，宜低脂、低盐、高糖类、高维生素、易消化的食物。各型肝炎患者均应禁酒。⑧恢复期指导：患者应以不疲劳为标准，逐渐增加活动量。⑨预防知识的培训与出院指导：患者出院后仍要休息 1～3 个月，恢复工作后按医嘱定期复查，指导家属做好家庭消毒隔离，HAV、HEV 患者做好消化道隔离；注意个人卫生，饭前、便后用肥皂和流动的水洗手；对家庭成员中密切接触者应做好医学隔离观察和个人防护，及时注射疫苗或接种球蛋白。

MELD 评分≥15 分为重症肝炎患者，可采取以下措施。

① 休息与隔离：绝对卧床休息，限制活动。特别强调饭后平卧 15～30 分钟以增加

肝血流量,宜住单间病室。每天用紫外线进行室内空气消毒和消毒液擦拭地板,可有效预防各种感染,认真为患者及家属讲解消毒隔离知识,并取得合作。

② 心理护理:重型病毒性肝炎患者以精神安慰,耐心、细致地做思想工作,消除各种不良刺激,让其有一种安全感。使患者情绪稳定,配合治疗。

③ 饮食护理:加强口腔清洁护理,鼓励患者早进食,少食多餐,饮食清淡。

④ 生活护理:给予患者生活上的帮助。

⑤ 皮肤护理:对严重瘙痒的患者,应给予温水擦洗,勤换内衣,修剪指甲以避免抓破皮肤而引起感染。

⑥ 观察黄疸进展情况:患者的肤色和尿色是否加深或变浅。出现消化道症状时提示病情加重,应做好饮食调理,及早采取治疗措施。

⑦ 预防肝性脑病:肝性脑病是重型病毒性肝炎的严重并发症之一,肝性脑病的先兆是失眠多梦、性格及行为改变。有的表现为兴奋、多语,有的表现为沉默寡言、嗜睡。若患者出现烦躁不安、胡言乱语、定向障碍,说明已进入浅昏迷。应加强病房巡视,对肝昏迷做到早期预防和识别。

⑧ 对出血的护理:嘱重型肝炎患者以流质或半流质饮食为主,避免食纤维素较多和坚硬食物。严密观察和记录患者大便性状、次数,尤其是色泽,并保持大便通畅。

⑨ 病危阶段的护理:在重型肝炎的护理过程中,护士的注意力不仅仅局限于观察重症肝炎本身,还应想到合并心功能不全的可能。注意观察病情变化的先兆症状。例如,心肌炎或心功能不全,不失时机地采取有效措施,以降低病死率。配合医师的治疗,使患者度过危重期。

(四) 案例分析

患者,女性,46 岁。恶心、食欲不振、尿黄 2 周。患者 2 周前无明显诱因出现恶心、食欲不振,食量为平时的 1/3,伴乏力,厌油腻饮食,时有呕吐,为非喷射性,呕吐物为胃内容物,小便深黄至浓茶样,无发热、头痛、腹痛、腹泻等其他不适。当地医院就诊,查肝功能:谷丙转氨酶(ALT) 1 230 U/L,谷草转氨酶(AST) 320 U/L,总胆红素(TBil) 102 μmol/L,直接胆红素(DBil)85 μmol/L,给予保肝对症处理,5 天后复查肝功能较前无好转,现为进一步诊治来院。发病以来,精神欠佳,睡眠稍差,大便正常,体重较前略有下降(具体未测)。既往体健,否认胃病、高血压、肝肾疾病和心脏病史。无肝损伤药物应用史及药物、食物过敏史。无烟酒嗜好。无疫区接触史。子女身体健康,患者母亲及哥哥分别死于"乙型肝炎后肝硬化"和"肝癌",否认其他传染性疾病及遗传病家族史。查体:T 36.5℃,P 78 次/min,R 18 次/min,BP 125/75 mmHg。神志清,精神欠佳。全身皮肤黏膜明显黄染,未见瘀点、瘀斑、皮疹,肝掌(+),胸前可见数枚蜘蛛痣,浅表淋巴结未触及肿大,巩膜黄染。双肺未闻及干湿啰音。心界不大,心率78 次/min,心律齐,各瓣膜听诊区未闻及病理性杂音。腹平软,无压痛及反跳痛,肝脾肋下未及,肝区叩击痛(+),移动性浊音(-)。双下肢无水肿。

实验室检查。肝功能:ALT 1 580 U/L,AST 380 U/L,TBil 152 μmol/L,DBil 124 μmol/L,TP 80 g/L,Alb 45 g/L,PT 30 s。尿胆红素(+),尿胆原(++),尿隐血

（一），尿蛋白（一），HBsAg（＋），HBsAb（一），HBeAg（一）HBeAb（＋）HBcAb（一）。目前诊断为乙型病毒性肝炎，慢性中度。进一步检查肝功能、凝血功能，其他肝炎病毒免疫标志物检查、肝病自身抗体、HBV－DNA 定量检测及腹部 B 超检查。目前予一般治疗：注意休息、清淡饮食，严禁烟酒、避免肝损害药物；对症支持治疗：保肝、降酶及退黄治疗，如 HBV－DNA 阳性则行抗病毒治疗。

问题：请选择合适的量表对患者进行肝功能的评价并提出护理诊断及针对性的护理措施。

第四节　内分泌专科评估

一、糖尿病周围神经病变筛查量表

（一）概述

糖尿病周围神经病变（diabetic peripheral neuropathy，DPN）是常见的糖尿病慢性并发症，其发生与糖尿病病程长短、血糖控制好坏等密切相关，病变可累及神经系统的各个部位。周围神经分为感觉神经和运动神经，以"感觉神经"受累最为常见。患者常常表现为双侧肢端麻木感、针刺感、蚁行感和烧灼感；有的患者表现为感觉减退，四肢好像戴上了手套、袜套，对冷、热、触、扎等刺激不敏感，极易被漏诊而延误救治；还有的患者表现为感觉过敏，甚至连被子的压力都会让患者感觉疼痛难忍。糖尿病周围神经病变往往具有双侧对称、下肢比上肢重、远端比近端重、夜间比白天重的特点。典型的周围神经病变又称为远端对称性多发性神经病变，是糖尿病周围神经病变中最常见的类型，也是导致足部溃疡和肢体截肢的重要原因。神经病变筛查是一种简单、易操作的早期筛查方法，是发现患者是否存在周围神经病变和是否需要进一步进行全面评估和临床干预的过程。

（二）意义

在糖尿病神经病变的早期，由于没有明显的临床症状，患者往往难以察觉。之后随着病情的发展，会陆续出现如手足麻木、疼痛、感觉迟钝、直立性低血压、静息心动过速等各种临床症状，但此时病情往往已不是早期。因此，对糖尿病神经病变进行早期筛查非常必要。只有早发现、早治疗，才有可能避免出现严重并发症或明显疼痛等不良后果。神经病变筛查的目的是评估患者是否存在周围神经病变症状，量化和评估神经病变的严重程度，以期对发生周围神经病变的患者进行临床干预，预防因周围神经病变导致的糖尿病足等远期并发症，也可用于评价治疗效果。

（三）评估表

1. 评估表选择及信效度　选用密歇根神经病变筛查量表（Michigan Neuropathy Screening Instrument，MNSI）。该量表于 1994 年由费尔德曼（Feldman）等专家研制而成。

MNSI 的信度分析,总量表的 Cronbach's α 系数为 0.949;内容效度分析,I-CVI 值均>0.78,对应的 $Kappa$ 值均>0.74,S-CVI/UA=0.87(>0.80),S-CVI/Ave=0.978(>0.90),提示内容效度较理想;结构效度分析,KMO 检测结果为 0.933,巴特利(Bartlett)检验结果为 P<0.05,说明该量表具有良好的结构效度。

2. 评估表详情及赋值　MNSI 主要包括 2 个方面内容:①问卷部分(0~13 分),1~3、5~6、8~9、11~12、14~15 题每回答一个"是"记 1 分;7 和 13 题每回答一个"否"记 1 分;4 和 10 题不记分。②体格检查(0~8 分)。总分 0~21 分,分数越高表明患者神经病变程度越严重。详见表 3-17。

表 3-17　密歇根神经病变筛查量表(MNSI)

项目	得分(分)
一、问卷部分	
1　你的下肢或足部有麻木感吗?	
2　你的下肢或足部曾经有过灼痛的感觉吗?	
3　你的双足有感觉过敏的现象吗?	
4　你的下肢或双足出现过肌肉痛性痉挛的现象吗?	
5　你的下肢或双足出现过刺痛的感觉吗?	
6　当被褥接触皮肤时你有被刺痛的感觉吗?	
7　当你淋浴时,能清楚地感知水温的变化吗?	
8　你曾经有过足部溃疡吗?	
9　你的医师诊断过你患有糖尿病神经病变吗?	
10　你大部分时间会感到虚弱无力吗?	
11　你的症状在夜间是否会更严重?	
12　你的下肢在走路时受过伤吗?	
13　你行走时能感觉到你的双足吗?	
14　你足部的皮肤会因为太干燥而裂开吗?	
15　你进行过截肢手术吗?	
二、体格检查	
指标　　　　　　临床表现	
左足外观　　　　正常	0
异常(畸形、皮肤干燥、胼胝、感染或溃疡)	1
左足溃疡　　　　无	0
有	1
左侧踝反射　　　存在	0
减弱(重叩击出现)	0.5
消失	1

（续表）

项目		得分（分）
二、体格检查		
左拇指振动觉	存在	0
	减弱	0.5
	消失	1
右足外观	正常	0
	异常（畸形、皮肤干燥、胼胝、感染或溃疡）	1
右足溃疡	无	0
	有	1
右侧踝反射	存在	0
	减弱（重叩击出现）	0.5
	消失	1
右拇指振动觉	存在	0
	减弱	0.5
	消失	1

注：神经病变筛查得分＝问卷部分得分＋体格检查得分。问卷部分得分＞7分，且体格检查得分＞2分时：患者存在神经病变，需要制订临床干预计划；问卷部分得分＜7分或（且）体格检查得分＜2分时：每周对患者进行神经病变筛查。

（四）评估细则

1. 评估时机

（1）此表在所有患者入科时进行评分，建议入科 24 小时之内完成评估。

（2）问卷部分得分＜7分或（且）体格检查得分＜2分时，每周对患者进行神经病变筛查。

（3）长期住院患者建议每周复评。

（4）当患者出现评估因素改变时，需复评。

2. 评估注意事项

（1）踝反射检查：让患者跪于椅子上，两足悬空自然下垂并距椅边约 2 cm 处，用左手把持患者足尖并使之稍背屈，右手持小木槌叩击跟腱。正常反应为腓肠肌收缩，足向跖侧屈。如叩击后不能向跖侧屈曲，为踝反射缺失。

（2）振动觉检查：将 128 Hz 音叉放在足部骨性突起部位，检查震动觉情况。

（3）糖尿病患者甲病护理评估框架图。

此外，白姣姣撰写的《糖尿病患者甲病护理的专家共识》要点解读，为临床规范开展糖尿病甲病护理评估及畸形指甲护理提供参考依据。评估框架图见图 3-1，畸形指甲处理方案见图 3-2。

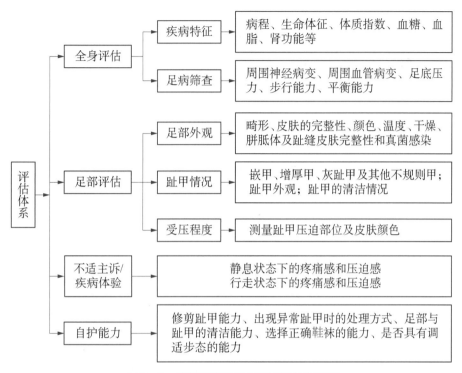

图3-1 糖尿病患者甲病护理评估框架图

3. 评估结果与护理措施 该量表总分为0～21分,风险等级划分及相对应护理措施如下。

(1) 问卷部分得分>7分,且体格检查得分>2分,患者存在神经病变,需要制订临床干预计划,应通知医师。

(2) 问卷部分得分<7分或(且)体格检查得分<2分,患者无神经病变,对患者进行健康教育、关注患者神经病变情况,每周对患者进行复评。

(五) 案例分析

现病史:患者,张某,女性,72岁,确诊为2型糖尿病,13年前发现高血糖,后来采用胰岛素治疗,但是平日未正规监测血糖。1个月前,患者左足开始出现水疱,当时不痛不痒,不影响正常生活,所以患者并未给予足够的重视。水疱逐渐破溃后,于2021年12月入院接受治疗,入院时空腹血糖6.5 mmol/L(118 mg/dL)[正常值5.6 mmol/L(100 mg/dL)],胰岛素水平14.4 IU/mL(正常值7 IU/mL)。体格检查:体重90.3 kg(BMI:32 kg/m^2),体脂42.7%。患者左足干裂,有麻木灼痛刺痛感,夜间症状加重,无法清楚感知水温变化,时常感觉虚弱无力。左足踝反射消失、左拇趾震动觉消失。

问题:(1) 该患者MNSI评分为多少?

(2) 是否需要制订临床干预计划?

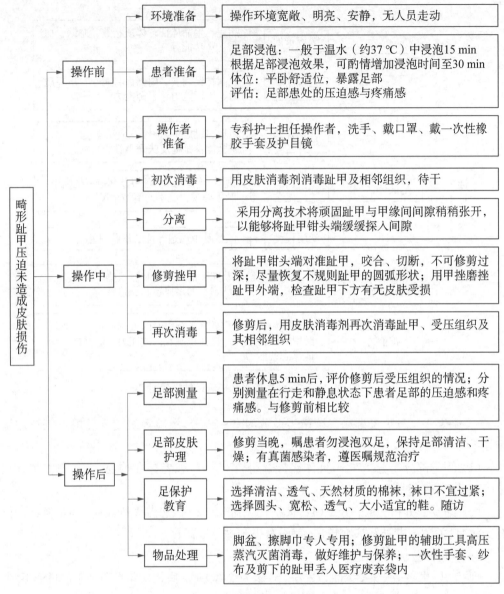

图 3-2 畸形趾甲处理方案

二、糖尿病知识测试

(一) 概述

1995 年,联合国糖尿病日提出"糖尿病和教育,降低无知的代价"的主题。掌握正确的糖尿病防控知识,可以帮助患者早诊断、早治疗、早达标和早获益。患者和家属群体更需要专科知识来指导或进行患者自身的血糖管理,密西根糖尿病知识测试问卷(the Michigan Diabetes Knowledge Test,MDKT)是一种简便、易操作的问卷,用于评估患者糖尿病知识掌握度。

（二）意义

密西根糖尿病知识测试问卷目的是评估患者糖尿病知识掌握情况，从而为患者提供针对性的健康教育。

（三）评估表

1. 评估表选择及信效度 选用密西根糖尿病知识测试问卷。该问卷是美国密西根糖尿病研究及培训中心在糖尿病知识测试问卷的基础上发展而来的。

MDKT 的效度分析，该问卷应用于糖尿病中心及社区，结果显示其 Cronbach's α 为 0.70 以上，并表现出较好的效度。

2. 评估表详情及赋值 MDKT 由 23 个问题组成，内容包括糖尿病饮食、运动、检查项目、低血糖和高血糖、足部护理、慢性并发症及合并其他疾病时的处理问题及胰岛素使用几方面的知识，前 14 题适用于不使用胰岛素治疗的患者，如使用胰岛素治疗者回答全部问题。评定方法：DKT 的每个问题均有 4 个选项，其中只有一个正确答案，答对得分，答错、不回答或回答"不知道"均不得分，将得分累加后转化为 0～100 线性等级的标准分，得分越高代表对糖尿病知识掌握的程度越好。详见表 3-18。

表 3-18 密西根糖尿病知识测试问卷

问题	答案
1. 糖尿病饮食是?	
A	很多美国人吃
B	对大多数人来说是健康饮食
C	对多数人来说碳水化合物含量太高
D	对多数人来说蛋白质含量太高
2. 以下哪一项碳水化合物含量最高?	
A	烤鸡
B	瑞士奶酪
C	烤马铃薯
D	花生酱
3. 以下哪一项脂肪含量最高?	
A	低脂牛奶
B	橘子汁
C	玉米
D	蜂蜜
4. 以下哪一项是低糖食品?	
A	任何无糖食物
B	任何营养食物
C	任何在标签上标明无糖的食物
D	任何每份热量少于 83.7 kJ(20 kcal)的食物
5. 糖化血红蛋白检测反映的是过去多长时间的血糖平均值?	
A	1 天

问题	答案
B	1周
C	6～10周
D	6个月
6. 最佳的检测血液葡萄糖浓度的途径是？	
A	尿检
B	血液检测
C	两者均可
7. 无糖果汁对血糖的影响是？	
A	降低
B	升高
C	不影响
8. 下列哪项措施对处理低血糖无效？	
A	3块硬糖
B	半杯橘子汁
C	1杯饮用水
D	1杯脱脂牛奶
9. 运动对血糖的影响是？	
A	降低
B	升高
C	无影响
10. 感染会引起？	
A	血糖升高
B	血糖降低
C	血糖无变化
11. 足部护理的最佳方法是？	
A	每天洗脚，并检查足部
B	每天用酒精泡脚
C	每天泡1小时脚
D	买比自己平时大一号的鞋
12. 进食低脂食物减少了（　　）的风险？	
A	神经病变
B	肾脏病变
C	心脏病变
D	视网膜病变
13. 麻木刺痛是（　　）的特征？	
A	肾脏病变
B	神经病变
C	视网膜病变
D	肝脏病变

（续表）

问题	答案
14. 以下哪一项和糖尿病没有联系？	
A	视力问题
B	肾脏问题
C	神经问题
D	肺部问题
15. 酮症酸中毒的特征症状包括？	
A	发抖
B	出汗
C	呕吐
D	低血糖
16. 糖尿病患者患感冒哪项处理是正确的？	
A	需要胰岛素量减少
B	少饮水
C	多吃蛋白质类食物
D	加强监测血糖和酮体的频率
17. 中性鱼蛋白哈格多恩（Hagedorn）珠蛋白胰岛素（NPH）的作用时间？	
A	1～3 小时
B	6～12 小时
C	12～15 小时
D	大于 15 小时
18. 患者在午餐前发现早餐前胰岛素遗忘注射，应该怎么做？	
A	不吃午饭降低血糖
B	按照早餐前胰岛素剂量注射
C	按照早餐前剂量的 2 倍进行注射
D	先测血糖，根据血糖决定应该注射多少剂量胰岛素
19. 如果患者刚开始有低血糖反应，此时应该？	
A	锻炼
B	卧床休息
C	喝一些果汁
D	按常规注射胰岛素
20. 造成低血糖的原因有？	
A	胰岛素剂量过大
B	胰岛素剂量过小
C	进食过多
D	运动量过少
21. 如果注射了胰岛素却没有进食会引起血糖（　　）？	
A	升高
B	降低
C	保持不变

（续表）

问题		答案
22. 高血糖一般是由于(　　　)?		
	A	胰岛素剂量不足
	B	遗忘进食
	C	不吃零食
	D	尿中有大量酮体
23. 以下哪一项最可能引起低血糖?		
	A	大量运动
	B	感染
	C	饮食过量
	D	未注射胰岛素

（四）评估细则

1. 评估时机

（1）此表是所有患者入科时对患者或家属进行评分,建议入科 24 小时之内完成评估。

（2）提供糖尿病健康指导后建议对患者或家属进行复评。

2. 评估注意事项

（1）患者神志不清楚或其他无法配合完成问卷的情况,可由照护者完成。

（2）评估患者糖尿病知识水平的同时,收集患者性别、文化程度、工作情况、经济条件等人口经济学特征,以及糖尿病病程、治疗措施及共病等因素。

（五）案例分析

患者,女性,68 岁,1 年前无明显诱因出现食量增加,由原来每天 450 g 到每天 550 g,最多达 800 g,而体重却逐渐下降,2 个月内体重减轻了 3 kg 以上,同时出现口渴,喜欢多喝水,尿量增多。血糖控制平稳后自行暂停胰岛素使用。在午餐前发现早餐前胰岛素遗忘注射,则按照早餐前剂量的 2 倍进行注射。每天泡一小时脚进行足部护理预防糖尿病足。

问题:（1）该患者 MDKT 评分为多少?

　　　　（2）该患者糖尿病知识存在哪些误区?

三、糖尿病自我管理行为评估

（一）概述

糖尿病自我管理是控制血糖、血脂、血压达标,防止和延缓糖尿病并发症的发生发展的重要手段,包括疾病监测、饮食调整、合理运动及药物治疗等多个方面。糖尿病自我管理行为量表是一种简洁且操作方便的评估工具,用于评估糖尿病自我管理行为水平。

（二）意义

糖尿病自我管理行为的目的是评估糖尿病患者自我管理情况,从而为患者提供及时的反馈信息,提高自我管理项目的实效性。

（三）评估表

1. 评估表选择及信效度　选用糖尿病自我管理行为量表(the summary of diabetes self-care activities measure，SDSCA)。该量表是图贝尔(Toobert)和格拉斯哥(Glasgow)开发并修订的用于测量糖尿病患者自我管理行为的自我报告问卷,朱丽等专家于2014年将其汉化。

SDSCA的信度分析,重测信度在0.425~0.774之间,总量表Cronbach's α系数为0.918,表明该量表具有非常好的内部一致性信度;效度分析,量表结构具有最佳的拟合指数($\chi^2/df=2.122$,残差均方根＝0.022,近似误差均方根＝0.052,相对拟合指数和拟合优度指数均超过0.989),自我管理行为与血糖控制水平间的相关系数为0.806。

2. 评估表详情及赋值　SDSCA包括11个项目,涉及饮食(4个项目)、锻炼(2个项目)、血糖监测(2个项目)、足部护理(2个项目)和吸烟状态(1个项目)5个方面,测量糖尿病患者在过去1周内的一般性自我管理行为。在计分方面,采用了类似于李克特式的计分方式,其中饮食的前2个项目、锻炼、血糖监测、足部护理可获得平均天数(得分),而饮食的后2个项目(测量特殊饮食状况,包括蔬菜和高脂肪食物两个方面)和吸烟状态则需单独计分。每个条目分值0~7分,第4题的计分为反向计分题,总分0~77分,分值越高,表示患者对糖尿病的自我管理水平越高。详见表3-19。

表3-19　糖尿病自我管理行为量表

项目	描述
	问卷部分
1	在过去7天里,你有几天遵从了糖尿病饮食?
2	在过去1个月里,你每星期平均有几天遵从了糖尿病饮食表?
3	在过去7天里,你有几天食用了5种以上的水果和蔬菜?
4	在过去7天里,你有几天食用了高脂肪的食物。例如,牛肉、羊肉或者全脂乳制品?
5	在过去7天里,你有几天的运动是超过30分钟的?(30分钟是指连续活动的时间,包括散步)
6	除了做家务或工作,在过去7天里,你有几天参加了一些特殊的锻炼项目(例如,游泳、散步、慢跑或者骑自行车)?
7	在过去的7天里,你有几天测量了血糖?
8	在过去7天里,你有几天是按照医护人员建议的测血糖次数对自己进行了血糖监测?
9	在过去7天里,你有几天检查了自己的双足(有无破损、溃烂及发黑等异常)?
10	在过去7天里,你有几天对鞋子的里面进行了检查?
11	在过去7天里,你有几天抽过烟?

（四）评估细则

1. 评估时机

(1) 此表于所有患者入科时进行评分,建议入科24小时之内完成评估。

(2) 长期住院患者建议每周复评。

2. 评估注意事项

(1) 评估时,要求患者神志清楚、能配合完成问卷内容。

(2) 评估患者糖尿病自我管理行为的同时,收集患者性别、文化程度、工作情况和经济条件等人口经济学特征,糖尿病病程、治疗措施、残疾及共病等身体问题,以及心理状况、社会支持水平等因素。

(五) 案例分析

患者,女性,54 岁,8 年前被确诊为 2 型糖尿病,伴有轻度高血压,无冠状动脉疾病和糖尿病其他并发症。目前,该患者使用胰岛素降糖治疗,但血糖控制不佳。最近的糖化血红蛋白(HbA1c)检测结果为 10%～12%。患者不抽烟,过去 7 天里,4 天遵从糖尿病饮食,3 天食用 5 种以上水果,2 天食用红烧肉和全脂牛奶,仅 1 天运动时间超过 30 分钟,未参加过特殊锻炼项目,3 天测量血糖但未按医嘱测量,2 天检查了双足及鞋子里面。

问题:(1) 该患者 SDSCA 评分为多少?

(2) 该患者自我管理行为需要作出哪些改进?

四、甲状腺危象评分量表

(一) 概述

甲状腺危象是一种危及生命的内分泌急症,需要紧急治疗。其发生原因可能与循环内甲状腺激素水平急骤增高有关,多发生于严重或久患甲亢未治疗或治疗不充分者,常见诱因有感染、手术、创伤和精神刺激等,患者最常见的死因为多器官功能衰竭。因此,早期发现、及时诊断和强化治疗将提高甲状腺危象患者的生存率。由于甲状腺危象缺乏特异性诊断指标,早期诊治存在困难,导致病死率较高。2021 年,中华医学会急诊医学分会《甲状腺危象急诊诊治专家共识》推荐联合应用 Burch-Wartofsky 评分(BWPS)和甲状腺危象的日本甲状腺协会(JTA)诊断标准,以提高临床诊断的准确性。

(二) 意义

甲状腺危象评分目的是以临床表现为依据,判断甲状腺危象或疑诊甲状腺危象,从而尽早开始治疗,以降低病死率。Burch-Wartofsky 评分量表(BWPS)和日本甲状腺协会(JTA)标准都是基于临床经验的评分系统,其中 BWPS 还考虑了多器官受累的严重程度。

(三) 评估表

1. 评估表选择及信效度 选用 Burch-Wartofsky 评分量表(BWPS)和日本甲状腺协会(JTA)标准。Burch-Wartofsky 评分量表(BWPS)1993 年由 Burch 等专家提出,近 20 年来,BWPS 已广泛应用于甲状腺危象的诊断,但该诊断标准过于敏感,假阳性率较高。2012 年,日本甲状腺协会(JTA)提出了新的甲状腺危象诊断标准。该标准是在 99 例文献病例和 7 例现有患者的基础上制定的。

2. 评估表详情及赋值 Burch-Wartofsky 评分量表(BWPS)包括体温调节障碍、中枢神经系统症状、心动过速或心房颤动、充血性心力衰竭、胃肠道/肝功能不全、中枢神经系统症状以及诱发因素等 7 个诊断参数项目,总分 10～140 分。BWPS 评分＞45 分提示甲状腺危象(表 3 - 20)。

表 3-20 Burch-Wartofsky 评分量表

诊断参数	评分(分)
体温调节障碍	
体温(℃)	
37.2~37.7	5
37.8~38.2	10
38.3~38.8	15
38.9~39.4	20
39.5~39.9	25
≥40.0	30
心血管系统异常	
心动过速(次/min)	
100~109	5
110~119	10
120~129	15
130~139	20
≥140	25
心房纤颤	
无	0
有	10
充血性心力衰竭	
无	0
轻度(足面水肿)	5
中度(双肺底湿啰音)	10
重度(肺水肿)	20
胃肠-肝功能异常症状	
无	0
中度(腹泻,腹痛,恶心/呕吐)	10
重度(不明原因黄疸)	15
中枢神经系统症状	
无	0
轻度(躁动)	10
中度(谵妄,精神错乱,极度昏睡)	20
重度(惊厥,昏迷)	30
诱因	
无	0
有	10
总分:	
>45	甲状腺危象
25~45	危象前期
<25	不提示甲状腺危象

JTA 标准提出,甲状腺毒症是诊断甲状腺危象的先决条件,其他标准包括中枢神经系统症状、发热、心动过速、充血性心力衰竭和胃肠道/肝功能不全。由于甲状腺危象为多器官失代偿,强调上述症状的组合,症状合并越多,甲状腺危象的可能性就越大。JTA 标准认为中枢神经系统症状对甲状腺危象的诊断比其他症状更重要。在 JTA 标准中,满足条件 TS1 为确诊甲状腺危象,满足条件 TS2 为疑诊甲状腺危象。详见表 3-21。

表 3-21　甲状腺危象的 JTA 诊断标准

项　目	内　容

先决条件:

有甲状腺毒症症状,且血清 FT_3 或 FT_4 水平升高

症状:

① 中枢神经系统(CNS)症状:躁动、谵妄、精神异常/精神错乱、嗜睡/昏睡、昏迷(日本昏迷量表≥1 或格拉斯哥昏迷量表≤14);② 发热:≥38℃;③ 心动过速:心率≥130 次/min 或心房颤动时心室率≥130 次/min;④ 充血性心力衰竭(CHF):肺水肿、双肺湿啰音(超过 50%肺野)、心源性休克、NYHA 分级Ⅳ级或 Killip 分级≥Ⅲ级;⑤ 胃肠道/肝脏症状:恶心、呕吐、腹泻或总胆红素水平≥51.3 μmol/L(3.0 mg/dL)

诊断:

TS 分级	特征组合	诊断条件
TS1	首选组合	甲状腺毒症联合至少一种 CNS 症状,以及发热、心动过速、CHF 或胃肠道/肝脏症状
TS1	替代组合	甲状腺毒症联合以下至少 3 种症状组合:发热、心动过速、CHF 或胃肠道/肝脏症状
TS2	首选组合	甲状腺毒症联合以下 2 种症状组合:发热、心动过速、CHF 或胃肠道/肝脏症状
TS2	替代组合	患者满足 TS1 诊断条件,但血清 FT3 或 FT4 不可获得

排除与规定:

如果其他伴随疾病明确引起了如下任何症状,可排除甲状腺危象所致:发热(如肺炎和恶性高热),意识障碍(如精神疾病和脑血管疾病),心力衰竭(如急性心肌梗死)和肝病(如病毒性肝炎和急性肝衰竭)。因此,确定症状是由甲状腺危象所致或只是某种伴随疾病的表现是困难的,当伴随疾病作为诱发因素引起上述症状时,则该症状应视为由甲状腺危象所致,对此需要进行临床判断。

注:TS1,"确诊"TS;TS2,"疑似"TS。

(四) 评估细则

1. 评估时机

(1) 此表于甲状腺功能亢进患者入科时进行评分,建议入科 24 小时之内完成评估。

(2) 量表内患者相关诊断条件及甲亢危象相关症状发生变化时,需进行复评。

(3) 长期住院患者建议每周复评。

2. 评估注意事项

(1) 若临床怀疑甲状腺危象或甲状腺危象前期,应立即评估血清游离 T_3(FT_3)、游

离 T_4（FT_4）和促甲状腺激素（TSH）水平。

（2）推荐联合应用 BWPS 和 JTA 标准诊断甲状腺危象，以提高临床诊断准确性。

（五）案例分析

患者，74 岁，女性，因为呼吸困难和胸痛入院。患者 11 年前因心力衰竭被诊断出甲亢，并接受药物治疗。但是，几年前患者停止服用甲亢药物，最近 1 次入院前 2 个月，因为体重减轻，进行甲状腺功能检查，被诊断为复发性甲状腺功能亢进。但是，患者拒绝再次接受抗甲状腺药物治疗。

患者体温 38.9℃，胸片检查显示双侧肺水肿和胸腔积液，心电图检查显示心房颤动（图 3-3）。超声心动图（TTE）检查显示中度左心室功能不全（射血分数为 43%），在右冠状动脉（RCA）和左旋支动脉（LCX）区域出现局部室壁运动异常。随后的冠状动脉造影显示 RCA 的慢性完全闭塞（CTO），LCX 产生侧支血流，LCX 阻塞 90%，左前降支（LAD）中部阻塞 80%。甲状腺功能检测：TSH 降低（0.01 μIU/mL；参考范围：0.55～4.78 μIU/mL），T_3（2.39 ng/mL；参考范围：0.6～1.81 ng/mL）和游离 T_4（3.321 ng/dl；参考范围：0.89～1.76 ng/dl），甲状腺球蛋白和甲状腺过氧化物酶抗体阳性。

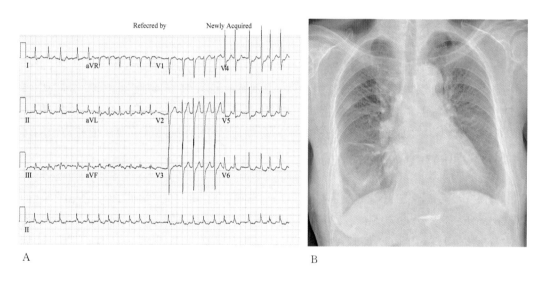

图 3-3　患者入院时心电图显示房颤（A），胸片显示肺水肿和胸腔积液（B）

问题：（1）应选择何种量表判断是否发生甲状腺危象？

（2）该患者是否发生了甲状腺危象？

五、食物成瘾评估

（一）概述

食物成瘾（food addiction，FA）指人们对某种食物形成了依赖，长时间无法理性地控制这种食物的食用时间和摄入量，一旦获取不到该种食物，患者会产生戒断、渴求等行为特征，产生类似于烟瘾等的表现。早在 1956 年，就有研究表明人类会对一些食物产生依赖,如玉米、小麦、咖啡、牛奶、鸡蛋和土豆等,引发成瘾的食物多是高盐、高糖、高脂的。因此,很容易造成能量超标,出现各种健康问题。从神经生物学的角度来看,越来越多的证据表明,食物成瘾与药物成瘾的犒赏机制有相似之处,最大的共性是它们能够激活大脑奖赏回路中多巴胺的连接反应。1989 年,有研究者指出人类进食是应激行为之一,食物成瘾同药物滥用的成瘾机制十分相似,是受人类脑中的犒赏系统-中脑边缘的多巴胺系统的调控,与药物滥用时多巴胺系统的犒赏机制类似。主要涉及多巴胺、乙酰胆碱、阿片类物质和 γ-氨基丁酸等神经递质。进食会引起多巴胺的分泌增加,乙酰胆碱与饱腹感有关,随着进食量的增多,乙酰胆碱分泌增多,而多巴胺、乙酰胆碱的释放与 γ-氨基丁酸的合成和运输相关,γ-氨基丁酸能兴奋动物的进食中枢,从而增加进食量。当人们长期摄入某种渴望的食物时,体内的多巴胺分泌增多,与多巴胺 D_1 受体结合增加,与 D_2 受体结合减少;而乙酰胆碱则与 M_2 受体结合增加,与 M_1 结合减少,推迟乙酰胆碱的释放,从而使人处于进食兴奋状态。阿片类物质能缓解疼痛,产生满足感,而中枢神经系统给予阿片样激动剂时亦会增加进食。当人无法控制自己的食欲导致过量进食时,就会在暴食、戒断、渴求等症状间循环往复,最终导致食物成瘾。耶鲁食物成瘾量表(Yale Food Addiction Scale,YFAS)是一种自我报告的评估工具,用于评估受试者(如肥胖人群)过去一年的饮食模式,从而评价受试者是否食物成瘾(FA)。

(二) 意义

YFAS 用来确认近 1 年对某种类型食物(如高脂肪、高糖分食物)的成瘾症状,目的是分析受试者的食物成瘾问题,帮助受试者识别饮食摄入偏好,以便医护人员帮助患者养成良好的营养习惯,设定健康的饮食目标等,进一步探讨食物成瘾机制并研究其相关指标有助于理解食物成瘾与肥胖的关系,寻找预防肥胖的方法并有效解决肥胖带来的各种危害。

(三) 评估表

1. 评估表选择及信效度　　选用 YFAS,该量表由耶鲁大学心理学系盖尔哈德(Gearhardt)等于 2009 年设计。2015 年,我国学者将其引入并验证该量表 YFAS-R-C 的单因子结构,21 个原始项目 Cronbach's α 系数为 0.857,症状项目组间相关性为 0.72,诊断标准组间相关性为 0.69。

2. 评估表详情及赋值　　YFAS 易于理解、方便调查者和被调查者使用,但比较繁琐,研究者把 YFAS 整理成表格形式,详见表 3-22。YFAS 问卷通过了解受试者过去 1 年的饮食模式,从以下 8 个维度来评估 FA 情况:①对某种食物的进食量较预期过多;②持续渴求某种食物或尝试戒断但不成功;③花费更多时间、精力寻求食物或处理过度进食带来的负面影响;④食物或进食行为影响到自己的工作、家庭生活或社交能力;⑤即使知道过度进食可能引起的不良后果,仍继续食用某种类型或同种数量的食物;⑥对食物产生耐受性;⑦出现戒断症状(食物渴求、身体不适及情绪焦虑等);⑧引起临床意义的损害(肥胖等)。前 7 项用于评估食物成瘾症状,患者选择回答"是"或"否","是"计 1 分,"否"计 0 分,每项得分相加总分为症状计数(取值范围 0~7 分)。症状计数≥3 的同时满足第 8 项,即诊断为食物成瘾。

表 3-22 耶鲁食物成瘾量表

序号	在过去的 1 年中	得分(分)
1	对于某些特定食物,我吃的量会比计划的量多	
2	尽管不饿,我也会继续吃特定食物	
3	我会吃某些特定食物直到觉得身体不适	
4	不吃或少吃某些特定食物会令我焦虑	
5	饮食过量后的很长时间,我觉得懈怠或疲乏	
6	我发现自己整天不断地吃某些特定食物	
7	当发现缺少某些特定食物时,我会通过各种方法去获得。例如,即使家里有其他食物,我还会去超市买这些特定食物回来	
8	有时候我频繁进食某些特定食物或者进食过多,甚至减少工作及与家人朋友相处的时间,错过某些重要事情或者喜爱的娱乐活动	
9	有时候因为进食某些特定食物频繁或者过多,我需要花费时间处理因过量进食带来的负面情绪,以至于减少了工作和家人朋友相处的时间,错过某些重要事情或者喜爱的娱乐活动	
10	有时候我会为了避免自己过多食用某些食物而不参加一些提供某些食物的社交活动	
11	有时候我会因为不提供某些食物而不参加一些社交活动	
12	当我减少或不吃某些特定食物时,会出现戒断症状,如激动、焦虑或者其他身体症状(请除外由于减少咖啡因类饮料,如苏打汽水、咖啡、茶、功能饮料等引起的戒断症状)	
13	为预防已存在的激动、焦虑或其他身体症状,我会进食某些食物。(请除外由于减少咖啡因类饮料如苏打汽水、咖啡、茶、功能饮料等引起的戒断症状)	
14	当减少或停止进食某些食物时,我反而有更多的欲望和冲动去吃这些食物	
15	对于自己对食物和饮食的行为,我很苦恼	
16	由于食物和饮食的影响,我不能有效地发挥自己的能力(日常生活、工作/学习、社会活动、家庭生活、健康问题)	

以上问题的答案得分评定如下:从不(0 分),1 个月 1 次(1 分),1 个月 2~4 次(2 分),1 个星期 2~3 次(3 分),每天≥4 次(4 分)

17	我的进食已经引起了明显的心理问题,如抑郁、焦虑、自我厌恶或内疚感	
18	我的进食已经引起了明显的身体问题或使原有的身体问题更糟	
19	即使有情绪和(或)身体问题,我仍进食相同类型或相同数量的食物	
20	随着时间的推移,我发现自己需要吃越来越多的食物以得到我想要的感觉,如减少负面情绪或增加快感	
21	我发现吃相同量的食物量并不能像以前一样,减少我的负面情绪或增加愉快感情	
22	我想减少或停止进食某些特定食物	
23	我曾尝试减少或停止进食某些特定食物	
24	我已成功减少或停止进食某些特定食物	

（续表）

序号	在过去的 1 年中	得分（分）

以上问题的答案得分评定如下：是（1 分）和不是（0 分）

25 　在过去 1 年中，你曾几次尝试减少或停止进食某些特定食物

以上问题将具体次数作为得分。

　　将上述问题的得分按照下面的要求得出换算得分（表 3-23）：

　　使用说明：A＝(B)。A 为换算得分，B 为问卷问题答案得分。

表 3-23　换算得分表

问题	换算分数（分）
问题 19、20、21、22	0＝(0)，1＝(1)
问题 24	0＝(1)，1＝(0)
问题 8、10、11	0＝(0～1)，1＝(2～4)
问题 3、5、7、9、12、13、14、15、16	0＝(0～2)，1＝(3～4)
问题 1、2、4、6	0＝(0～3)，1＝(4)
问题 25	0＝(0～4 次)，1＝(5 次)

　　总换算得分：0 为"不符合"，≥1 为"符合"。

　　符合以下 2 种及以上症状就表明存在食物成瘾（表 3-24）。

表 3-24　问题与换算分数对照表

问题	换算分数（分）
(1)	物质摄入比计划的量更大或时间更长（问题 1、2、3 总换算得分）
(2)	持续渴求或尝试戒除但不成功（问题 4、22、24、25 总换算得分）
(3)	在获得物质、使用物质或从其影响中恢复的必要活动方面花费大量时间（问题 5、6、7, 总换算得分）
(4)	反复使用物质，导致不能履行在工作、学校或家庭中的主要角色义务（问题 8、9、10、11 换算总得分）
(5)	虽然认识到物质可能引起的不良后果（社会或人际关系问题、生理或心理问题等），仍继续使用（问题 19 换算得分）
(6)	耐受（问题 20、21 换算总得分）
(7)	戒断（问题 12、13、14 换算总得分）
(8)	因使用该物质导致临床上的损害或压抑（问题 15、16 换算总得分）

（四）评估细则

1. 评估时机

（1）此表于所有肥胖及糖尿病患者入科时进行评分，建议入科 24 小时之内完成

评估。

（2）长期住院患者建议每周复评。

2.评估注意事项

（1）评估时，要求患者神志清楚，能配合完成问卷内容。

（2）人们往往容易对以下食物成瘾：

1）甜品，如冰淇淋、巧克力、甜甜圈、曲奇饼、蛋糕和糖果。

2）精制淀粉类食物，如白面包、意大利面。

3）咸味小吃，如薯条、椒盐脆饼和饼干。

4）脂肪含量丰富的食物，如牛排、培根、汉堡、芝士汉堡、披萨饼和炸薯条。

5）含糖饮料，如苏打水。

（3）2015年，美国与其他国家最常使用来诊断精神疾病的指导手册《精神疾病诊断与统计手册》中提出，诊断对某种物质是否存在"成瘾疾患"的标准应包括三点：产生耐受性、具有戒断症状和具有依赖性。在最近更新的版本里还加上了一条——"渴求，或有强烈欲望，或迫切想要摄取物质"（图3-4）。

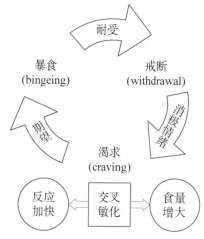

图3-4 食物成瘾循环示意图
引自：郑明静，等.食品科学，2014.

（五）案例分析

患者李某，女性，公司文员，21岁，身高1米55，体重145斤，体态非常肥胖。前段时间，李某因为和家人争吵导致心情不太好，逐渐患上一种怪病。拼命吃很多东西后，她竟然吃泻药，腹泻后继续吃，周而复始，发展到后来甚至用手指催吐。她吃某些食物时，往往比预计多吃很多，会吃到身体不适的程度，某些食物的摄入减少或者不吃会感到焦虑，在吃多了之后会长时间感到迟缓和疲劳，一整天都时不时地吃某些高热量食物，当发现某些食物没有时会出去采购一些，有几次花时间缓解因吃太多某些食物带来的心理负担，而不能参加一些重要活动和她喜欢的娱乐活动。经常为了避免自己过多食用某些食物而不参加一些提供某些食物的社交活动，当停止喝可乐时，会出现激动、焦虑等戒断症状，为了减轻激动、焦虑而去吃其他高热量食物。这些行为给李某带来了很大的痛苦，导致她难以高效率地生活。

问题：（1）该患者YFAS得分多少？

（2）该患者是否存在食物成瘾现象？

第五节 血液专科评估

血液、淋巴系统肿瘤属于对化疗药物高度敏感的肿瘤，部分可以通过药物获得根治。化疗药物区别于其他药物的一个特征是在正常的治疗剂量下常会发生可预料的严重反应,其中化疗相关口腔黏膜炎(oral mucositis,OM)和恶心、呕吐是最常见的反应。口腔黏膜炎持续疼痛严重影响患者的营养摄入和生活质量,严重时可导致口腔黏膜广泛糜烂,疼痛剧烈,甚至引起败血症等全身症状。化疗后恶心、呕吐不仅能导致患者食欲不佳、营养缺乏、脱水和电解质失衡,还会降低患者对治疗的依从性,使患者拒绝进一步化疗,被迫中止有效的治疗。因此,及时、有效地预防化疗相关口腔黏膜炎和恶心、呕吐,对提高血液恶性肿瘤患者生活质量、保证化疗的顺利进行有重要意义。

一、放化疗相关口腔黏膜炎口腔评估

(一) 概述

放化疗相关口腔黏膜炎是指由于放疗和(或)化疗影响上皮细胞的更新和代谢,引起口腔黏膜上皮组织损伤而出现的炎症或溃疡性病变,表现为口腔黏膜的红斑、水肿、糜烂和溃疡。口腔评估指南(oral assessment guide,OAG)是评估放化疗患者口腔黏膜炎的测评工具,是发现患者是否存在口腔黏膜炎和是否需要进一步预防和治疗的过程。

(二) 意义

口腔黏膜炎是放化疗常见的并发症之一,会对患者的饮食、睡眠、说话产生一定影响,严重影响放化疗患者的生存质量。OAG 的目的是评估患者在放化疗全程是否发生口腔黏膜炎,根据口腔黏膜炎发生的分级给予治疗及预防措施,降低放化疗相关口腔黏膜炎的发生及减轻患者的痛苦。

(三) 评估表

1. 评估表选择及信效度　选用 OAG 是最早出现的口腔评估工具。1999 年,安德森(Andersson)改良该评估表,并用于血液病患者口腔评估。

OAG 的信度分析,$Kappa$ 值 $K = 0.77$;内容效度由顾艳荭等工作小组在文献研究的基础上对其进行充分阐述,从而保证了较好的内容效度。

2. 评估表详情及赋值　OAG 主要包括 8 个方面内容:①声音(1～3 分);②吞咽功能(1～3 分);③嘴唇(1～3 分);④舌(1～3 分);⑤唾液(1～3 分);⑥黏膜(1～3 分);⑦牙龈(1～3 分);⑧牙齿(1～3 分)。总分 8～24 分。详见表 3 - 25。

表 3 - 25　口腔评估指导

评估种类	数值评分等级		
	1 分	2 分	3 分
声音	正常	深沉/刺耳	说话困难/疼痛
吞咽功能	正常吞咽	吞咽时轻微疼痛	不能吞咽
嘴唇	粉红、湿润、光滑	干燥、有裂口	有溃疡或出血
舌	淡红、湿润、舌乳头存在	舌苔增厚、舌乳头消失、舌面光亮、颜色发红或不变	出现水疱或破溃
唾液	无色、稀薄、呈水状	厚重呈黏液状	缺少

（续表）

评估种类	数值评分等级		
	1分	2分	3分
黏膜	淡红、湿润	颜色变红、覆有白色物质，但未出现溃疡	出现溃疡、伴或不伴有出血
牙龈	呈粉红色、质坚韧	水肿，伴有或不伴有发红，有白斑	压之出血或自发性出血、有白斑
牙齿	清洁无残渣	局部出现牙菌斑或齿间留有残渣	大范围存在牙菌斑或残渣

（四）评估细则

1. 评估时机

（1）放化疗前患者进行口腔黏膜情况评估。

（2）放化疗期间每日评估口腔黏膜1次，如发生口腔黏膜炎，评估口腔黏膜炎分级（表3-26），评估至愈合或治疗结束后2周，指导患者出院后自我评估。

表3-26　WHO口腔黏膜炎分级标准

级别	分级标准
0级	无症状
1级	口腔黏膜出现红斑，伴有疼痛，但不影响进食
2级	口腔黏膜出现红斑、溃疡，但能进食固体食物
3级	口腔黏膜出现严重的红斑和溃疡，不能进食固体食物
4级	溃疡融合成片，有坏死，不能进食

（3）当患者出现评估因素改变时，需复评。

2. 评估注意事项

（1）声音：与患者交流，听患者的声音。

（2）吞咽功能：让患者做吞咽动作，观察其吞咽时的反应；用压舌板轻轻按压患者舌根部，测试吞咽反射（不能自主吞咽患者）。

（3）嘴唇：采用视、触的方法进行评估。

（4）舌：采用视、触的方法进行评估。

（5）唾液：将压舌板放入口腔内，轻触舌的中部或口腔底部。

（6）黏膜：视觉观察黏膜表面情况。

（7）牙龈：用压舌板顶端轻轻按压牙龈组织。

（8）牙齿：视觉观察牙齿外观。

3. 评估结果与护理措施　该量表分为：8分为口腔情况正常，9～16分为口腔情况轻度缺陷，17～24分为口腔情况中度缺陷。风险等级划分及相对应护理措施如下。

（1）口腔情况正常：

1）鼓励患者每日自我评估口腔情况，有异常变化及时告知医护人员。

2）指导患者戒烟、戒酒。

3）指导患者避免进食尖锐、粗、辣、过咸、过酸、过热等易损伤或刺激口腔黏膜的食物。

4）指导患者做好基础口腔护理：①进食后和睡前使用软毛牙刷刷牙，宜用含氟牙膏，至少 2 次/d。牙刷刷头向上放置储存，每月至少更换 1 次牙刷。②使用不含酒精的溶液漱口，如生理盐水或 3%～5%碳酸氢钠溶液，至少 2 次/d；使用漱口液时应先含漱，再鼓漱，时间至少 1 min。③治疗期间禁用牙线和牙签。

（2）口腔情况轻度缺陷的预防措施：应在口腔情况正常预防措施的基础上进一步加强。

1）指导患者宜增加生理盐水或 3%～5%碳酸氢钠溶液漱口频次，至少 4 次/d。

2）宜在治疗前指导患者前往口腔科筛查及治疗口腔基础疾患。

3）使用半衰期短的化疗药物时，宜指导患者用药前开始含冰片、冰水等保持口腔低温 30 min；奥沙利铂化疗期间应避免使用口腔冷疗。

4）应指导患者用清水漱口后，再使用药物漱口液或口腔黏膜保护剂。

（3）口腔情况中度缺陷的预防措施：

1）应在轻度缺陷预防措施的基础上进一步加强。

2）可使用不同机制的药物漱口液，使用不同药物时至少间隔 30 min。

3）使用低剂量激光治疗时，应根据仪器使用说明调节波长和照射时间。

4）使用重组人角质细胞生长因子时，应正确配置并指导患者每次含漱 3 min，至少 4 次/d。

（4）发生口腔黏膜炎的治疗：

1）Ⅰ、Ⅱ级口腔黏膜炎的护理措施：①应指导患者在晨起、进食后和睡前使用软毛牙刷刷牙，至少 2 次/d。②应指导患者使用生理盐水或 3%～5%碳酸氢钠溶液漱口，至少 6 次/d。③应指导患者用清水漱口后，再使用口腔黏膜保护剂或促进口腔黏膜修复的药物。④应指导患者避免进食易损伤或刺激口腔黏膜的食物。⑤可指导患者根据口腔黏膜炎影响进食情况调整食物的黏度、粗糙度、软硬度及摄入方法。⑥应指导患者在口腔黏膜炎愈合前尽量少佩戴义齿。⑦对口腔黏膜炎相关疼痛进行评估和护理。

2）Ⅲ、Ⅳ级口腔黏膜炎的护理措施：①应在Ⅰ、Ⅱ级口腔黏膜炎护理措施的基础上进一步加强。②对张口困难的患者，可指导其使用口腔清洁专用海绵棒清洁口腔。③对口腔黏膜炎引起疼痛的患者，应指导其进食前使用镇痛性漱口液如利多卡因来缓解疼痛。按时、按剂量服用镇痛药物。④对口腔黏膜炎引起口腔干燥患者，应指导其多饮水，并小口多次饮用；咀嚼无糖口香糖或刺激唾液分泌的新鲜水果；使用润唇膏；使用生理盐水或 3%～5%碳酸氢钠溶液喷雾；使用保持口腔湿润的漱口液、唾液替代品、黏性溶液等。⑤对口腔黏膜炎引起吞咽困难的患者，给予肠内营养支持时，应指导患者正确使用肠内营养制剂，预防腹胀、腹泻、恶心、呕吐等并发症；给予肠外营养支持时，应正确配置及输注肠外营养液，并观察并发症。⑥对口腔黏膜炎引起继发感染的患者，应早期识别口腔黏膜炎继发感染征象(表3-27),及时通知医师;应及时留取标本进行病原学检查。进行抗感染治疗时,应按时给药,并观察药物不良反应。

表3-27 口腔黏膜炎继发感染征象

感染类别	症状/体征
假丝酵母菌感染	好发于唇、舌、颊、腭。通常表现为黏膜充血、水肿、伴灼热、干燥、刺痛,1～2 d后出现散在白色斑点,随后融合成片,呈奶酪样、珍珠白色,覆盖在舌体、上颚、颊部,容易刮掉,露出溃疡面,偶有出血
病毒感染	发病初期表现为口腔黏膜及口角处软组织肿胀,可见多个散在或成簇的疱疹样水疱,疼痛剧烈,可或不伴有乏力、发热等全身症状;疱破溃后形成大小不等溃疡,形状不规则,周围黏膜红肿充血,溃疡表面可见渗液。恢复期溃疡表面可形成黄白色假膜并形成血痂
细菌感染	口腔黏膜充血,局部形成边界清楚的糜烂或溃疡,表面覆盖一层黄色、灰黄色或黄白色假膜,溃疡伴疼痛,可伴发热

(五) 案例分析

现病史:患者吴某,女性,54岁,弥漫大B细胞淋巴瘤化疗后3天,主诉口腔疼痛。护士与之交流,发现患者声音深沉,嘱其吞咽,患者主诉吞咽时疼痛,嘴唇干燥有裂口,测体温37.8℃。

口腔检查:口腔黏膜充血,舌面及左侧颊部黏膜各出现一个0.5 cm×0.5 cm大小口腔溃疡,表面有黄白色假膜,唾液少,牙龈红肿,触之易出血,牙齿部分有牙菌斑,不能进食固体食物,可进食半流质或消化软食。

问题:(1)该患者口腔评估指导评分为多少?

(2)该患者口腔黏膜炎属于哪一级?

(3)该患者口腔黏膜炎属于哪种感染?

(4)给予患者哪些治疗与护理措施?

二、化疗相关恶心呕吐评估筛查

(一) 概述

化疗相关性恶心、呕吐(chemotherapy-induced nausea and vomiting,CINV)是化疗常见的并发症。严重的恶心、呕吐不仅能导致患者营养缺乏、脱水和电解质失衡,还会降低患者对治疗的依从性,使患者拒绝进一步化疗,被迫中止有效的治疗。因此,及时、有效地预防CINV,对提高患者生活质量、保证化疗的顺利进行有重要意义。

(二) 意义

CINV降低了患者的生活质量,频繁的恶心、呕吐不适导致摄入量减少,以致营养不佳,甚至会对患者的治疗依从性产生不利的影响。因此,客观、真实地反映CINV的发生情况对于有效地管理CINV至关重要,而精确地评估常基于患者对CINV的正确理解及选择合理有效的评估工具。

(三)评估表

1. 评估表选择及信效度　选用恶心呕吐及干呕指数评估量表(index of nausea and vomiting and retching，INVR)。美国的罗德(Rhodes)等学者在1984年研制了罗德恶心呕吐及干呕指数评估量表。主要用于评估不同程度的上消化道恶心及呕吐症状。INVR量表包括恶心3个维度(分别为持续时间、发生频率及恶心造成的不适感)和呕吐2个维度(分别为呕吐量和发生频率)。INVR量表分为症状经历时间、症状发生频率、症状严重程度3个维度，采用李克特0～4分5级计分，分别代表完全没有、有一些、中等程度、十分明显和非常严重难以忍受。

2002年，被北京癌症研究所和中国医学科学院的专家翻译成中文，即中文版的R-INVR量表。中文版INVR量表的信效度测定Cronbach's α系数为0.94～0.95。

2. 评估表的详情及赋值　此表有8个条目，5个量化标准，通过3个维度的分量，有效地评估了恶心、呕吐及干呕的发生率，经历时间及症状严重程度，提高了护士在临床上评估患者化疗引起的恶心、呕吐及干呕的准确性和有效性。量表采用Likert 0～4分即5分计分法，0～4分分别代表"完全没有""有一些""中等程度""十分明显"和"非常严重难以忍受"。计分时累加，最小值0分，最大值32分，各维度分值越高，表示患者恶心呕吐和干呕程度越严重。详见表3-28、3-29。

表3-28　恶心呕吐干呕代表条目及评分

条目	评分等级				
	0级	Ⅰ级	Ⅱ级	Ⅲ级	Ⅳ级
恶心	0分	≤3分	≤6分	≤9分	≤12分
呕吐	0分	≤3分	≤6分	≤9分	≤12分
干呕	0分	≤2分	≤4分	≤6分	≤8分

表3-29　恶心呕吐干呕护理评估

条目	0分	≤3分	≤6分	≤9分	≤12分
在过去的12小时中，我呕吐了(　)次	没有吐	1～2次	3～4次	5～6次	>7次
在过去的12小时中，因为干呕，我觉得(　)不舒服不能忍受	没有	一点	中等程度	十分	非常严重
在过去的12小时中，因为呕吐，我觉得(　)不舒服不能忍受	没有	一点	中等程度	十分	非常严重
在过去的12小时中，胃里恶心的感觉持续(　)多久	没有	<1 h	2～3 h	4～6 h	>6 h
在过去的12小时中，因为恶心我觉得(　)不舒服不能忍受	没有	一点	中等程度	十分	非常严重

（续表）

条目	0分	≤3分	≤6分	≤9分	≤12分
在过去的12小时中,我每次呕吐的量大约有（　　）	没有吐	少 （＜半杯水）	中等 （半杯~2杯水）	多 （2~3杯水）	很多 （＞3杯水）
在过去的12小时中,我感觉恶心（　　）次	没有	1~2次	3~4次	5~6次	＞7次
在过去的12小时中,我干呕（想吐却吐不出来）（　　）次	没有	1~2次	3~4次	5~6次	＞7次

（四）评估细则

1. 评估时机　在开始化疗第1~5天,每12小时填写 R-INVR 评估量表,观察恶心呕吐发生的时间、频率及严重程度。

2. 评估注意事项

（1）恶心、呕吐的主观性很强,对 CINV 的评估,一般是医务人员通过对患者临床反应的询问、观察及患者自陈两种方式进行评估。

（2）护士应使用中立的、不带任何暗示和偏向性的方式向患者解释调查目的和问卷内容,指导患者独立、真实和及时地完成问卷。

（3）护士面对面指导患者理解调查要求,并填写问卷。

3. 评估结果与护理措施

（1）CINV 的分类:CINV 根据其发生时间和治疗效果可以分为急性、延迟性、预期性、暴发性和难治性。

1）急性恶心呕吐发生在给予化疗药物24小时内,一般为给药后的数分钟至数小时,并在给药后5~6小时到达高峰,但多在24小时内缓解。

2）延迟性恶心呕吐发生在给予化疗药物24小时之后,用药后48~72小时达到最高峰,可持续6~7天。

3）预期性恶心呕吐是指患者在前一次化疗时经历了难以控制的 CINV,在下一次化疗开始之前即发生的恶心呕吐。

4）爆发性恶心呕吐是指即使充分使用了预防恶心呕吐的药物,仍出现的恶心呕吐和（或）需要进行解救性止吐治疗。可以发生在给予化疗药物后的任何时间段。

5）难治性恶心呕吐是指以往的化疗周期中使用预防性和（或）解救性止吐治疗失败,而在后续化疗周期中仍然出现的恶心呕吐。

（2）化疗药物致吐风险分级:根据不进行任何预防处理时单用该化疗药物发生急性恶心呕吐的概率,将化疗药物致吐风险分为高度、中度、低度和轻微4个等级。

1）高度致吐风险:急性呕吐发生率＞90％。

2）中度致吐风险:急性呕吐发生率30％~90％。

3）低度致吐风险:急性呕吐发生率10％~30％。

4）轻微致吐风险:急性呕吐发生率＜10％。详见表3-30。

表 3-30　常见抗肿瘤药物致吐性分级

给药方式	级别	药物和方案
静脉给药	高度致吐风险（呕吐发生率＞90%）	AC 方案（含蒽环类、环磷酰胺的联合方案）；表柔比星＞90 mg·m^{-2}；达卡巴嗪；氮芥；多柔比星≥60 mg·m^{-2}；环磷酰胺＞1 500 mg·m^{-2}；卡铂 AUC＞4；卡莫司汀＞250 mg·m^{-2}；顺铂；异环磷酰胺≥2 g·m^{-2}（每剂）
	中度致吐风险（呕吐发生率 30%～90%）	阿柔比星；阿糖胞苷＞200 mg·m^{-2}；阿扎胞苷；奥沙利铂；白消安；苯达莫司汀；吡柔比星；表柔比星≤90 mg·m^{-2}；多柔比星＜60 mg·m^{-2}；放线菌素；环磷酰胺≤1 500 mg·m^{-2}；甲氨蝶呤≥250 mg·m^{-2}；卡铂 AUC＜4；卡莫司汀≤250 mg·m^{-2}；洛铂；氯法拉滨；美法仑；奈达铂；羟喜树碱；替加氟；替莫唑胺；伊达比星；伊立替康；伊立替康（脂质体）；异环磷酰胺＜2 g·m^{-2}（每剂）
	低度致吐风险（呕吐发生率 10%～30%）	5-氟尿嘧啶；阿糖胞苷（100～200 mg）·m^{-2}；艾立布林；贝利司他；多柔比星（脂质体）；多西他赛；氟尿苷；吉西他滨；甲氨蝶呤（50～250 mg）·m^{-2}；卡巴他赛；米托蒽醌；培美曲塞；喷司他丁；普拉曲沙；塞替派；丝裂霉素；拓扑替康；伊沙匹隆；依托泊苷；紫杉醇；紫杉醇（白蛋白结合型）
	轻微致吐风险（呕吐发生率＜10%）	阿糖胞苷＜100 mg·m^{-2}；博来霉素；长春地辛；长春碱；长春瑞滨；长春新碱；长春新碱（脂质体）；地西他滨；氟达拉滨；甲氨蝶呤≤50 mg·m^{-2}；克拉屈滨；门冬酰胺酶；培门冬酶；硼替佐米；平阳霉素；优替德隆
口服给药	中-高度致吐风险（呕吐发生率≥30%）	白消安≥4 mg·d^{-1}；丙卡巴肼（甲基苄肼）；雌莫司汀；环磷酰胺≥100 mg·m^{-2}·d^{-1}；六甲蜜胺；洛莫司汀（单日）；米托坦；曲氟尿苷替匹嘧啶；替莫唑胺＞75 mg·m^{-2}·d^{-1}；依托泊苷
	轻微-低度致吐风险（呕吐发生率＜30%）	白消安＜4 mg·d^{-1}；苯丁酸氮芥；氟达拉滨；环磷酰胺＜100 mg·m^{-2}·d^{-1}；甲氨蝶呤；卡培他滨；硫嘌呤；美法仑；羟基脲；替吉奥；替莫唑胺≤75 mg·m^{-2}·d^{-1}；拓扑替康；维 A 酸；伊沙佐米

（3）临床常用止吐药物：目前使用的预防呕吐的药物包括 5-HT$_3$RA、NK-1RA、多巴胺受体拮抗剂和糖皮质激素等。临床常用的止吐药物的分类、作用机制、代表性药物参见表 3-31。

表 3-31　常用止吐药物的分类

药物类别	主要作用机制	代表性药物
5-HT$_3$ 受体拮抗剂	阻断 5-HT 与 5-HT$_3$ 受体相结合	昂丹司琼、阿扎司琼、多拉司琼、格拉司琼、雷莫司琼、帕洛诺司琼、托烷司琼
NK-1 受体拮抗剂	特异性阻断 NK-1 受体与 P 物质的结合	阿瑞匹坦、福沙匹坦、复方奈妥吡坦/帕洛诺司琼

（续表）

药物类别	主要作用机制	代表性药物
糖皮质激素	机制尚不明确，涉及多方面，可能包括抗炎作用、与神经递质 5-HT、NK-1 和 NK-2 受体蛋白、α-肾上腺素等的相互作用	地塞米松
非典型抗精神病药物	与 5-HT 受体、5-HT$_6$ 受体、多巴胺受体、组胺 H$_1$ 受体等多种受体具有高亲和力，从而发挥止吐作用	奥氮平
苯二氮䓬类药物	通过加强 γ-氨基丁酸（GABA）对 GABA 受体的作用，产生镇静、催眠、抗焦虑等作用	劳拉西泮
吩噻嗪类药物	主要通过阻断脑内多巴胺受体发挥抗组胺作用，大剂量时直接抑制催吐化学感受区，兼有镇静作用	丙氯拉嗪、异丙嗪
其他	M 胆碱受体阻滞药，对胃肠道、胆道和泌尿生殖道平滑肌有解痉作用，多用于位置变化、运动所致恶心呕吐发作	东莨菪碱
	降低髓质和胃组织中 P 物质水平，兼有镇静作用	沙利度胺
	阻断中枢催吐化学感受区的多巴胺受体	甲氧氯普胺
	选择性抑制脑内的多巴胺受体	氟哌啶醇

（4）根据患者的实际情况，选择合适的护理措施。

1）环境准备：消除房间内的异味，如植物特殊气味、香水味等刺激性气味，以防刺激患者出现恶心、呕吐。保持房间内采光和通风良好，与病友保持良好的关系，调整与家属、朋友轻松进餐的气氛。

2）心理护理：及时掌握患者和家属的心理状态，做好患者的心理疏导，鼓励家属为患者提供精神心理支持，帮助患者正确认识和对待疾病，增强信心。可以通过音乐疗法、肌肉放松等行为训练缓解化疗期间的恶心、呕吐。

3）动态评估：护士每日评估患者 CINV 分级及伴随症状并记录，当 INVR 评估达 I 级以上，及时通知医师，进行处理。

4）用药护理：护士应了解抗肿瘤药物不同的致吐风险等级所致不同类型恶心、呕吐的治疗原则、常用药物药理特性和给药方法，按医嘱准确给药，有效预防和控制症状。止吐药物的给药时间：①静脉注射剂在首剂化疗药物使用前 30 分钟注射；口服制剂在首剂化疗药物使用前 30～60 分钟使用。②对于延迟期恶心呕吐的预防，口服止吐药物于早晨起床时服用。

密切观察由于使用止吐药物而引起的不良反应，如便秘等情况。每日评估患者排便情况，包括排便次数，性质、有无排便困难等现象。可遵医嘱给予缓泻剂以预防便秘发生。

5）饮食指导：根据患者的需求和病情需要调整饮食结构，进食以少量多餐、饮水以少量多次为宜。禁食刺激性食物和难以消化的食物。当患者 INVR 评估达Ⅱ级以上应以高热量、高蛋白、低脂、富含维生素、易消化的流质或半流质饮食为主。

6）运动指导：结合患者体能评分、疾病状况和运动依从性等综合评估，鼓励患者化疗期间进行适度的有氧运动（慢跑、散步、快走等），有助于增加食欲，缓解恶心呕吐等不适症状。运动原则是循序渐进、量力而行。

7）健康教育：大部分化疗患者和家属对 CINV 认识不足，故健康教育尤其重要。病房除了建立抗肿瘤药物所致恶心呕吐相关规范化管理流程外，可通过一对一或集体面对面指导、宣教栏、宣教视频、宣教手册、宣教处方等多种形式向患者和家属做好教育指导。

（五）案例分析

现病史：患者李某，男性，35 岁，因非霍奇金淋巴瘤来院就诊，完善检查后行一线 R‐CHOP 方案化疗。

体格检查：身高 178 cm，体重 67 kg，左侧腋下淋巴结肿大。

辅助检查：白细胞 $5.5 \times 10^9/L$，血小板计数 $215 \times 10^9/L$，血红蛋白 110 g/L。

问题：（1）该患者化疗后呕吐发生率为多少？

（2）当患者化疗后 12 小时内恶心呕吐自我评估分值为 28 分，除了遵医嘱给予止吐药物外，还可以给予哪些护理措施？

第六节　神经专科评估

一、认知功能障碍评估

（一）概述

以认知功能减退为神经系统疾病常伴有的症状，可累及一个或多个认知领域，如学习和记忆、语言、执行功能、复杂注意力、知觉运动功能和社会认知功能。严重到足以干扰患者的日常功能和独立性。在难以判断认知功能障碍和精神状态的情况下，简易智能精神状态检查（mini‐mental state examination，MMSE）是一个快速而又简单的过程，是发现患者是否存在认知障碍包括定向力、记忆、注意力、计算、语言运用和结构性运用能力评估的有效方法。

（二）意义

简易智能精神状态检查的目的是全面评估患者是否存在认知功能障碍。它方法简便，适用于社区和基层，且不受被试的性别、文化程度及经济状况等因素影响，应用范围十分广泛，有助于患者智力状态及认知缺损程度的检查及诊断，有助于提供针对性的护理。

（三）评估表

1. 评估表选择及信效度　选用简易智力状态检查量表（mini‐mental state

examination，MMSE)，由福尔斯坦(Folstein)编制于 1975 年。它是最具影响力的认知缺损筛选工具之一，被选入诊断用检查提纲(DIS)，用于美国 ECA 的精神疾病流行病学调查。国内有李格和张明园两种中文修订版本。本测验所采用的是蔡国钧在上海的预初试验结果修订的版本为主。

MMSE 信度良好，联合检查组内相关系数(ICC)为 0.99，相隔 48～72 小时的重测 ICC 为 0.91。它和韦氏成人智力量表(Wechsler Adult Intelligence Scale，WAIS)的平行效度也良好。

2. 评估表详情及赋值　MMSE 主要包括 5 个方面内容，共 19 项。涵盖的范围包括定向力、注意力、计算力、即刻及短期记忆、语言及听从简单口头/书面指令的能力，最高分为 30 分，最低分为 0 分。

项目 1～5 是时间定向。6～10 为地点定向。项目 11 有 3 小项，为语言即刻记忆。项目 12 有 5 小项，检查注意和计算能力。项目 13 有 3 小项，检查短程记忆。项目 14 有 2 小项，为物体命名。第 15 项为语言复述。第 16 项为阅读理解。第 17 项为语言理解，有 3 小项。第 18 项，原版本为写一个句子，针对评估对象受教育程度，可改为说一个句子，用于检测言语表达能力。第 19 项为图形描画。详见表 3 - 32。

表 3 - 32　MMSE 简易智力状态检查量表

	项目	记录	评分(分)
Ⅰ	定向力(10 分)	星期几	0　1
		几号	0　1
		几月	0　1
		什么季节	0　1
		哪一年	0　1
		省市	0　1
		区县	0　1
		街道或乡	0　1
		什么地方	0　1
		第几层楼	0　1
Ⅱ	记忆力(3 分)	皮球	0　1
		国旗	0　1
		树木	0　1
Ⅲ	注意力和计算力(5 分)	100－7	0　1
		－7	0　1
		－7	0　1
		－7	0　1
		－7	0　1
Ⅳ	回忆能力(3 分)	皮球	0　1
		国旗	0　1
		树木	0　1

（续表）

项目	记录	评分（分）
Ⅴ 语言能力（9 分）	命名能力	0　1
		0　1
	复述能力	0　1
	三步命令	0　1
		0　1
		0　1
	阅读能力	0　1
	书写能力	0　1
	结构能力	0　1
总分		

（四）评估细则

1. 评估时机　MMSE 适用于可能存在认知功能障碍的患者进行认知功能的评估，评估频率根据患者病情进展的速度进行调整。

2. 评估的注意事项

（1）量表使用步骤：

1）定向力（最高分：10 分）：①首先询问日期，之后再针对性地询问其他部分，如"您能告诉我现在是什么季节？"，每答对一题得 1 分。②请依次提问，"您能告诉我我们在什么省市吗？"（区县？街道？什么地方？第几层楼？）每答对一题得 1 分。

2）记忆力（最高分：3 分）：告诉被测试者你将问几个问题来检查他/她的记忆力，然后清楚、缓慢地说出 3 个相互无关的东西的名称（如：皮球、国旗、树木，大约 1 秒钟说一个）。说完所有的 3 个名称之后，要求被测试者重复它们。被测试者的得分取决于他们首次重复的答案（答对 1 个得 1 分，最多得 3 分）。如果他们没能完全记住，你可以重复，但重复的次数不能超过 5 次。如果 5 次后他们仍未记住所有的 3 个名称，那么对于回忆能力的检查就没有意义了（请跳过第四部分"回忆能力"检查）。

3）注意力和计算力（最高分：5 分）：要求患者从 100 开始减 7，之后再减 7，一直减 5 次（即 93，86，79，72，65）。每答对 1 个得 1 分，如果前次错了，但下一个答案是对的，也得 1 分。

4）回忆能力（最高分：3 分）：如果前次被测试者完全记住了 3 个名称，现在就让他们再重复一遍。每正确重复 1 个得 1 分。最高 3 分。

5）语言能力（最高分：9 分）。①命名能力（0～2 分）：拿出手表卡片给测试者看，要求他们说出这是什么？之后拿出铅笔问他们同样的问题。②复述能力（0～1 分）：要求被测试者注意你说的话并重复一次，注意只允许重复一次。这句话是"四十四只石狮子"，只有正确、咬字清楚地复述才记 1 分。③三步命令（0～3 分）：给被测试者一张空白的平纸，要求对方按你的命令去做，注意不要重复或示范。只有他们按正确顺序做的动作才算正确,每个正确动作计 1 分。④阅读能力(0~1 分):拿出一张"闭上您的眼睛"卡片给被测试者看,要求被测试者读它并按要求去做。只有他们确实闭上眼睛才能得分。⑤书写能力(0~1 分):给被测试者一张白纸,让他们自发地写出一句完整的句子。句子必须有主语、动词,并有意义。注意你不能给予任何提示。语法和标点的错误可以忽略。⑥结构能力(0~1 分):在一张白纸上画有交叉的 2 个五边形,要求被测试者照样准确地画出来。评分标准:五边形需画出 5 个清楚的角和 5 个边。同时,两个五边形交叉处形成菱形。线条的抖动和图形的旋转可以忽略。

(2) 各类别评估注意事项:

1) MMSE 采用向被试者直接询问的方法。一次检查需 5~10 分钟。

2) 注意要尽量保持环境安静,避免干扰。

3) 定向力:日期和星期差一天可计正常。患者如果非本地人,可以改成问他熟悉的城市。

4) 记忆力:评定者一定要连续说出 3 种东西。只允许讲一遍。不要求被试者按物品次序回答。如第一遍有错误,先记分;然后再告诉被试者错在哪里,并再请他回忆,直至正确。但最多只能"学习"5 次。

5) 注意力和计算力有两种方法:①要求患者从 100 连续减 7,每错一次扣 1 分。同时检查被试者的注意力,故不要重复被试者的答案,不得用笔算。②要求患者倒背出"瑞雪兆丰年",如倒背错为"年丰雪兆瑞"则为 3 分,以此类推。

6) 语言:①语言复述:检查语言复述能力,要求患者复述一中等难度的成语,如"说话不要拐弯抹角"或"好读书不求甚解"等。因为不是检查患者语言流利程度,更不是测验患者口齿灵巧和熟练性,故禁用绕口令。②三步命令:评估者需要连续说出 3 个动作指令,然后看患者能不能续贯完成。③对于偏瘫患者,指令可以是健侧手。④书写:给患者纸和笔,请患者在纸上主动随意写一个句子。检查者不能用口述句子代替患者自发书写。但可给患者一较大书写范围,以节省患者搜寻和筛选时间,如"请写一有关天气或文艺方面的句子"等。对于患者说出的句子,强调句子一定要完整,主语、谓语、宾语齐全,必须有意义,能被人理解才能得分。文法和标点符号不强作要求。⑤结构能力:要求患者临摹重叠的两个五角形,五角形的各边长应在 2.5 cm 左右。必须有 10 个角,两图形必须交叉,形成一个四边形,要求患者所画出的图形一定要有正确的空间关系。

3. 评估结果与护理措施

(1) MMSE 最高得分为 30 分,分数在 27~30 分为正常,分数<27 分为认知功能障碍。

(2) 痴呆划分标准:文盲≤17 分,小学程度≤20 分,中学程度(包括中专)≤22 分,大学程度(包括大专)≤23 分。

(3) 痴呆严重程度分级:轻度 MMSE≥21 分;中度 MMSE 10~20 分;重度 MMSE≤9 分。

根据患者的实际情况,选择合适的护理措施。

(1) 评估时语气柔和、语速缓慢,方便患者理解。

(2) 给予患者舒适坐位,保持环境安静,减少干扰。

(3) 在患者情绪激动或不愿意配合时应暂停评估。

(4) 对于存在中重度认知障碍的患者应有照顾者在旁陪伴。

(五) 案例分析

1. 定向力(最高分:10 分)

(1) 2022 年 1 月 25 日首先询问日期,然后询问患者"您能告诉我现在是什么季节?"患者回答今天是 2022 年 1 月 25 日,冬季。

(2) "您能告诉我我们在什么省市吗?"(什么区? 什么地方? 第几层楼?)患者回答:现在在上海,××医院神经内科,2 号楼,15 楼。

2. 记忆力(最高分:3 分) 告诉患者将问几个问题来检查他/她的记忆力,然后清楚、缓慢地说出(铅笔、篮球、树木,大约 1 秒说一个)。说完所有后,请患者重复它们。患者第一遍没有记住,评估者重复了一遍,患者当时可复述。

3. 注意力和计算力(最高分:5 分) 要求患者从 100 开始减 7,之后再减 7,患者回答到第 3 次减 7 时(79),回答错误。

4. 回忆能力(最高分:3 分) 请患者重复前 3 项(铅笔、篮球、树木),患者可复述铅笔、篮球。

5. 语言能力(最高分:9 分)

(1) 命名能力(0~2 分):拿出手表卡片给患者看,要求他们说出这是什么? 患者可说出是"手表"。之后拿出苹果,询问:"这是什么?"患者回答是"苹果"。

(2) 复述能力(0~1 分):请患者重复"四十四只石狮子",患者可重复"四十四只石狮子"。

(3) 三步命令(0~3 分):给患者一张空白的平纸,要求患者对折再对折,然后沿对角线对折。患者可完成对折再对折,无法理解再沿对角线对折。

(4) 阅读能力(0~1 分):拿出一张"闭上您的眼睛"卡片给患者看,患者一直盯着卡片看,未闭眼。

(5) 书写能力(0~1 分):给患者一张白纸,让他们自发地写出一句完整的句子。患者写的句子是:祖国妈妈真伟大。

(6) 结构能力(0~1 分):在一张白纸上画有交叉的 2 个五边形,要求患者照样准确地画出来。患者画的图形 ⬡⬡ 。

问题:(1) 该患者 MMSE 评分为多少分?

(2) 该分数按照文化程度区分,属于什么文化程度?

二、徒手肌力检查

(一) 概述

徒手肌力检查(manual muscle testing, MMT)是一种不借助任何器材,靠检查者使用双手,凭借自身的技能和判断力,通过观察肢体主动运动的范围及感觉肌肉收缩的力量,根据现行标准或普遍认可的标准,确定所检查肌肉或肌群的肌力是否正常及其等级的一种检查方法。这种方法简便、易行,在临床中得到广泛的应用。

(二)意义

徒手肌力检查是肢体运动功能检查最基本的方法之一,测定受试者在主动运动时肌肉或肌群的力量,以评价肌肉的功能状态,判断肌肉功能损害的范围及程度,并间接判断神经功能损害的情况。

(三)评估表

1. 评估表选择及信效度 目前,国际上普遍应用的是 1912 年美国哈佛大学矫形外科学教授罗伯特·洛维特(Robert Lovett)提出的肌力分级方法,第二次世界大战期间及之后,出现了大量的外周神经损伤患者,促使临床检查中形成一个系统的肌肉力量分级方法。英国医学研究理事会(Medical Research Council,MRC)基于 Lovett 的分级方法在 1943 年制定 MRC 量表,并在 1976 年做了修订。肌力评估是通过神经系统体检得出患者神经系统功能障碍的评分,属于客观评分(显变量),故该评估表没有信效度检验的相关报道。

2. 评估表详情及赋值 检查肌力主要采用两种方法:①嘱患者随意活动各关节,观察活动的速度、幅度和耐久度,并施以阻力与其对抗;②让患者维持某种姿势,检查者施力使其改变。目前常用的徒手肌力检查法分为 6 级(0~5 级),具体分级方法如表 3-33,每一级肌力又可以用"+"和"-"号进一步细分,如测得的肌力比某级稍强时,可在该级的右上角加"+",稍差时则在右上角加"-"号,以补充分级的不足,见表 3-34。

表 3-33 徒手肌力检查分级标准

级别	标准	相当于正常肌力(%)
0	肌肉无任何收缩	0
1	有轻微肌肉收缩,但不能引起关节活动	10
2	在减重状态下,能做关节全范围运动	25
3	能抗重力作关节全范围运动,但不能抗阻力	50
4	能抗重力,抵抗部分阻力运动	75
5	能抗重力,并完全抵抗阻力运动	100

表 3-34 肌力补充分级法

级别		标 准
0		肌肉无任何收缩
1	1	有轻微肌肉收缩,但不能引起关节活动
	1+	有比较强的肌肉收缩,但没有关节活动
2	2-	减重时可作关节大部分范围活动
	2+	减重时作关节全范围活动,抗重力作小部分范围活动
3	3-	抗重力可作关节大部分范围活动
	3+	抗重力可作关节全范围活动,抗较小阻力做部分范围活动

（续表）

级别		标　　准
4	4-	抗部分阻力作关节大部分范围活动
	4+	抗充分阻力作关节小部分范围活动
5	5-	抗充分阻力作关节大部分范围活动
	5	抗充分阻力作关节最大范围活动

　　实施徒手肌力检查时，根据患者肌肉或肌群功能，使患者采取不同的受检体位，在减重、抗重力或抗阻力的状态下使受检肌肉做标准检测动作，观察该肌肉完成受试动作的能力，判断该肌肉的收缩力量（表 3-35、3-36）。

表 3-35　上肢肌力评估的体位和动作

肌肉	1级	2级	3、4、5级
斜方肌、菱形肌	坐位，臂外展放桌上，使肩胛骨内收时可触及肌收缩	同左，使肩胛骨主动内收时可见运动	俯卧，两臂稍抬起，使肩胛骨内收，阻力为将肩胛骨向外推
斜方肌下部	俯卧，一臂前伸内旋，使肩胛骨内收及下移时，可触及斜方肌下部收缩	同左，可见有肩胛骨内收及下移运动	同左，肩胛骨内收及下移，阻力为将肩胛骨上角向上外推
斜方肌上部、肩胛提肌	俯卧，试图耸肩时可触及斜方肌上部收缩	同左，能主动耸肩	坐位，两臂垂于体侧，耸肩向下压的阻力加于肩锁关节上方，能抗阻力为 4、5 级，不抗阻力为 3 级
前锯肌	坐位，一臂向前放桌上，上臂前伸时在肩胛骨内缘可触及肌收缩	同左，上臂前伸时可见肩胛骨活动	坐位，上臂前平举屈时，上臂向前移动，肘不伸，向后推的阻力加于肘部
三角肌前部、喙肱肌	仰卧，试图屈曲肩关节时可触及三角肌前部收缩	侧卧，受检上肢放于滑板上，肩可主动屈曲	坐位，肩内旋，屈肘，掌心向下，肩屈曲，阻力加于上臂远端
三角肌后部、大圆肌、背阔肌	俯卧，试图后伸肩关节时，可触及大圆肌、背阔肌收缩	向对侧侧卧，受检上肢放于滑板上，肩可主动伸展	俯卧，肩伸展 30°～40°，阻力加于上臂远端
三角肌中部、冈上肌	仰卧，试图肩外展时可触及三角肌收缩	仰卧，上肢放于床面上，肩可主动外展	坐位，屈肘，肩外展至 90°，阻力加于上臂远端
冈下肌、小圆肌	俯卧，上肢在床缘外下垂，试图肩关节内旋时，在腋窝前、后壁可触及肌肉收缩	俯卧，肩可主动外旋	俯卧，肩外展，屈肘，前臂在床缘外下垂，肩外展，阻力加于前臂远端

（续表）

肌肉	1级	2级	3、4、5级
肩胛下肌、大圆肌、胸大肌、背阔肌	俯卧,上肢在床缘外下垂,试图肩关节内旋时,在腋窝前、后壁可触及肌肉收缩	俯卧,肩可主动内旋	俯卧,肩外展、屈肘,前臂在床缘外下垂,肩内旋,阻力加于前臂远端
肱二头肌、肱肌、肱桡肌	坐位,肩外展,上臂放于滑板上,试图屈曲肘关节时可触及相应肌肉收缩	位置同左,肘关节可主动屈曲	坐位,上肢下垂,屈曲肘关节,阻力加于前臂远端。测肱二头肌旋后位、测肱肌旋前位、测肱桡肌前臂中立位
肱三头肌、肘肌	坐位,肩外展,屈肘,上肢放滑板上,试图伸肘时可触及肱三头肌活动	体位同左,肘关节可主动伸展	俯卧,肩外展,屈肘,前臂在床缘外下垂,伸肘关节,阻力加于前臂远端
旋后肌、肱二头肌	俯卧或坐位,肩外展,前臂在床缘外下垂,使前臂旋后时可于前臂上端桡侧触及肌肉收缩	俯卧位,前臂可主动旋后	坐位,屈肘90°,前臂旋前位,做旋后动作,握住腕部施加反方向阻力
旋前圆肌、旋前方肌	俯卧或坐位,肩外展,前臂在床缘外下垂,使前臂旋前时可在肘关节下、腕上触及肌肉收缩	俯卧位,前臂可主动旋后	坐位,屈肘90°,前臂旋后位,做旋前动作,握住腕部施加反方向阻力
尺侧屈腕肌	同侧侧卧或坐位,试图做腕掌侧屈及尺侧偏时可触及其肌腱活动	体位同左,腕可掌屈及尺侧偏	体位同左,屈肘,腕向掌侧屈及尺侧偏,阻力加于小鱼际
桡侧屈腕肌	坐位,上肢屈肘放于滑板上,试图腕关节屈曲及桡侧偏时可触及其肌腱活动	体位同左,腕可掌屈及桡侧偏	体位同左,腕向掌侧屈并向桡侧偏,阻力加于大鱼际
尺侧伸腕肌	坐位,屈肘,上肢屈肘放于滑板上,试图腕背伸及桡侧偏时可触及肌腱活动	体位同左,腕可背伸及尺侧偏	体位同左,去掉滑板,腕背伸并向尺侧偏阻力加于掌背尺侧
桡侧腕长、短伸肌	坐位,屈肘,上肢放于滑板上,试图腕背伸及桡侧偏时可触及其肌腱活动	体位同左,腕可背伸及桡侧偏	体位同左,去掉滑板,腕背伸并向桡侧偏
指总伸肌	试图伸掌指关节时可触及掌背的肌腱活动	坐位,前臂中立位,手掌垂直时,掌指关节可主动伸展	伸掌指关节并维持指间关节屈曲,阻力加于手指近节背侧
指浅屈肌	屈近端指间关节时可在手指近节掌侧触及肌腱活动	坐位,有一定的近端指间关节活动	屈曲近端指间关节,阻力加于手指中节掌侧
指深屈肌	屈远端指间关节时可在手指中节掌侧触及肌腱活动	有一定的远端指间关节屈曲活动	固定近端指间关节,屈远端指间关节,阻力加于手指末节指腹

（续表）

肌肉	1级	2级	3、4、5级
拇收肌	内收拇指时可于1、2掌骨间触及肌肉活动	有一定的拇内收动作	拇伸直,从外侧位内收,阻力加于拇指尺侧
拇长、短展肌	外展拇指时可于桡骨茎突远端触及肌腱活动	有一定的拇外展动作	拇伸直,从内收位外展,阻力加于第1掌骨桡侧
拇短屈肌	屈拇时于第1掌骨掌侧触及肌肉活动	有一定的拇屈曲动作	手心向上,拇指掌指关节屈曲,阻力加于拇指近节掌侧
拇长屈肌	屈拇时于拇指近节掌侧触及肌腱活动	有一定的拇屈曲动作	手心向上,固定拇指近节,阻力加于拇指远节指腹
拇短伸肌	伸拇时于第1掌骨背侧触及肌肉活动	有一定的拇伸直动作	手心向下,拇指掌指关节伸展,阻力加于拇指近节背侧
拇长伸肌	伸拇时拇指近节背侧触及肌腱活动	有一定的拇指指间关节伸展动作	手心向下,固定拇指近节,伸指间关节,阻力加于拇指远节背侧

表3-36　下肢肌力评估的体位和动作

肌肉	1级	2级	3、4、5级
髂腰肌	仰卧,试图屈髋时于腹股沟上缘可触及肌活动	向同侧侧卧,拖住对侧下肢,可主动屈髋	仰卧也可坐位,小腿悬于床缘外,屈髋,阻力加于大腿远端前面
臀大肌、腘绳肌	俯卧,试图伸髋时于臀部及坐骨结节下方触及肌活动	向同侧侧卧,拖住对侧下肢,可主动伸髋	俯卧,屈膝(测臀大肌)或伸髋(测腘绳肌),伸髋10°～15°,阻力加于大腿远端后面
内收大、长、短肌、股薄肌、耻骨肌	仰卧,分腿30°,伸髋内收时于股内侧部可触及肌活动	同左,下肢放滑板上可主动内收髋	向同侧侧卧,两腿伸,托住对侧下肢,髋内收,阻力加于大腿远端内侧
臀中、小肌阔筋膜张肌	仰卧,使髋外展时于大转子上方可触及肌活动	同左,下肢放滑板上可主动外展髋	向对侧侧卧,对侧下肢半屈,髋外展,阻力加于大腿远端外侧
股方肌、梨状肌、臀大肌、上下孖肌、闭孔内外肌	仰卧或坐位,腿伸直,使髋外旋时于大转子上方可触及肌活动	同左,可主动外旋髋	仰卧或坐位,小腿在床缘外下垂,髋外旋,阻力加于小腿下端内侧
臀小肌、阔筋膜张肌	仰卧或坐位,腿伸直,使髋内旋时大转子上方可触及肌活动	同左,可主动内旋髋	仰卧或坐位,小腿在床缘外下垂,髋内旋,阻力加于小腿下端外侧

（续表）

肌肉	1级	2级	3、4、5级
腘绳肌	俯卧,试图屈膝时可于腘窝两侧及肌腱活动	向同侧侧卧,拖住对侧下肢,可主动屈膝	俯卧,膝从伸直位屈曲,阻力加于小腿下端后面
股四头肌	仰卧或坐位,试图伸膝时可触及髌韧带活动	向同侧侧卧,托住对侧下肢,可主动伸膝	仰卧或坐位,小腿在床缘外下垂,伸膝,阻力加于小腿下端前面
腓肠肌、比目鱼肌	侧卧,使踝跖屈时可触及跟腱活动	同左,踝可主动跖屈	仰卧位或俯卧,膝伸直（测腓肠肌）或膝屈曲（测比目鱼肌）,踝跖屈,阻力加于足跟
胫前肌	仰卧,使踝背屈及足内翻时可触及其肌腱活动	侧卧,可主动踝背屈、足内翻	坐位,小腿下垂,踝背屈并足内翻,阻力加于足背内缘
胫后肌	仰卧,使翻及跖屈时于内踝后方可触及腱活动	同左,可主动跖屈膝、足内翻	向同侧侧卧,足在床缘外,足内翻并踝跖屈,阻力加于足内翻
腓骨长、短肌	仰卧,试图足外翻时于外踝后方可触及腱活动	同左,可主动踝跖屈、足外翻	向对侧侧卧,使跖屈的足外翻,阻力加于足外缘

（四）评估细则

1. 评估时机

（1）入院后 8 小时内对患者的肌力进行评估。

（2）急性脑血管疾病的患者在溶栓和取栓后 24 小时内,每 8 小时评估 1 次。

（3）患者出现病情改变时,给予再次评估。

2. 评估注意事项

（1）徒手肌力检查适用于意识清醒的患者,检查前应先对患者给予必要的解释说明,取得患者的配合,必要时给以示范。

（2）检查时先查健侧,后查患侧,两侧对比,肌力＞3 级时,患侧应与健侧对比来确定 4、5 级。

（3）必须按照标准姿势、正确的方向进行,以提高结果可比性。

（4）先抗重力后抗阻力,抗阻力必须使用同一强度。抗阻不能应用于 2 个关节以上,阻力应加在被测关节的远端（非肢体远端）。

（5）选择适当的测试时机,疲劳、运动后或饱餐后不宜进行。痉挛性瘫痪患者不宜做徒手肌力检查。

（6）骨折未愈合、严重骨质疏松、关节及周围软组织损伤、关节活动度极度受限、严重的关节积液和滑膜炎等症状为徒手肌力检查的禁忌。

3. 评估结果与护理措施　依据肌力级别予以相应护理措施。

（1）患者下肢肌力＜5 级,可存在跌倒风险,需要及时对患者进行跌倒评估,做好预防跌倒的护理。

（2）患者肢体肌力≤2级,可存在下肢深静脉血栓形成及肢体废用性萎缩的风险,需要对患者进行深静脉血栓形成风险的评估及康复评估,做好预防深静脉血栓形成的护理,保持肢体功能位及康复护理。

（3）如患者上肢肌力<5级,可能存在生活自理能力缺陷的风险,需要及时对患者的生活自理能力进行评估,协助患者做好生活护理。

（五）案例分析

现病史:患者王某,男性,54岁,因"双下肢酸痛麻木伴乏力半月,双上肢乏力三天"拟"吉兰-巴雷综合征"收治入院。

体格检查:身高167 cm,体重62 kg,患者躺在平车上送入病区。患者在床上无法自行活动,仰卧位肩外展时,仅触及三角肌收缩但没有上肢运动,双下肢均可主动外旋髋部,但无法抬离床面。

辅助检查:脑脊液检查显示白细胞:$2×10^6$/L,蛋白:780 mg/L;肌电图检查结果显示"多发性周围神经损害,运动和感觉神经髓鞘损害为主"。

问题:(1)该患者上臂三角肌肌力为几级?

（2）该患者下肢活动的状态提示下肢哪些肌肉的肌力下降?

三、吞咽障碍评估

（一）概述

吞咽障碍是神经系统疾病或高龄患者常常出现的症状,患者往往会因为误吸引起患者出现肺炎等并发症,严重威胁患者的生命。标准吞咽功能评价量表（standardized swallowing assessment，SSA)由埃吕尔(Ellul)等于1996年提出,经过科学的设计专门用于评定患者的吞咽功能。

（二）意义

标准吞咽功能评价量表用于评定患者的吞咽功能,评定内容由易到难,可避免引起部分重度吞咽障碍患者的强烈反应。同时,该评定不需要专门的设备,使用方便,可定量反映患者的吞咽功能,在国外应用广泛。

（三）评估表

1. 评估表选择及信效度 标准吞咽功能评价量表专门用于评定患者的吞咽功能,进一步评估口咽运动、感觉功能和观察吞咽功能。标准吞咽功能评价量表组内信度$ICC=0.88$,组间信度$ICC=0.85$,提示该量表具有良好的重复测试信度。

2. 评估表详情及赋值 标准吞咽功能评价量表共分为3个部分:①临床检查,包括意识、头与躯干的控制、呼吸、唇的闭合、软腭运动、喉功能、咽反射和自主咳嗽,总分7~21分。②让患者吞咽5 mL水3次,观察有无喉运动、重复吞咽、吞咽时喘鸣及吞咽后喉功能等情况,总分6~13分。③如上述无异常,让患者吞咽60 mL水,观察吞咽需要的时间、有无咳嗽等,总分4~9分;该量表的最低分为17分,最高分为43分,分数越高,说明吞咽功能越差。

第一部分:初步评价,见表3-37。

表 3-37　初步评价计分表

项目	评分(分)
意识水平	1＝清醒 2＝嗜睡,可唤醒并做出言语应答 3＝呼唤有反应,但闭目不语 4＝仅对疼痛刺激有反应
头部和躯干部控制	1＝能正常维持坐位平衡 2＝能维持坐位平衡,但不能持久 3＝不能维持坐位平衡,但能部分控制头部平衡 4＝不能控制头部平衡
唇控制(唇闭合)	1＝正常　2＝异常
呼吸方式	1＝正常　2＝异常
声音强弱(发[a]、[i]音)	1＝正常　2＝减弱　3＝消失
咽反射	1＝正常　2＝减弱　3＝消失
自主咳嗽	1＝正常　2＝减弱　3＝消失
合计	＿＿分

第二部分:饮水试验计分表,饮一匙水(量约 5 mL),重复 3 次。见表 3-38。

表 3-38　饮水试验计分表

项目	评分(分)
口角流水	1:没有/1 次　2:＞1 次
吞咽时有喉部运动	1:有　2:没有
吞咽时有反复的喉部运动	1:没有/1 次　2:＞1 次
咳嗽	1:没有/1 次　2:＞1 次
哽咽	1:有　2:没有
声音质量	1:正常　2:改变　3:消失
合计	＿＿分

注:如果该步骤的 3 次吞咽中有 2 次正常或 3 次完全正常,则进行下面第 3 步。

第三部分:初步评价计分表,饮一杯水(量约 60 mL),见表 3-39。

表 3-39　初步评价计分表

项目	评分(分)
能够全部饮完	1:是　2:否
咳嗽	1:没有/1 次　2:＞1 次
哽咽	1:无　2:有
声音质量	1:正常　2:改变　3:消失
合计	＿＿分

(四) 评估细则

1. 评估时机 标准吞咽功能评价量表适合临床护理应用于神经系统疾病和高龄患者的吞咽功能评估,在患者入院时即可给予吞咽功能的评定,及早发现吞咽障碍,如存在吞咽障碍,应请康复治疗师给予进一步全面评定和康复治疗。

2. 评估注意事项

(1) 在患者疾病急性起病时进行吞咽评估前,应得到主诊医师的许可。

(2) 在进行吞咽评估时,床旁应备好吸引器等抢救物品。

(3) 进行吞咽功能评估前,应向患者或家属说明评定与治疗的目的及主要内容,以获得全面的理解和配合。

3. 评估结果与护理措施 SSA评分于患者入院24小时内完成,并评定误吸风险级别。

初步评价存在异常者为误吸风险I级。对误吸风险I级的患者予以留置胃管,鼻饲饮食。

初步评价正常但2次评价存在异常者为误吸风险Ⅱ级。对误吸风险Ⅱ级的患者进行功能训练和饮食管理。常用的功能训练有咳嗽训练、口腔功能康复训练、模拟吞咽训练和咽部敏感性训练等。

二次评价正常,但三次评价存在异常者为误吸风险Ⅲ级。对误吸风险Ⅲ级的患者应重视进食方式和体位方面的教育和指导。进食期间,保持环境安静,集中注意力,禁止进餐中讲话,少量多餐,进食量以每次30~40次为宜;把食物放于口腔内利于吞咽和咀嚼的位置,以利于食物顺利地搅拌均匀及吞咽,进食速度宜慢,选择合适的进食体位。

三次评价正常者为误吸风险Ⅳ级。对误吸风险Ⅳ级的患者应加强饮食宣教,每日对患者进行再评估,一旦发生误吸及时采取干预措施。

(五) 案例分析

现病史:患者,李某,男性,67岁,因"四肢乏力伴进食呛咳1周"拟"重症肌无力"收治入院。

吞咽评估:患者意识清楚,回答切题,能维持坐位,自主咳嗽较弱,唇部能够闭合,呼吸正常,讲话鼻音较重,咽反射正常。给予患者饮一匙水连续3次,患者口角有1次流水,吞咽时有喉部运动,没有哽咽,有1次咳嗽,声音正常。给患者饮一杯60 mL的水,患者能够全部喝完,有2次咳嗽,没有哽咽,声音正常。

问题:(1) 该患者标准吞咽功能评价量表的评分为多少?

(2) 患者是否存在吞咽障碍,如何为患者制订下一步计划?

▎第七节　骨科专科评估

一、髋关节功能评估

(一) 概述

由于我国人口老龄化,髋部骨折及骨关节疾病的发病率逐年增高,严重影响着人们的生活。同时,随着科学的发展和人们对生活质量要求的提高,人工髋关节置换术已逐渐成为一项常规手术。人工髋关节置换术(total hip arthroplasty,THA)是指用金属、高分子聚乙烯、陶瓷等材料,根据人体关节的形态、构造及功能制成假体,通过外科技术植入人体内,代替患病关节功能,从而缓解关节疼痛、矫正畸形、恢复和改善关节运动的功能。

髋关节是一个结构复杂的下肢关节,其功能是否正常,直接影响到机体的站立和行走功能,进而影响生活质量。随着髋关节置换术的普及和发展,术后对髋关节功能恢复的正确评价也十分重要。临床上多以功能评分表来描述和反映髋关节手术前后的功能状态。

(二) 意义

通过对髋关节功能的评估可以全面掌握患者手术前关节情况,决定治疗方案;评估患者术后关节状态及手术结局。在对患者定期、全面随访时,可指导制订术后康复计划。同时便于临床数据的采集,以及出院随访和研究时收集并分析数据。

(三) 评估表

1. 评估表选择及信效度　选用 Harris 髋关节功能评分表(Harris hip score,HHS)。该量表由哈里斯(Harris)于 1969 年提出,是目前国际上较通用的髋关节功能评分法,用于量化评价髋关节在术前和术后的功能状态,是衡量手术成功与否和进行随访研究的重要科学依据,现广泛应用于髋关节功能评定。

Harris 髋关节评分表其信度和效度均已在国内外多项研究中得到良好的验证。中文版量表严格按照引进国外现有量表的汉化程序修订而成,适用于在中文环境内对髋关节进行功能评估。强调"疼痛"和"功能"的重要性,具有较好的信度和效度。Cronbach's α 系数为 0.811~0.904;信度系数均>0.9。内容效度及构想效度均为良好,是临床评价髋关节功能的有效测量工具。

2. 评估表详情及赋值　Harris 评估量表由疼痛、功能、关节活动度与畸形 4 个维度、15 个条目构成。总分为 100 分。4 个维度包括疼痛、功能、关节活动度和畸形 4 个方面,其分数分配比例为 44:47:5:4。主要强调了"疼痛"和"功能"的重要性,而关节活动度的权重较小。在疼痛这一项目中,根据患者髋关节疼痛程度依次得分 0、10、20、30、40、44 分;功能这一项目总分 47 分,包括患者的步态(步态跛行、行走距离、助行装置)和日常生活(上下楼梯、穿鞋袜、坐和交通运用能力);活动度总分 5 分,主要包括髋关节屈曲、外展、外旋、内收;肢体畸形总分 4 分,包括固定屈曲畸形<30°、固定内收畸形<10°、固定内旋畸形<10°、肢体短缩<3.2 cm。详见表 3 - 40。

表 3 - 40　Harris 髋关节评分量表

疼痛(44 分)		
无	没有或可忽略	44
弱	偶尔疼痛或者意识不到的轻微疼痛,不影响活动	40
轻度	不影响活动,加剧活动后很少引起中等程度的疼痛,可能服用阿司匹林	30

（续表）

疼痛（44 分）			
中度		疼痛可忍受，活动受到一些限制，但仍能正常工作，可能偶尔需要服用比阿司匹林药效更强的止痛药物	20
剧烈		经常发生严重疼痛，但能走动，活动严重受限，需要经常服用比阿司匹林药效更强的止痛药物	10
病废		因严重疼痛而致残，卧床不起	0

功能（47 分）			
日常活动	上楼	不需要借助扶手	4
		需借助扶手	2
		其他方式上楼	1
		不能上楼	0
	转移	可以乘坐公共交通工具	1
	坐	可以舒适地在任何椅子上坐立 1 小时以上	5
		可以舒适地在高位椅子上坐立半小时以上	3
		不能在任何高度的椅子上坐立	0
	穿鞋袜	可轻松完成	4
		有困难但能完成	2
		不能完成	0
步态	跛行	无	11
		轻度	8
		中度	5
		重度	0
	行走支持	不需要	11
		长途行走时需要手杖	7
		大多数行走时需要手杖	5
		需单拐	3
		双手杖	2
		双拐	0
		不能行走	0
	行走距离	无限制	11
		6 个街区，约 600 m	8
		2～3 个街区，200～300 m	5
		只能在室内活动	2
		只能在床上活动	0

关节活动度（5 分）			
屈	$0\sim45°$	（ ）$\times1.0\times0.05$	
	$46°\sim90°$	$\{[（ ）-45°]\times0.6+45\}\times0.05$	
	$91°\sim110°$	$\{[（ ）-90°]\times0.3+72\}\times0.05$	
	$\geqslant111°$	$78\times0.05=3.9$	
伸	任何角度	0	0

(续表)

关节活动度(5 分)		
外展	0～15°	(　　　)×0.8×0.05
	16°～20°	{[(　　　)-15°]×0.3+12]}×0.05
	21°～45°	13.5×0.05=0.675
内收	0～15°	(　　　)×0.2×0.05
	≥16°	3×0.2=0.15
外旋	0～15°	(　　　)×0.4×0.05
	≥16°	6×0.05=0.3
内旋	任何角度	0 　　　　　　　　　　　　　　　　　　 0

肢体畸形(4 分)	
屈曲挛缩<30° 内收畸形<10° 内旋畸形<10° 肢体不等长<3.2 cm	同时满足 4 个条件 记 4 分,任一条件 不满足记 0 分
	总分:

excellent(≥90 分)　good(80～89 分)　fair(70～79 分)　poor(<70 分)　评价等级:

(四) 评估细则

1. 评估时机　于患者术前、术后 1～2 天,出院时,出院 1 个月、3 个月、6 个月时对其髋关节功能进行评估。

2. 评估注意事项

(1) 评估人员按照患者针对每个条目的答案完成量表的评测,记录各条目的得分,最后计算出各领域的总分和量表总分。

(2) 内外旋检查时应为髋伸直位。

(3) 关节活动度数值由活动度与相应的指数相乘而得分。计算关节活动度分值时按照如下规则计算:找出患者关节活动度数所在等级,以患者实际度数减去该等级下限,所得数值乘以该等级所对应分值,最后 5 项数值相加所得总和,再乘以 0.05,即为关节活动度分值。

(4) 应用量角器评定关节活动范围,对手术关节应评定被动和主动关节活动度,以了解造成关节活动障碍的原因,如疼痛、软组织萎缩等。

(5) 除测评患者的一般步态,如步幅、步频、步宽等以外,还应仔细观察行走时站立相和摆动相的步态,不同原因(如疼痛、肌力下降、感觉功能尤其本体感觉功能减退)造成的步态是不同的。

3. 评估结果与护理措施　风险等级:Harris 评估量表总分范围为 0～100 分,根据患者得分情况,将其髋关节功能状态分为优、良、中、差 4 个等级。得分 90～100 分评定为优,80～89 分评定为良,70～79 分评定为中,0～69 分以下为差。总得分越高说明患者髋关节功能越好。相对应护理措施如下。

（1）总分 0～69 分：针对患者具体情况，与主管医师和康复师共同制订康复计划。加强肌力训练和关节抗阻练习。控制疼痛，预防关节脱位、静脉血栓栓塞（VTE）及感染等并发症。必要时由医师分析关节功能障碍原因，给予相应处理。

（2）总分 70～79 分：强化教育，强调术后康复锻炼的重要性。加强抗阻肌力练习，主动伸膝、屈髋、髋外展及步态训练。

（3）总分 80～89 分：进一步加强关节活动度和步态练习，指导患者掌握正确的助步器或拐杖使用方法、负重原则及平衡训练，行走训练时加强防跌宣教。

（4）总分 90～100 分：加强日常行为和活动指导，遵循"三不"原则：即不要交叉双腿，不要坐矮椅或沙发，不要屈膝而坐。避免做对人工髋关节产生过度压力、造成磨损的活动，如跳跃、快跑、滑冰及打网球等。

（五）案例分析

现病史：患者李某，男性，62 岁，患者因不慎跌倒后感右髋部疼痛伴活动障碍、无法行走来院求诊，无恶心、呕吐、胸闷、气急、抽搐及大小便失禁等症状，摄片示"右股骨颈骨折"，患者主诉无高血压、糖尿病等既往史，由急诊拟"右股骨颈骨折"收治入院。

诊断：右股骨颈骨折 Garden Ⅳ型。

体格检查：右侧髋关节活动受限，局部压痛明显，右髋部肿胀。右下肢短缩 2 cm、外旋畸形 60°，纵向叩击痛（+）。右膝关节、踝关节活动尚可，末端血运良好。双足背动脉搏动可，感觉正常。左下肢未见异常。

辅助检查：X 线摄片示"右股骨颈骨折"。

治疗经过及 Harris 评分：患者入院后予消肿、止痛治疗为主。入院第 2 天，完善各项术前准备后在全麻下行右全髋关节置换术。术后予抗炎、抗凝、促进骨生长及营养治疗为主。

目前，患者术后 1 周，已下地进行康复锻炼。下地锻炼后髋部偶感疼痛，但不影响活动。可在高椅上坐半小时以上而无不适，能借助助步器平地行走约 500 m，轻度跛行，但还不能上下楼梯，自行穿鞋袜有困难，双下肢等长，右髋关节可屈曲 60°，外展 20°，内收外旋 15°。

问题：（1）该患者 Harris 评分为几分？ 髋关节功能状态评价等级？

（2）根据患者目前的 Harris 评分，后续如何进一步指导患者康复训练？

二、膝关节功能评估

（一）概述

膝关节是人体最大、解剖结构最复杂、对运动功能要求很高的关节，也是人体的承重关节，容易发生病损，其中最为常见的病症就是骨性关节炎。膝关节骨关节炎是骨科常见的由多因素导致的慢性关节疾病，早期以非手术治疗为主，但当疼痛加重、功能受限、保守治疗无效时，通过手术治疗是唯一手段。随着假体设计和手术技术的改进，人工全膝关节置换术（total knee arthroplasty，TKA）已经成为治疗终末期膝关节骨关节炎最有效的方法。人工膝关节置换术是指通过手术将病损的膝关节部分或全部切除，由人工制造的关节部件代替，使其恢复正常平滑的关节面。而损伤关节治疗修复后，科学、合理、准确的膝关节功能评估也至关重要。

（二）意义

术前进行评估可判断膝关节疾病发展的程度，为后续治疗提供参考依据。术后可评估膝关节置换术的疗效，了解患者膝关节功能恢复情况，并指导后续膝关节康复训练，防止假体的松动和磨损。同时便于临床数据的采集。

（三）评估表

1. 评估表选择及信效度　选用膝关节功能评分量表（knee society score，KSS）。KSS 评分系统是美国膝关节协会（American Knee Society Knee Score）于 1989 年提出的一种膝关节综合评分标准。该量表具有良好的信效度：Cronbach's α 系数为 0.88，重测信度为 0.93。近年来，KSS 评分逐渐替代此前的 HSS 评分，即"美国特种外科医院评分（hospital for special surgery）"，成为评估膝关节置换术患者最有效的评分系统。自 1989 年提出以来被广泛运用于全膝关节置换术前、术后评分。它全面评估了膝关节整体功能和形态，还有效地避免了 HSS 评分中影响评估结果的其他因素、疾病；在患者长期随访的过程中避免了更大偏倚。

2. 评估表详情及赋值　KSS 量表由"关节性评分"和"功能性评分"两大部分组成。第一部分是膝关节评分，总分 100 分，以疼痛（50 分）、关节活动度（25 分）、稳定性（25 分）和缺陷扣分项（共−50 分）为主要参数；满分的标准为静息状态下无疼痛感，膝关节牢固结合并能进行 125°以上的活动，没有任何前后内外的不稳定感。俯屈挛缩、主动伸展不全、力线不良则要在总分中进行相应的扣除。第二部分是功能评分，总分 100 分。以步行距离（50 分）、上下楼梯（50 分）和功能缺陷扣分项（共−20 分）为主要参数。满分标准为可以不受限的行走和正常上下楼梯。用拐杖或腋杖要在总分中进行相应的扣除。

与 HSS 评分相比，KSS 对疼痛的评价中，在行走痛的基础上增加了爬楼痛；对功能活动的评价中，在行走能力和上下楼能力的评分项目也更加细化，更精准地评价了膝关节自身条件和整体功能，详见表 3 - 41。

表 3 - 41　KSS 膝关节功能评分量表

项目	膝关节评分（如总分为负数，得分为 0）		评分（分）
疼痛	不痛		50
	偶尔觉轻微疼痛		45
	上楼时偶尔轻微疼痛		40
	上楼和走路时偶尔轻微疼痛		30
	中度疼痛	偶尔疼得比较厉害	20
		经常疼得比较厉害	10
	疼得特别厉害，需要服药		0
活动度	由屈曲到伸膝		每 5°得 1 分

（续表）

项目		功能评分（总评分为各项之和）	评分（分）
稳定性（在任何位置上的最大活动度）	前后侧（10）	<5 mm	10
		5～10 mm	5
		>10 mm	0
	内外侧（15）	<5°	15
		6°～9°	10
		10°～14°	5
		>15°	0
减分	屈曲挛缩（-15）	5°～10°	-2
		10°～15°	-5
		16°～20°	-10
		>20°	-15
	伸展缺损（-15）	<10°	-5
		0°～20°	-10
		>20°	-15
	对线（-20）	外翻5°～10°	0分
		内翻0°～4°	每度减3分
		外翻11°～15°	每度减3分
		其他	-20分
行走能力	无任何限制		50
	约1000 m以上		40
	500～1000 m		30
	不到500 m		20
	仅能在室内活动		10
	不能步行		0
上下楼	正常上下楼梯		50
	正常上楼梯，下楼梯借助扶手		40
	需借助扶手才能上下楼梯		30
	借助扶手能上楼梯，但不能独立下楼梯		15
	完全不能上下楼梯		0
减分	用手杖		-5
	用双手杖		-10
	需使用腋杖或助行架辅助活动		-20

附注：方框内标有"分"的填具体分数；方框内标有"°"的填具体度数。

（四）评估细则

1. 评估时机　于患者术前、出院时、术后1个月、3个月、6个月对其膝关节功能进行评估。

2. 评估注意事项

（1）此评分量表通过面谈和体格检查分别对患者膝关节和功能两大方面进行评估。所以，评估前应让患者充分了解评估细则，做好心理准备，能更好配合。

（2）分别在手术前后记录 KSS 评分和关节活动范围（range of motion，ROM），膝关节评分越高和屈曲活动度越大，表明关节功能恢复越理想。同时也要对各影响因素进行综合考虑，包括年龄、BMI、肌力、疼痛状况及术后早期连续被动运动（continous passive motion machine，CPM 机）的应用。

3. 评估结果与护理措施　风险等级：根据评分标准，将 KSS 评分量表划分为优（80～100 分）、良（70～79 分）、一般（60～69 分）及差（<60 分）4 个等级，评分越高说明患者膝关节功能越好。相对应护理措施如下：

（1）总分<60 分：控制疼痛，预防感染、肿胀、VTE 等并发症。针对患者具体情况，与主管医师和康复师共同制订康复计划。抬高患肢，加强股四头肌、腘绳肌的力量训练，并配合使用膝关节 CPM 机加强膝关节屈伸功能锻炼。如经积极地被动和主动训练，膝关节功能恢复仍不理想，由医师进行相应处理。

（2）总分 60～69 分：指导患者加强膝关节肌力和关节 ROM 练习。加强扶拐行走训练，并进行防跌宣教。

（3）总分 70～79 分：进一步加强膝关节活动度训练和负重练习，指导上下楼梯训练。

（4）总分 80～100 分：加强健康教育，预防骨质疏松，肥胖者指导其控制体重。避免跑、跳、背重物等活动，防止膝关节假体承受过度应力而导致假体松动。

（五）案例分析

现病史：王某，女性，75 岁，患者因左膝关节肿痛伴活动不利 10 年余，进行性加重伴内翻畸形 2 年来院求诊，患者于 10 年前无明显诱因出现左膝关节疼痛、呈间歇性反复发作，上下楼梯明显，无关节肿胀，无发热。近 2 年来，患者自感上述情况加重，左膝关节内翻畸形，屈伸活动时及夜间疼痛明显，行走明显困难，需拐杖辅助行走，平地行走约200 m 后症状明显加重，无法上下楼梯，经保守治疗效果不佳，现为进一步诊治来院求诊，由门诊拟"左膝关节骨性关节炎"收治入院。患者入院后完善各项术前准备，在全麻下行左膝关节置换术。术后予抗炎、抗凝及促进骨生长治疗为主。

体格检查：左膝关节内翻，明显肿胀，膨大畸形，膝周皮肤及皮温正常。左膝髌骨及髌周广泛压痛（内侧明显）。髌骨研磨试验（＋），浮髌试验左（＋），单腿半蹲试验（＋），旋转挤压试验左侧（＋），左侧关节过伸试验（＋），单腿盘足试验（＋），膝关节外翻应力试验（＋）。左膝关节过伸过屈痛，活动明显受限。左 ROM：伸－5°，屈 100°，内旋 5°，外旋 2°。

辅助检查：MRI 检查示左膝关节骨性关节炎（重度）。X 线检查示：左膝关节退行性骨关节病、髌上囊积液可能。

问题：（1）该患者术前 KSS 评分为几分？膝关节功能评价等级？

（2）如何指导患者术后膝关节功能锻炼？

三、脊柱疾病术后疗效评估

（一）概述

脊柱退行性疾病是骨科的常见病、多发病，主要包括颈椎间盘突出症、颈椎病、颈椎管狭窄症、腰椎间盘突出症、腰椎管狭窄症和腰椎滑脱症等。随着工作节奏的加快和老龄化社会加剧,脊柱退行性疾病的发病呈高发化、年轻化和复杂化的特点,正在逐渐从退行性疾病向生活方式相关疾病发展。因此,对该类疾病的预防及治疗具有重要的临床及社会效益。

日本骨科协会评估治疗分数(Japanese Orthopaedic Association Scores,JOA)主要用于评价人体功能性障碍,目前被广泛应用于脊柱疾病术后的疗效评价。

(二) 意义

颈腰椎 JOA 评分系统可反映患者治疗前后颈椎或腰椎功能的改善情况,体现临床治疗效果。通过对患者术前术后的身体状况进行量化评估,可为制订相关的护理方案提供依据,从而改善患者术后疗效,提高生活质量。

(三) 评估表

1. 评估表选择及信效度　选用颈椎 JOA 评分量表、腰椎 JOA 评分量表。JOA 评分系统于 1975 年由日本骨科学会(Japanese Orthopacdie Association)制定。目前已被翻译成多个版本,并在世界各国广泛应用。我国目前应用的汉化版量表是由日版直接翻译而来。JOA 颈椎评分量表的 Cronbach's α 系数为 0.896,总分半信度系数为 0.842;JOA 腰椎评分量表的 Cronbach's α 系数为 0.845,总分半信度系数为 0.852,效度均良好。颈椎 JOA 评分表多用于脊髓型颈椎病术前、术后评定,也可用于康复治疗效果的评估。腰椎 JOA 评分表主要用于腰椎间盘突出症、腰椎滑脱等腰椎疾病的疗效评价。

2. 评估表详情及赋值

(1) 颈椎 JOA 评分量表(又称 17 分法):该量表包括上下肢的运动、感觉及膀胱功能 3 个方面。其中运动包括上肢和下肢运动 2 个条目,分值 8 分;感觉包括上肢、下肢、躯干 3 个条目,分值 6 分;膀胱功能 1 个条目,分值 3 分,共 17 分。详见表 3 - 42。

表 3 - 42　颈椎 JOA 评分量表

项　　目	评分(分)
1. 运动(8 分)	
A. 上肢运动功能(4 分)	
自己不能持筷或勺进餐;	0
能持勺,但不能持筷;	1
虽手不灵活,但能持筷;	2
能持筷及一般家务劳动,但手笨拙;	3
正常	4
B. 下肢运动功能(4 分)	
不能行走;	0
即使在平地行走也需用支持物;	1
在平地行走可不用支持物,但上楼时需用;	2
平地或上楼行走不用支持物,但下肢不灵活;	3
正常	4
2. 感觉(6 分)	
A. 上肢	
有明显感觉障碍;	0
有轻度感觉障碍或麻木;	1
正常	2

（续表）

项　　目	评分（分）
2. 感觉（6 分）	
B. 下肢	
有明显感觉障碍；	0
有轻度感觉障碍或麻木；	1
正常	2
C. 躯干	
有明显感觉障碍；	0
有轻度感觉障碍或麻木；	1
正常	2
3. 膀胱功能（3 分）	
尿潴留；	0
高度排尿困难，尿费力，尿失禁或淋漓；	1
轻度排尿困难，尿频，尿踌躇；	2
正常	3
总分	

（2）腰椎 JOA 评分量表：主要包括主观症状、临床体征、日常活动、膀胱功能 4 个方面。其中主观症状分为下腰痛、腿痛和麻木感、步态 3 项；临床体征分为直腿抬高试验、感觉障碍、肌力下降 3 项；日常活动包括卧位时转身、站立、洗漱、向前俯身、坐、举或手持重物、步行各项；膀胱功能包括正常、轻度和严重排尿困难 3 项。分别为：①主观症状（3 个条目，分值 9 分）；②临床体征（3 个条目，分值 6 分）；③日常活动受限度（7 个条目，分值 14 分）；④膀胱功能（1 个条目，分值 0 分），量表总分为 0～29 分。详见表 3 - 43。

表 3 - 43　腰椎 JOA 评分量表

项　　目	评分（分）
1. 主观症状（9 分）	
A. 下腰背痛	
a. 无任何疼痛	3
b. 偶尔轻微疼痛	2
c. 频发的轻微疼痛或偶发严重疼痛	1
d. 频发或持续的严重疼痛	0
B. 腿痛兼（或）麻刺痛	
a. 无任何疼痛	3
b. 偶尔的轻微疼痛	2
c. 频发的轻微疼痛或偶发严重疼痛	1
d. 频发或持续的严重疼痛	0
C. 步态	
a. 正常	3
b. 即使感肌肉无力，也可步行超过 500 m	2
c. 步行小于 500 m，即出现腿痛，刺痛，无力	1
d. 步行小于 100 m，即出现腿痛，刺痛，无力	0

（续表）

项　　目	评分（分）
2. 临床体征(6分)	
A. 直腿抬高试验(包括加强实验)	
正常	2
$30°\sim70°$	1
$<30°$	0
B. 感觉障碍	
无	2
轻度障碍	1
明显障碍	0
C. 运动障碍	
正常(肌力5级)	2
轻度无力(肌力4级)	1
明显无力(肌力0~3级)	0
3. 日常活动受限度(ADL)(14分)	
A. 平卧翻身	
正常	2
轻度受限	1
明显受限	0
B. 站立(大约1小时)	
正常	2
轻度受限	1
明显受限	0
C. 洗漱	
正常	2
轻度受限	1
明显受限	0
D. 前屈	
正常	2
轻度受限	1
明显受限	0
E. 坐位	
正常	2
轻度受限	1
明显受限	0
F. 举重物	
正常	2
轻度受限	1
明显受限	0
G. 行走	
正常	2
轻度受限	1
明显受限	0

(续表)

项　　目	评分(分)
4. 膀胱功能(−6～0分)	
a. 正常	0
b. 轻度受限	−3
c. 明显受限(尿潴留,尿失禁)	−6
总分	

(四) 评估细则

1. 评估时机　建议在患者术前、术后2周、1个月、3个月、6个月、12个月及18个月时进行评估。

2. 评估注意事项

(1) 腰椎间盘突出症患者若处于急性发作期可能会不自觉地夸大病情。急性腰腿痛的时间相为<3周,大部分急性期患者通过非手术治疗甚至不治疗,症状会明显减轻。

(2) 腰椎JOA评估时,在主观症状中,下腰痛及下肢痛评分可结合疼痛视觉模拟量表(visual analog scale,VAS)评分。

(3) 计算说明:

1) 通过JOA评分量表,计算改善指数可反映患者治疗前后的改善情况,通过改善率可了解临床治疗效果。计算公式:术后改善指数=治疗后JOA评分−治疗前JOA评分。腰椎治疗改善率=[(治疗后评分−治疗前评分)÷(29−治疗前评分)]×100%。颈椎治疗改善率=[(术后评分−术前评分)÷(17−术前评分)]×100%。具体评价标准:优:≥75%,良:50%～74%,中:25%～49%,差:0～24%。

2) 腰椎JOA改善率还可对应于通常采用的疗效判定标准:手术疗效(无效、有效、显效及治愈)与改善率呈正相关。改善率为100%时为治愈,改善率大于60%为显效,25%～60%为有效,<25%为无效。

3. 评估结果与护理措施

(1) 颈椎JOA评分表风险等级:总分17分,分数越低表示功能越差。轻度:>13分;中度:9～13分;重度:<9分。相对应护理措施如下:

1) 总分<9分:落实呼吸道管理、排泄护理、生活护理等,密切观察脊髓神经功能。颈部制动的同时尽早进行四肢功能锻炼。

2) 总分9～13分:加强颈肩部肌肉训练及肩、肘、手指活动,必要时应用握力器配合锻炼。指导患者和家属掌握颈部制动下床原则,下床时专人扶助,以防跌倒。

3) 总分>13分:指导患者出院后3个月内起床活动时需佩戴颈托或颈部支具,避免颈部前屈、左右旋转。纠正日常生活工作中不良姿势。

(2) 腰椎JOA评分表风险等级:总分29分,最低0分,分数越低表明功能障碍越明显。差:<10分;中度:10～15分;良好:16～24分;优:25～29分。

相对应护理措施如下:

1）总分＜10分：落实疼痛护理、心理护理、生活护理等，观察脊髓神经功能，鼓励及早进行四肢活动，预防肌肉萎缩、VTE等并发症。指导直腿抬高训练，增加肌肉力量，防止神经根粘连。

2）总分10～15分：加强腰背功能锻炼，增强腰背肌力量和脊柱稳定性。方法有"五点支撑法""仰卧拱桥式""俯卧飞燕式"锻炼。

3）总分16～24分：加强下床行走训练，专人保护以预防直立性低血压和意外事故的发生，3个月内起床活动时需穿戴支具。

4）总分25～29分：指导健康生活方式及腰部保护措施，使患者掌握日常生活中对腰部负担最小的姿势和动作。

（五）案例分析

现病史：王某，男性，42岁，职业：出租车司机，患者因反复左侧腰痛并伴有左臀部、左大腿后方及小腿后侧疼痛及麻木感3年，再发加重2天来院求诊。患者自诉反复腰腿痛3年，经保守治疗后好转，但病情反复。入院前2天症状加剧，行走无力，CT检查示：L4～5椎间盘突出，由门诊拟"腰椎间盘突出"收治入院。

体格检查：脊柱生理弯曲存在，腰部活动受限，前屈受限明显；L4～5棘突间隙及左侧椎旁压痛、叩击痛明显，并向下肢放射，左小腿后侧及足底外侧皮肤感觉存在，痛觉存在；左下胫前肌肌力5级，腓肠肌肌力4级；左直腿抬高试验40°（＋），加强试验（＋），屈膝屈髋试验（－），双侧膝腱反射（－）。

辅助检查：腰椎CT片示：L4～5椎间盘突出。

治疗及JOA评分：患者入院第2天完善各项术前准备后，在全麻下行经皮椎间孔镜下髓核摘除术，术后予消肿、营养神经治疗为主。患者术前JOA评分9分，术后1个月患者自述腰腿痛及相关症状基本消失，JOA复评分23分。

问题：（1）该患者本次手术改善率是多少？手术疗效如何？

（2）患者后期如何进行腰背部功能锻炼？日常生活中注意事项？

第八节　老年专科评估

一、老年抑郁评估

（一）概述

抑郁症是常见的精神障碍，老年抑郁更是导致全球疾病负担的重要原因。随着步入老年期，身体功能逐渐下降，生活质量随之降低，同时伴有慢性疾病与体力下降的困扰，导致老年人逐渐出现无价值感和焦虑感，最终导致抑郁。老年抑郁会加速认知功能的下降，对正常生活缺乏兴趣、思维迟缓、精神运动迟缓，同时会出现疲劳、体重变化及注意力不集中的情况，严重影响老年人身心健康。有研究表明，抑郁症状会增加患者死亡和自杀风险。抑郁的老年人无法准确表达自身悲伤，他们往往倾向于将自己的抱怨侧重于躯体功能的退化,这使得诊断老年人的抑郁症具有挑战性。为了能够准确评估老年人的抑郁症,国内外有较多抑郁症状的评定量表,且由于近年来研究者对心理健康方面研究热度增长,促使对于抑郁症状评定量表的改良研究也较多。其中具有代表性的量表主要有老年抑郁量表(geriatric depression scale,GDS)、抑郁自评量表(self-rating depression scale,SDS)等。

(二)意义

老年抑郁症筛查的目的是评估老年人是否存在抑郁情绪等可能降低生活质量并最终可能导致不良结局的风险,以期能够识别出有抑郁症状的老年人群,并进行相应的心理干预,提升老年人群生活品质。

(三)评估表

1. 评估表选择及信效度　选用 GDS,GDS-30 作为评估老年抑郁症状的常用量表之一,被全球不同国家广泛采用。GDS-30 最初是由 Brink 等学者在 1982 年时编制,它的 30 个条目代表了老年抑郁的核心,包含情绪低落、活动减少、易激惹、退缩、痛苦的想法,对过去、现在及将来的消极评价等。

为了适应临床使用,GDS-30 发展出较为简短的版本,GDS-15 及 GDS-5。本节内容参考了刘平等翻译的 GDS-30,该量表信效度良好,量表作者的测试结果为:内部一致性 Cronbach's α 系数为 0.94;相隔 1 周的重测信度为 0.85。由 GDS 判断的抑郁症状的无/轻/中/重,与临床医师判断的一致性高。

2. 评估表详情及赋值　GDS-30 共有 30 项,分别对应以下症状:①低生活满意度;②活动兴趣减退;③生活空虚感;④厌倦感;⑤对未来失去希望;⑥烦恼感;⑦精力减退;⑧不祥预感;⑨不快乐;⑩无助;⑪坐立不安;⑫居家不出;⑬担忧未来;⑭记忆减退;⑮愉快感丧失;⑯忧郁;⑰消极观念;⑱为往事忧愁;⑲无兴奋感;⑳启动困难;㉑活力减退;㉒绝望;㉓自卑;㉔为琐事伤心;㉕易哭泣;㉖注意集中困难;㉗晨重夜轻感;㉘回避社交;㉙决断不能;㉚思考困难。

量表中每个条目都是一个问题,要求被调查的研究对象以"是"或"否"进行回答。量表总分在 0~30 分。总分反映抑郁症状的程度。0~10 分无具有临床意义的抑郁症状;11~20 分为轻度;21~30 分为中重度。详见表 3-44。

表 3-44　老年抑郁量表

	项目	选择过去 1 周内最适合你的答案	
1	你对你的生活基本满意吗?	是	否
2	你是否丧失了很多你的兴趣和爱好?	是	否
3	你感到生活空虚吗?	是	否
4	你经常感到无聊吗?	是	否
5	你对未来充满希望吗?	是	否
6	你是否感到烦恼,无法摆脱头脑中的想法?	是	否
7	大部分时候你都精神抖擞吗?	是	否

	项目	选择过去1周内最适合你的答案	
8	你是否觉得有什么不好的事情要发生而感到很害怕？	是	否
9	大部分时间你都觉得快乐吗？	是	否
10	你经常感到无助吗？	是	否
11	你是否经常感到不安宁或坐立不安？	是	否
12	你是否宁愿待在家里而不愿去干新鲜事？	是	否
13	你是否经常担心将来？	是	否
14	你是否觉得你的记忆力有问题？	是	否
15	你觉得现在活着很精彩？	是	否
16	你是否经常感到垂头丧气无精打采？	是	否
17	你是否感到现在很没用？	是	否
18	你是否为过去的事担心很多？	是	否
19	你觉得生活很兴奋吗？	是	否
20	你是否觉得学习新鲜事物很困难？	是	否
21	你觉得精力充沛吗？	是	否
22	你觉得你的现状是毫无希望的吗？	是	否
23	你是否觉得大部分人都比你活得好？	是	否
24	你是否经常把小事情弄得很糟糕？	是	否
25	你是否经常有想哭的感觉？	是	否
26	你对集中注意力有困难吗？	是	否
27	你喜欢每天早晨起床的感觉？	是	否
28	你是否宁愿不参加社交活动？	是	否
29	你做决定很容易吗？	是	否
30	你的头脑还和以前一样清楚吗？	是	否

（四）评估细则

1. 评估时机

（1）老年抑郁以心境低落为特征，与其处境不相称，当发现老年人出现闷闷不乐等情绪时，需要引导患者进行评估。

（2）当患者对日常活动出现兴趣降低、动作语言减少时。

（3）当患者无法集中注意力，与家属沟通显著减少时。

2. 评估注意事项

（1）与患者建立和睦关系。

（2）GDS主要用于老年人抑郁症的自评，在填写量表前，一定要把评定的目的和方法向被评定者解释清楚，让被试者仔细阅读项目条文，按照实际情况，独立进行判断。

（3）如果被试者有阅读困难，可由检查者逐条念给被试者听。

（4）评定的时间范围一般为最近1周。

（5）检查者要认真审核被试者填写的量表，如有缺项漏项，应让被试者修改补充。

(6) 询问患者有无精神病史。

(7) 患者是否正在服用抗抑郁药物,有无药物依赖问题。

3. 评估结果与护理措施 GDS 的主要统计指标为总分;范围为 0~30 分。分值反映抑郁症状的程度。0~10 分为无具临床意义的抑郁症状;11~20 分为轻度;21~30 分为中重度。

量表作者认为,分界值为 9~14 分,可根据研究/使用目的设定。宋立诚等建议的分界值为 15 分。

根据老年人的实际情况,选择合适的护理措施。

(1) 老年抑郁是一个特殊的情况,往往生活不能自理,需要有专人做好护理工作,亲属如果由于各种原因不能亲自护理,也应该请有护理经验的人员进行护理,对老人多加关怀、关心和关爱。

(2) 老人起居要有规律,按时起床,按时休息,有很好的活动和休息的安排,做到有规律,既适合老年人的具体情况,又形成好的习惯。

(3) 要注意老人饮食的营养,以清淡为主,富含维生素与蛋白质,少吃脂肪类的食物,不要过甜,也不要过咸。

(4) 注意老人的心理卫生,应该多和老人谈心、聊天、看电视,让老人多交朋友、多沟通,让老人不寂寞。

(5) 最重要的问题是老年抑郁往往有弃世思想(自杀的倾向),要防止出现自杀、弃世、厌世,觉得活着没有用、觉得自己是个累赘等造成不良的后果。所以,老年人的抑郁护理很重要也很复杂,需加强这方面的工作。

(五) 案例分析

病例:患者,女性,69 岁,于半年前出现失眠,有时整夜睡不着觉,食欲下降,情绪低落,自述脑子坏了,脑子反应慢,什么也干不了,自己的病也好不了了。自责,认为一家人全让她给拖累了。整天担心孩子及家人的生活,有时坐立不安,心慌,口干烦躁,易怒,见什么都烦,在家自己打自己,打完后就哭,症状晨起较重,晚上较轻,经常觉得活着没意思,想跳楼又怕跳楼后名声不好,会影响孩子的前程,希望去医院打一针,想安乐死。曾企图上吊自杀未遂。

既往体健,无精神疾病及痴呆家族史。

精神检查:意识清楚,以心境低落为主,对日常生活丧失兴趣,无愉快感,精力减退,自觉联想困难,自述"脑子像木头一样",有无用感,自我评价低,自责,反复出现想死的念头,并有自杀行为,失眠、食欲不振。心境低落表现为昼重夜轻,社会功能明显受损。

患者目前表现为抑郁状态:以心境低落为主,有兴趣减少、精力减退,联想困难,自责,自我评价低,反复出现想死的念头,并有过自杀行为,符合抑郁症的诊断标准。因其发病年龄为 69 岁,所以诊断为老年期抑郁症。

问题:(1) 该患者使用老年抑郁量表得分为多少?

(2) 对于这样的患者应给予怎样的护理措施?

二、认知功能障碍筛查

(一) 概述

认知功能障碍(cognitive impairment,CI)是指由各种原因导致的不同严重程度的大脑认知功能受损,主要表现为注意力、记忆力、决策或学习等能力的下降。当认知功能障碍严重影响患者的社交、职业和日常生活能力时,可诊断为认知功能障碍。

认知功能障碍的评估与诊断主要是通过针对不同认知领域的神经心理测验。认知筛查量表成本低,耗时短(通常小于 15 分钟)、操作简便。目前,已有许多经过校验且发展成熟的认知功能筛查量表可供使用。其中,蒙特利尔认知量表(Montreal Cognitive Assessment,MoCA)是较为常用的量表,在用于筛查轻度认知功能障碍(mild cognitive impairment,MCI)时拥有高灵敏度和特异度,可用于轻度认知功能障碍的早期筛查。

(二) 意义

在认知功能尚能逆转阶段,积极采取相应的干预治疗,早期控制和去除可逆危险因素或可成为 MCI 管理的第一步。MCI 作为正常衰老和痴呆之间的一种过渡状态,进展为痴呆的风险极大,需要重视认知功能障碍的筛查预评估,并及早进行干预,防止认知功能障碍的恶化。

(三) 评估表

1. 评估表选择及信效度 选用由 Nasreddine 等学者于 2004 年编制的蒙特利尔认知评估量表(MoCA),由北京解放军总医院解恒革翻译,可用于对轻度认知功能异常进行快速筛查。该量表涉及不同认知领域的评定,包括:记忆功能、视觉结构功能、执行功能、语言功能、注意力、时间和空间定向力。量表满分为 30 分,得分越高代表认知功能越好。文化程度校正总分<26 分提示存在 MCI。该量表重测信度 0.857,有较好的重测信度、内容效度和结构效度。

2. 评估表详情及赋值 MoCA 量表共有 11 个分项目,分析总指标为其所有项目的总分,满分为 30 分。患者得分≥26 分为正常。如果受教育年限≤12 年,总分则加 1 分,但最高分仍为 30 分。详见表 3-45。

表 3-45 蒙特利尔认知评估量表

姓名:	检查日期:		
出生日期:	教育水平:	性别:	
视空间与执行功能	复制立方体	画钟表(11 点过 10 分)	得分/分
⑤戊 结束 甲 ① 乙 ② 丁 开始 ④ 丙 ③ [ ]	[ ]	轮廓 数字 指针	___/5

（续表）

命名

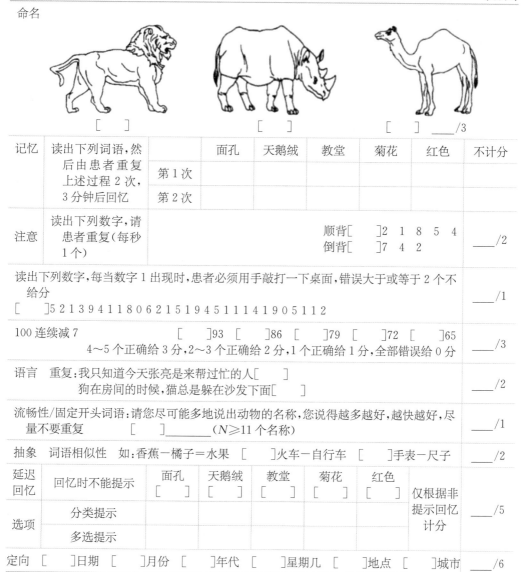

[   ]   [   ]   [   ] ___/3

记忆	读出下列词语,然后由患者重复上述过程2次,3分钟后回忆		面孔	天鹅绒	教堂	菊花	红色	不计分
		第1次						
		第2次						

注意	读出下列数字,请患者重复(每秒1个)	顺背[ ] 2 1 8 5 4 倒背[ ] 7 4 2	___/2

读出下列数字,每当数字1出现时,患者必须用手敲打一下桌面,错误大于或等于2个不给分
[   ]52139411806215194511141905112   ___/1

100连续减7   [   ]93 [   ]86 [   ]79 [   ]72 [   ]65
4~5个正确给3分,2~3个正确给2分,1个正确给1分,全部错误给0分   ___/3

语言 重复:我只知道今天张亮是来帮过忙的人[   ]
          狗在房间的时候,猫总是躲在沙发下面[   ]   ___/2

流畅性/固定开头词语:请您尽可能多地说出动物的名称,您说得越多越好,越快越好,尽量不要重复   [   ]   (N≥11个名称)   ___/1

抽象 词语相似性 如:香蕉—橘子＝水果 [   ]火车—自行车 [   ]手表—尺子   ___/2

延迟回忆	回忆时不能提示	面孔 [ ]	天鹅绒 [ ]	教堂 [ ]	菊花 [ ]	红色 [ ]	仅根据非提示回忆计分 ___/5
选项	分类提示						
	多选提示						

定向 [   ]日期 [   ]月份 [   ]年代 [   ]星期几 [   ]地点 [   ]城市   ___/6

（四）评估细则

1. 评估时机

（1）当患者出现记忆障碍,即遗忘,尤其是顺行性遗忘和逆行性遗忘时。

（2）当患者出现记忆减退,出现对日期、年代、专有名词、术语概念等的回忆发生困难时。

（3）当患者出现记忆错误,包括记忆恍惚、错构及虚构回忆等情况时。

（4）当患者出现视空间障碍,如不能准确地临摹立体图,生活中,可有穿衣困难,不能判断衣服的上下和左右,衣服及裤子穿反等情况时。

（5）当患者出现执行功能障碍,如不能作出计划,不能进行创新性工作,不能根据规则进行自我调整,对多件事情进行统筹安排等情况时。

2. 评估注意事项

(1) 交替连线测验。指导语:"我们有时会用'123……'或者汉语的'甲乙丙……'来表示顺序。请您按照从数字到汉字并逐渐升高的顺序画一条连线。从这里开始[指向数字(1)],从1连向甲,再连向2,并一直连下去,到这里结束[指向汉字(戊)]"。评分:当患者完全按照"1-甲-2-乙-3-丙-4-丁-5-戊"的顺序连线并没有任何交叉线时给1分。当患者出现任何错误而没有立刻自我纠正时,给0分。

(2) 视结构技能(立方体)。指导语[检查者指向立方体]:"请您照着这幅图在下面的空白处再画一遍,并尽可能精确"。评分:完全符合下列标准时,给1分:图形为三维结构,所有的线都存在,无多余的线,相对的边基本平行,长度基本一致(长方体或棱柱体也算正确)。上述标准中,只要违反其中任何一条,即为0分。

(3) 视结构技能(钟表)。指导语:"请您在此处画一个钟表,填上所有的数字并指示出11点10分"。评分:符合下列3个标准时,分别给1分:①轮廓(1分)表面是个圆,允许有轻微缺陷(如,圆没有闭合)。②数字(1分):所有数字必须完整,且没有多余的数字;数字顺序必须正确且在所属的象限内;可以是罗马数字;数字可以放在圆圈之外。③指针(1分):必须有两个指针且一起指向正确的时间;时针必须明显短于分针;指针的中心交点必须在表内且接近于钟表的中心。上述各项目的标准中,如果违反其中任何一条,则该项目不给分。

(4) 命名。指导语:自左向右指着图片问患者:"请您告诉我这个动物的名字"。

评分:每答对一个给1分。正确回答是:①狮子;②犀牛;③骆驼或单峰骆驼。

(5) 记忆。指导语:检查者以每秒1个词的速度读出5个词,并向患者说明:"这是一个记忆力测验。在下面的时间里我会给您读几个词,您要注意听,一定要记住。当我读完后,把您记住的词告诉我。回答时想到哪个就说哪个,不必按照我读的顺序"。把患者回答正确的词在第一试的空栏中标出。当患者回答出所有的词,或者再也回忆不起来时,把这5个词再读一遍,并向患者说明:"我把这些词再读一遍,努力去记并把您记住的词告诉我,包括您在第一次已经说过的词"。把患者回答正确的词在第二试的空栏中标出。

第二试结束后,告诉患者一会儿还要让他回忆这些词:"在检查结束后,我会让您把这些词再回忆一次"。

评分:这两次回忆不记分。

(6) 注意:

1) 数字顺背广度:指导语:"下面我说一些数字,您仔细听,当我说完时您就跟着照样背出来"。按照每秒1个数字的速度读出这5个数字。

2) 数字倒背广度:指导语:"下面我再说一些数字,您仔细听,但是当我说完时您必须按照原数倒着背出来"。按照每秒1个数字的速度读出数字。

评分:复述准确,每一个数列分别给1分(注:倒背的正确回答是2-4-7)。

3) 警觉性:指导语:检查者以每秒1个的速度读出数字串,并向患者说明:"下面我要读出一系列数字,请注意听。每当我读到 1 的时候,您就拍一下手。当我读其他的数字时不要拍手"。

评分:如果完全正确或只有一次错误则给 1 分,否则不给分(错误是指当读 1 的时候没有拍手,或读其他数字时拍手)。

连续减 7:指导语:"现在请您做一道计算题,从 100 中减去一个 7,而后从得数中再减去一个 7,一直往下减,直到我让您停下为止"。如果需要,可以再向患者讲一遍。

评分:本条目总分 3 分。全部错误记 0 分,一个正确给 1 分,2～3 个正确给 2 分,4～5 个正确给 3 分。从 100 开始计算正确的减数,每一个减数都单独评定,也就是说,如果患者减错了一次,而从这一个减数开始后续的减 7 都正确,则后续的正确减数要给分。例如,如果患者的回答是 93 - 85 - 78 - 71 - 64,85 是错误的,而其他的结果都正确,因此给 3 分。

(7) 句子复述。指导语:"现在我要对您说一句话,我说完后请您把我说的话尽可能原原本本地重复出来(暂停一会儿):我只知道今天张亮是来帮过忙的人"。患者回答完毕后,"现在我再说另一句话,我说完后请您也把它尽可能原原本本地重复出来(暂停一会儿):狗在房间的时候,猫总是躲在沙发下面"。

评分:复述正确,每句话分别给 1 分。复述必须准确。注意复述时出现的省略(如,省略了"只""总是")以及替换/增加(如"我只知道今天张亮……"说成"我只知道张亮今天……"或"房间"说成"房子"等)则不计分。

(8) 词语流畅性。指导语:"请您尽可能快、尽可能多地说出您所知道的动物的名称。时间是 1 分钟,请您想一想,准备好了吗? 开始。"1 分钟后停止。

评分:如果患者 1 分钟内说出的动物名称≥11 个则记 1 分。同时在检查表的背面或两边记下患者的回答内容。龙、凤凰、麒麟等神化动物也算正确。

(9) 抽象。让患者解释每一对词语在什么方面相类似,或者说它们有什么共性。指导语从例词开始。指导语:"请您说说橘子和香蕉在什么方面相类似?"如果患者回答的是一种具体特征(如都有皮,或都能吃等),那么只能再提示一次:"请再换一种说法,它们在什么方面相类似?"如果患者仍未给出准确回答(水果),则说:"您说的没错,也可以说它们都是水果。"但不要给出其他任何解释或说明。在练习结束后,说:"您再说说火车和自行车在什么方面相类似?"当患者回答完毕后,再进行下一组词:"您再说说手表和尺子在什么方面相类似?"不要给出其他任何说明或启发。

评分:只对后两组词的回答进行评分。回答正确,每组词分别给 1 分。只有下列的回答被视为正确:①火车和自行车:运输工具;交通工具;旅行用的。②手表和尺子:测量仪器;测量用的。下列回答不能给分:火车和自行车:都有轮子。手表和尺子:都有数字。

(10) 延迟回忆。指导语:"刚才我给您读了几个词让您记住,请您再尽量回忆一下,告诉我这些词都有什么?"对未经提示而回忆正确的词,在下面的空栏中打钩(√)作标记。评分:在未经提示下自由回忆正确的词,每词给 1 分。

可选项目:在延迟自由回忆之后,对于未能回忆起来的词,通过语义分类线索鼓励患者尽可能地回忆。经分类提示或多选提示回忆正确者,在相应的空栏中打钩(√)作标记。如果仍不能回忆起来,再进行多选提示。例如:"下列词语中哪一个是我刚才读过的?(鼻子,面孔,手掌)"各词的分类提示和(或)多选提示如表 3 - 46 所示。

表 3 - 46　延迟回忆词表

目标词语	类别提示	多选提示
面孔	身体的一部分	鼻子、面孔、手掌
天鹅绒	一种纺织品	棉布、天鹅绒、丝绸
教堂	一座建筑	教堂、学校、医院
菊花	一种花	玫瑰、菊花、牡丹
红色	一种颜色	红色、蓝色、绿色

评分:提示回忆不记分,只有在无提示下回忆出的词语才计分。每个 1 分,总共 5 分。

(11) 定向。指导语:"告诉我今天是什么日期"。如果患者回答不完整,则可以分别提示患者:"告诉我现在是[哪年,哪个月,今天确切日期,星期几]"。然后再问:"告诉我这是什么地方,它在哪个城市?"评分:每正确回答一项给 1 分。患者必须回答精确的日期和地点(医院、诊所、办公室的名称)。日期上多一天或少一天都算错误,不给分。

评分标准如下。

总分:把右侧栏目中各项得分相加即为总分,满分 30 分。

进入老年期后,躯体和精神疾病的增加本身会对老年人群的心理和生理造成影响,而且轻度的视听力障碍、情绪改变等问题也相当普遍,从而会对细致的敏感的认知功能检查产生一定的影响,增加了 MCI 的识别和界定的难度,而且 MoCA 有一个缺点是未受过教育或教育水平较低的老年人,部分项目是不合适的,如规范立方体和画钟对于没有书写经验的老人是不能完成的,连线和相似性的指导语对于低教育水平的老人来说也不易理解。虽然信息加工和反应速度是 MCI 的敏感指标,但不可避免,MoCA 所有项目是不计时的,总耗时数的延长往往会被忽视。

3. 评估结果与护理措施　蒙特利尔认知评估量表一般可用于轻度认知功能障碍的评定工具,目的在于进行快速筛查。一般评定的认知领域有注意力、执行功能、记忆力、语言功能、视结构技能、抽象思维、计算力和定向力。

量表总分 30 分,一般≥26 分正常,18～26 分为轻度认知功能障碍,10～17 分为中度,<10 分为重度。

如果接受评定者受教育年限≤12 年,一般只在高中水平,结果可加 1 分,但总分不可超过 30 分。

根据患者的实际情况,选择合适的护理措施。

(1) 重视预防或减缓痴呆的发生。

(2) 预防和治疗躯体疾病:定期进行检查。

(3) 日常生活护理:包括个人卫生、起居和大小便等。

（4）饮食护理,包括定量、定时;防噎食及呛咳、防误咽、防暴饮暴食。

（5）安全护理,包括防走失、防跌伤、防烫伤、防中毒和防自杀。

（6）心理调护,要理解,宽容,给予爱心。

（7）改善家庭环境,如物品标志明显。

（8）加强患者的功能训练,包括口语锻炼、肢体康复训练等。

（五）案例分析

病例:患者,男性,82 岁,采用蒙特利尔认知评估,患者无法辨别数字顺序,能按照要求绘画立方体与钟表,但分针秒针指向的时间错误,能够辨别量表中的动物并正确告诉评估者动物名称,也能够正确回答今天的日期和目前所在的地点。患者记忆力较差,无法回忆评估者说过的词语,当复述评估者话语时经常会漏词,无法说出较多词汇,对于词语的理解力也较差,无法正确表述词语的意思。

问题:使用 MoCA 量表进行评分,患者得分为?

三、老年日常生活活动能力评估

（一）概述

在"健康老龄化"的概念提出之后,老年人日常生活的活动能力等成为社会关注的焦点之一。老年人日常活动自理能力是保障健康生活状态的前提,一旦丧失日常活动能力,不仅身体自由受到限制,生活质量也会受到影响,而且会给家庭和社会带来沉重的负担。而随着年龄增长,身体功能的老化和长期慢性疾病的侵蚀,老年人日常生活能力也会受到一定的影响,生活中的自由度也会有所降低,导致老年人群自理能力降低与生活质量的下降。

（二）意义

日常生活能力(activity of daily living，ADL)是评价老年人自理能力、健康状况和生活质量的重要指标,识别 ADL 受损有助于医护人员发现老年人的早期功能衰退,且ADL 可用作疾病进展指数、慢性疾病康复指标和痴呆综合征的辅助诊断工具,还可用于评价老年人群生活质量等。

（三）评估表

1. 评估表选择及信效度　选用日常生活活动能力量表(activity of daily living scale，ADLS)。该量表由 Lawton 和 Brody 于 1969 年研发,用于衡量老年人日常生活活动能力。ADLS 是世界卫生组织推荐的,在中国老年人中被广泛应用,具有良好的信度和效度,Cronbach's α 系数为 0.76。

2. 评估表详情及赋值　量表由躯体性自理能力(physical self-maintenance scale, PSMS)和工具性日常生活活动能力量表(instrument activity of daily living，IADL)共14 个条目组成。

PSMS 包括:吃饭、穿衣、吃药、做饭菜、做家务等 6 项内容;IADL 包括:使用公共车辆、购物、打电话、处理自己的钱财等 8 项内容。每个项目有 4 个选项,测评时采用 1～4分四级评分法,分别为:自己完全可以做(1 分)、有些困难(2 分)、需要帮助(3 分)和根本无法做(4分),将各项目得分相加,总分为14～64分,得分越高,说明日常生活活动能力受损越严重。得分低于16分的老年人日常生活活动能力正常,得分大于16分的老年人有不同程度的日常生活活动能力受损,最高分为64分。具体可见表3-47。

表3-45指导语:现在我想问些有关您平常每天需要做的事情,我想知道的是,您可以自己做这些事,还是需要别人帮助,或者您根本没办法做这些事。表中1表示可以自己做;2表示有些困难;3表示需要帮助;4表示根本无法做。

表3-47 日常生活活动能力量表

项目	勾出最合适的情况			
1. 使用公共车辆	1	2	3	4
2. 行走	1	2	3	4
3. 做饭菜	1	2	3	4
4. 做家务	1	2	3	4
5. 吃药	1	2	3	4
6. 吃饭	1	2	3	4
7. 穿衣	1	2	3	4
8. 梳头、刷牙等	1	2	3	4
9. 洗衣	1	2	3	4
10. 洗澡	1	2	3	4
11. 购物	1	2	3	4
12. 定时上厕所	1	2	3	4
13. 打电话	1	2	3	4
14. 处理自己钱财	1	2	3	4

(四) 评估细则

1. 评估时机

(1) 独居老年人应定期进行筛查评估。

(2) 老年人出现抑郁倾向时评估。

2. 评估注意事项

(1) 评定是按表格逐项询问。如老人因故不能回答或不能正确回答,则可根据知情人的观察评定。如有老人从未做过或因某种情况目前不做的项目,可追问"如果让您(Ta)做这件事,能完成吗?""假如可以做,能做好吗?"

(2) 量表中每个项目有4个选项,测评时采用1～4分四级评分法,分别为:自己完全可以做(1分)、有些困难(2分)、需要帮助(3分)和根本无法做(4分)。其中具体为:

1)"使用公共车辆"是包括知道在哪儿乘车,乘什么车,在哪儿下车。

2)"洗澡"的"自己完全可以做"是指自己完全可以在没有帮助的情况下洗澡(浴盆、淋浴等)。

3)"定时上厕所"的"自己完全可以做"是指完全照顾自己上厕所,没有尿失禁的情况。

4)"打电话"的1分为主动操作电话、查找和拨打号码等;2分为拨打一些众所周知的号码;3分为会接电话,但不会拨打;4分为根本不使用电话。

5)"处理自己钱财"的"自己完全可以做"是指独立管理财务事务(如预算、开支票、付租金、开账单和去银行)。

3. 评估结果与护理措施　该量表总分为64分,得分越高,说明日常生活活动能力受损越严重。得分低于16分的老年人日常生活活动能力正常,得分大于16分的老年人有不同程度的日常生活活动能力受损,最高分为64分。

根据老年的实际情况,选择合适的护理措施。

(1) 居住环境:长期卧床老人的居住环境一定要清洁、整齐、安静。设置应尽量考虑老人的方便、舒适、安全等条件。房间要每天定时开窗通风,保持空气新鲜,阳光要充足。室温应保持在18~20℃之间,相对湿度以50%~60%为宜。

房间内可摆设一些鲜花绿植,增添生机,以增强老人与疾病斗争的信心和勇气。可适当给老人播放一些悦耳动听的轻音乐,有助于缓和老人心情和加快康复过程。

(2) 饮食护理:

1)卧床老年人进食时,为防止呛咳应尽可能采用坐位。床头需抬高45°,颈下垫入枕,以便于食物下咽。同时可使用跨床小桌,让老年人能看到饭菜,以便增进食欲。

2)为避免老年人吃饭时撒落饭菜,饭前要给老年人系上餐巾。这样,老年人就可放心地吃饭,而不会因怕撒落饭菜而精神紧张。

3)借助辅助用品也要尽可能地鼓励老年人自己进餐,吃饭不但是生存的需要,而且进餐会带来精神的愉悦。如果需要喂饭,速度不宜过快,确认吞咽后再继续喂。

(3) 排泄护理:对于行动不便的老年人来说,排泄也是一大难题,需要身边护理人员的帮助与安慰。长期卧床且又患大小便失禁,护理中对感染性疾病应及时抗感染治疗,做好心理护理必不可少,基础护理技巧也很重要。

首先要分析老人的年龄,病情,失禁的原因、时间(晨间、晚间)等,根据分析制订个体化护理方案。

如果老人清醒,但虚弱无力,不自主地排泄大小便,这类情况可通过观察老人的二便规律,再根据规律设定安排二便护理计划,做到有目的、有准备地主动护理,减少在床上排尿便的次数。

(4) 加强肢体功能锻炼:长期卧床老人要防止肌肉废用性萎缩,护理人员应帮助其进行功能锻炼,每日对全身肢体进行按摩。手法要轻柔。老人不能进行主动运动时,每天进行床上被动操作的锻炼。

(五) 案例分析

病例:患者,男性,78岁,长期独居在家,其儿子上月发现老人坐车经常下错站,无法在约定时间到达儿子家中,全家出门寻找,老人知道自己该坐几路公交车,但经常下错站点,无法管理自身的财务,只能日常买买生活用品,平常自己独居在家都能够生活自理。

问题:患者日常活动能力有无受损,评分为几分?

四、老年患者对护士赋权行为感知评估

(一) 概述

在医疗保健领域,赋予患者权力越来越重要。赋权与患者对于健康的管理、掌控感、个人生活决策及独立解决问题的能力密切相关,是改善慢性病解决的主要策略之一。护士赋权过程需建立在相互信任、尊重的所有参与人的情况下。护士需具备护理专业技能,患者熟知自身患病体验和生活方式,护士和患者双方均为患者赋权的参与者和受益者。那么,赋权的核心要素应包括:具备疾病相关知识,对疾病的掌控力,制订健康决策的能力,建立良好的护患关系,互相理解和倾听。

虽然赋权理论在国内起步较晚,但是随着慢性病患病率的增加,老年人群是非常需要关注的对象,对患者赋权带来的益处受到国内越来越多学者的重视,而如何能够更好地在慢性病患者中开展赋权,促进医护人员与患者之间的信息交流、给予患者资源支持以促进患者自我管理是一个重要的问题。

(二) 意义

护士赋权行为的功能是护士能够通过赋权行为使患者参与慢性病自我管理,并确保患者在回家之前具备所需要的知识与技能,以便让他们能够做到从出院前医护人员照护到出院后自主照护的平稳过渡。那么,患者能否对护士的这些赋权行为有直观的理解,能否听到或看到护士对他们提供了信息、资源支持,并感受到获得了学习和成长的机会,且能否感觉到在接受护士赋权后自身发生了改变,拥有更强的主观能动性,是患者感知护士赋权行为中最重要的内容。

(三) 评估表

1. 评估表选择及信效度　中文版患者对护士赋权行为感知量表(the Patient Perceptions of Patient-Empowering Nurse Behaviors Scale,PPPNBS)是由美国学者 Jerofke 等于 2013 年研制、由宋明芳引入并汉化。研究显示该量表的内容效度指数为 0.97,量表总的 Cronbach's α 系数为 0.884,提示具有较好的信效度。

2. 评估表详情及赋值　正式量表共 6 个维度,22 个条目,包括启动(3 个条目)、获取信息(3 个条目)、获得支持(5 个条目)、获得资源(3 个条目)、获得学习与成长机会(2 个条目)、权力(6 个条目)。量表采用了 Likert 11 级评分方法,0 代表"从不",10 代表"总是",所有条目均为正向计分。量表的总分为 6 个维度所有条目得分相加的总和,范围为 0～220 分,分数越高代表患者住院期间感知到的护士赋权行为越强烈(表 3－48)。

表 3－46 指导语:请在下列右栏 0～10 个数字中"√"出最符合您真实感受的数字,数字 0 表示从不,数字 10 表示总是,数字越大表示您感受到的越强烈。

表 3－48　慢性病患者对护士赋权行为感知的调查

项目	从不	总是
1. 护士帮助我认识到,我是有能力做出与我健康有关的决定	0　1　2　3　4　5　6　7　8　9　10	

（续表）

项目	从不										总是
2. 护士帮助我增强了对自己治疗计划的意识	0	1	2	3	4	5	6	7	8	9	10
3. 护士帮助我意识到,我能够参与自己治疗计划的制订	0	1	2	3	4	5	6	7	8	9	10
4. 护士给我提供了有用的信息,如有关疾病与康复等内容	0	1	2	3	4	5	6	7	8	9	10
5. 对我提出的问题,护士做出了清晰的解答	0	1	2	3	4	5	6	7	8	9	10
6. 护士向我提供了出院后自我照顾所需的相关信息	0	1	2	3	4	5	6	7	8	9	10
7. 护士倾听了我关心的问题	0	1	2	3	4	5	6	7	8	9	10
8. 护士帮助我识别谁能在家中给我提供支持[包括朋友和（或）家人]	0	1	2	3	4	5	6	7	8	9	10
9. 在对我的照顾护理过程中,护士尊重我作为一个决策者的权利	0	1	2	3	4	5	6	7	8	9	10
10. 护士给我鼓励,让我去实现自己的目标	0	1	2	3	4	5	6	7	8	9	10
11. 在我的照护过程中,护士营造了一个支持性的环境,让我成为治疗中的伙伴	0	1	2	3	4	5	6	7	8	9	10
12. 护士帮助我关注到自身的优势	0	1	2	3	4	5	6	7	8	9	10
13. 护士给我足够的时间,让我对自己的照顾护理做决定	0	1	2	3	4	5	6	7	8	9	10
14. 在出院回家前,护士提供时间让我练习有关自我照顾的新技能	0	1	2	3	4	5	6	7	8	9	10
15. 护士帮助我利用自己已知的信息来解答我的问题与困惑	0	1	2	3	4	5	6	7	8	9	10
16. 在我允许的情况下,护士回答我家人和（或）朋友的问题和困惑	0	1	2	3	4	5	6	7	8	9	10
17. 护士鼓励我让家人和（或）朋友参与照护计划的制订	0	1	2	3	4	5	6	7	8	9	10
18. 护士把我看作医疗团队中的一名重要成员	0	1	2	3	4	5	6	7	8	9	10
19. 护士能根据我的日常活动来灵活安排(护理操作)	0	1	2	3	4	5	6	7	8	9	10
20. 护士尊重我的需求	0	1	2	3	4	5	6	7	8	9	10
21. 护士鼓励我对自己的照顾护理做决定	0	1	2	3	4	5	6	7	8	9	10
22. 我感觉护士和我就像伙伴一样	0	1	2	3	4	5	6	7	8	9	10

（四）评估细则

1. 评估时机

（1）患者第1次就诊入院时。

（2）患者入院后给予健康宣教后。

（3）患者出院前进行评估。

（4）慢性病患者应对患者进行出院后随访,并进行相应评估。

2. 评估注意事项

（1）把能转移患者注意力的事和物降到最低程度。

（2）保护患者隐私,确保患者舒适且愿意与护士交流。

（3）使用患者能听懂的语言进行问询,避免使用医学术语。

（4）检查者要认真审核被试者填写的量表,如有缺项漏项,应让被试者修改补充。

3. 评估结果与护理措施　量表共6个维度,总分为所有条目得分相加的总和,范围为 0～220 分,分数越高代表患者住院期间感知到的护士赋权行为越强烈,表明患者对于护士给予的健康宣教等内容能够理解,并运用在实际的过程中,并且能够感受到护士给予的支持等。

根据患者的实际情况,提供合适的护理措施。

(1) 向患者提供疾病相关信息、健康宣教资料,提供纸质或电子材料以供学习,包括书面材料、视频资料和微信公众号等信息。

(2) 对患者提出的疑问给予明确回答,执行护理操作、给药和相关治疗前向患者解释说明;进行以赋权为基础的健康教育,包括入院期间的小组会议式集体教育等。

(3) 指导患者利用自身知识和技能来解决自身健康问题(如指导使用手机 App、公众号搜索,举一反三)。

(4) 面对面对患者进行药物适应证,剂量,不良反应,药物存储,慢性病相关急、慢性并发症,饮食,运动和吸烟的生活方式变化以及自我监控等方面的教育。

(5) 向患者描述自身的角色,鼓励患者成为决策者(如指导患者参与治疗护理方案制订),及时回应患者的呼叫与咨询,与患者保持良好的关系,随时交流,提供支持;促进患者与医疗团队成员之间的关系;鼓励患者多向医护人员求助,获得医护人员的帮助。

(6) 提供《慢性病记录手册》(如《糖尿病手册》等),包括疾病自我评估相关信息,提供远程社交平台(如公众号科普讨论、病友群等),并建立同病种同伴支持小组,以患者自愿参与为主,定期举行线上及线下活动(长期需卧床患者以线上活动为主),提供慢性病自我评估工具,患者定期评估自身情况并及时反馈。

(7) 护士与家庭成员保持联系,鼓励家人帮助并督促患者,为患者提供反馈,提供渠道促进患者获得临床和社区资源。

(五) 案例分析

病例:患者,男性,71 岁,患高血压 20 余年,于年前无明显诱因出现多饮(3 000 mL 左右/日),多尿(5～6 次/日),多食,发病时无明显消瘦,约半年后发现体重减轻约 10 kg,患者未予重视,在当地医院测空腹随机血糖 11.5 mmol/L,进一步检查诊断为 2 型糖尿病,给予治疗控制血糖,未严格控制饮食及规律运动,近来出现症状,为进一步诊治,遂来我院就诊,门诊拟以“2 型糖尿病,糖尿病周围神经病变”诊断收入院。患者自发病以来神志清,精神可,未见胸闷、心悸等,食纳、睡眠可,二便如常。

既往史:否认“冠心病”病史,否认“病毒性肝炎、肺结核”等急、慢性传染病史,否认有外伤、手术及输血史。否认药物、食物过敏史,预防接种史不详。

患者初次确诊糖尿病,护士对其进行相关的健康宣教,但患者年纪较大,文化程度为初中毕业,能够接受护士的直接健康宣教,也知道了年轻的家属能够予以支持,了解出院后如何进行自我照护,并学习了怎么自行注射胰岛素,但是由于年龄与文化程度的原因无法直接参与到自身照护计划的制订中,但与护士的交流非常的顺畅。

问题:该患者对护士的赋权感知得分为? 他是否能够有效感知护士对他的赋权?

(林 颖 郑 峥 颜美琼 康百慧 黄慧群 郭 琦 王 轶 史 雯 陈金星 宁 旋 曹艳佩 许雅芳 康 艳 叶丽萍 秦 薇 潘诗悦)

参考文献

[１] 陈晓春,张杰文,贾建平,等. 2018 中国痴呆与认知障碍诊治指南(一):痴呆及其分类诊断标准[J]. 中华医学杂志,2018,98(13):965－970.

[２] 窦祖林. 吞咽障碍评估与治疗[M]. 2 版. 北京:人民卫生出版社,2009,87－90.

[３] 顾艳荭,桑燕,朱健华. 癌症患者口腔黏膜炎评估的最佳实践[J]. 护士进修杂志[J].2015,30(11):1010－1014.

[４] 郭起浩,洪震. 神经心理评估[M]. 2 版. 上海:上海科学技术出版社,2012:63－64.

[５] 黄回,胡雁,化疗相关性恶心呕吐评估工具的研究进展[J]. 护理与康复,2012,10:924－927.

[６] 李贞,李伦兰,甘玉云,等. 初次人工髋关节翻修术后居家康复患者髋关节功能现状及影响因素研究[J]. 循证护理,2019,5(04):322－326.

[７] 钱林学,王宝恩. 肝功能分级及其对预后的影响[J]. 中华消化杂志,1996,(04):217－219.

[８] 王凯,金怒云,魏双琴. Rockall 评分系统在急性非静脉曲张性上消化道出血患者中的应用[J]. 实用临床医药杂志,2014,18(03):15－18.

[９] 王铭维,王彦永,耿媛. 心身疾病临床荟萃　疑难病例解析[M]. 北京:中国医药科技出版社,2015.

[10] 张玉梅,宋鲁平. 康复评定常用量表[M]. 北京:科学技术文献出版社,2018:469.

[11] 中国药学会医院药学专业委员会,《化疗所致恶心呕吐的药物防治指南》编写组. 化疗所致恶心呕吐的药物防治指南——中国药学会团体标准(T/CPHARMA 006－2021)[J]. 中国医院药学杂志 2022,3:457－473.

[12] 中华护理学会团体标准 T/CNAS 15－2020 放化疗相关口腔黏膜炎预防及护理.

[13] American Psychiatric Association. Diagnostic and statistical manual of mental disorders(fifth edition)（DSM－5）［M］. Washington：American Psychiatric Association Publishing，2013:145.

[14] Ander P, Persson L, Hallberg I, et al. Testing an oral assessment guide during chemotherapy treatment in a Swedish care setting：A pilot study［J/EB/OL］. J Clin Nurs, 1999,8(2):150－158.

[15] Banzett RB, O'Donnell CR, Guilfoyle TE, et al. Multidimensional dyspnea profile：an instrument for clinical and laboratory research［J］. Eur Respir J 2015,45:1681.

[16] Blatchford O, Murray W R, Blatchford M. A risk score to predict need for treatment for upper-gastrointestinal haemorrhage［J］. Lancet,2000,356(9238):1318－1321.

[17] Burch Henry B. W L. Life-threatening thyrotoxicosis：thyroid storm［J］. Endocrinology and Metabolism Clinics of North America,1993,22(2):263－277.

[18] Canada J M, Reynolds M A, Myers R, et al. Usefulness of the Duke activity

status index to select an optimal cardiovascular exercise stress test protocol [J]. Am J Cardiology, 2021,146:107 - 114.

[19] Crestani C, Masotti V, Corradi N, et al. Suicide in the elderly: a 37-years retrospective study [J]. Acta Biomed, 2019,90(1):68 - 76.

[20] Dixon M F, Genta R M, Yardley J H, et al. Classification and grading of gastritis. The updated Sydney System. International Workshop on the Histopathology of Gastritis, Houston 1994 [J]. Am J Surg Pathol, 1996,20 (10):1161 - 1181.

[21] ESC Scientific Document Group. 2020 ESC Guidelines for the diagnosis and management of atrial fibrillation developed in collaboration with the European Association for Cardio-Thoracic Surgery (EACTS) [J]. Eur Heart J. 2021,42 (5):373 - 498.

[22] Feldman E L, Stevens M J, Thomas P K, et al. A practical two-step quantitative clinical and electrophysiological assessment for the diagnosis and staging of diabetic neuropathy [J]. Diabetes Care, 1994,17(11):1281 - 1289.

[23] Insall JN, Doff LD, Scott RD, et al. Rationale ofthe knee society clinical rating system [J]. Clin Orthop, 1989,248:13.

[24] Maempel J F, Clement N D, Brenel I J, et al. Validation of a Prediction model that allows direct comparison of the Oxford Knee Society and American Knee Society clinical rating system [J]. Bone Joint J, 2015,97 - B(4):503 - 509.

[25] Martinez F J, Raczek A E, Seifer F D, et al. Development and initial validation of a self-scored COPD Population Screener Questionnaire (COPD - PS) [J]. Copd, 2008,5(2):85 - 95.

[26] Naqvi U, et al. Muscle strength grading [M]. Miami: Statpearls 2nd ed, 2021. 67 - 68.

[27] Nathan RA, Sorkness CA, Kosinski M, et al. Development of the Asthma Control Test: A survey for assessing asthma control [J]. J Allergy Clin Immunol, 2004,113(1):59 - 65.

[28] Patel KK, Arnold SV, Chan PS, et al. Validation of the Seattle angina questionnaire in women with ischemic heart disease [J]. Am Heart J, 2018,20 (1):117 - 123.

[29] T F J, M F M, E H G, et al. The reliability and validity of a brief diabetes knowledge test [J]. Diabetes care, 1998,21(5).

[30] Toobert D J, Hampson S E, Glasgow R E. The summary of diabetes self-care activities measure: results from 7 studies and a revised scale [J]. Diabetes Care, 2000,23(7):943 - 950.

[31] W. H. Harris. Traumatic arthritis of the hip after dislocation and acetabular

fractures：treatment by mold arthroplasty：an endresult study using a new method of result evaluation ［J］. J Bone Joint Surg Am，1969，51(4)：737－755.

［32］Zhou Y M，Chen S Y，Tian J，et al. Development and validation of a chronic obstructive pulmonary disease screening questionnaire in China ［J］. Int J Tuberc Lung Dis，2013，17(12)：1645－1651.

第四章　特殊人群护理评估工具

▍第一节　孕产妇常用评估

一、孕产妇妊娠风险评估与管理

（一）概述

妊娠分娩是一个正常的生理过程，会受到许多因素影响，存在不可预测的风险因素，可对孕妇与胎儿产生不良影响，尤其是高危妊娠风险因素会导致孕产妇与新生儿的病死率增加。孕产妇妊娠风险评估与管理是指各级各类医疗机构对怀孕至产后 42 天的妇女进行妊娠相关风险的筛查、评估分级和管理，及时发现、干预影响妊娠的风险因素，防范不良妊娠结局，保障母婴安全，是孕产期保健的重要组成部分。

（二）意义

在妊娠期和分娩期，因某种致病因素和并发症对孕妇、胎儿、新生儿可能构成危险，使孕产妇和围产儿的发病率、死亡率增加者称为高危妊娠。母婴安全是妇女、儿童健康的前提和基础，识别和系统管理高危妊娠，对降低孕产妇和围产儿死亡率具有重要作用。孕产妇妊娠风险评估通过对高危因素筛查、风险分级，可针对不同风险人群实施精准化围产保健管理，以保障不同风险人群的母胎安全。

（三）评估表

1. 评估表选择　世界卫生组织（World Health Organization，WHO）建议用疾病表现症状和体征来筛查、识别妊娠风险因素，将此作为妊娠风险预警评估管理的依据，来替代传统常规使用的"高危评分表"，将妊娠风险评估结果进行分类管理。为规范孕产妇妊娠风险评估与管理工作，保障母婴安全，根据《中华人民共和国母婴保健法实施办法》和《孕产期保健工作管理办法》等相关法律法规和规范性文件，国家卫生计生委员会于 2017 年制定了《孕产妇妊娠风险评估与管理工作规范》。由于该规范为国家层面制定的管理标准，故无信效度相关数据。该规范中的《孕产妇妊娠风险筛查表》明确了孕产妇可能存在的相关妊娠风险，《孕产妇妊娠风险评估表》明确了妊娠风险的评估分级，并指出妊娠风险评估分级原则上应当在开展助产服务的二级以上医疗机构进行。

2. 评估表详情　《孕产妇妊娠风险筛查表》分为 7 个部分，包括孕产妇的基本情况、异常妊娠及分娩史、妇产科疾病及手术史、家族史、既往疾病及手术史、辅助检查以及需要关注的表现特征及病史。详见表 4-1。

表 4-1　孕产妇妊娠风险筛查表

项目	筛查阳性内容
1. 基本情况	1.1　周岁≥35 岁或≤18 岁
	1.2　身高≤145 cm,或对生育可能有影响的躯体残疾
	1.3　体重指数(BMI)>25 或<18.5
	1.4　Rh 血型阴性
2. 异常妊娠及分娩史	2.1　生育间隔<18 月或>5 年
	2.2　剖宫产史
	2.3　不孕史
	2.4　不良孕产史(各类流产≥3 次、早产史、围产儿死亡史、出生缺陷、异位妊娠史、滋养细胞疾病史、既往妊娠并发症及合并症史)
	2.5　本次妊娠异常情况(如多胎妊娠、辅助生殖妊娠等)
3. 妇产科疾病及手术史	3.1　生殖道畸形
	3.2　子宫肌瘤或卵巢囊肿≥5 cm
	3.3　阴道及宫颈锥切手术史
	3.4　宫/腹腔镜手术史
	3.5　瘢痕子宫(如子宫肌瘤挖除术后、子宫肌腺瘤挖除术后、子宫整形术后、宫角妊娠后、子宫穿孔史等)
	3.6　附件恶性肿瘤手术史
4. 家族史	4.1　高血压家族史,且孕妇目前血压≥140/90 mmHg
	4.2　糖尿病(直系亲属)
	4.3　凝血因子缺乏
	4.4　严重的遗传性疾病(如遗传性高脂血症、血友病、地中海贫血等)
5. 既往疾病及手术史	5.1　各种重要脏器疾病史
	5.2　恶性肿瘤病史
	5.3　其他特殊、重大手术史,药物过敏史
6. 辅助检查*	6.1　血红蛋白<110 g/L
	6.2　血小板计数≤100×10^9/L
	6.3　梅毒筛查阳性
	6.4　HIV 筛查阳性
	6.5　乙肝筛查阳性
	6.6　清洁中段尿常规异常(如蛋白、管型、红细胞、白细胞)持续 2 次以上
	6.7　尿糖阳性且空腹血糖异常(妊娠 24 周前≥7.0 mmol/L;妊娠 24 周起≥5.1 mmol/L)
	6.8　血清铁蛋白<20 μg/L
7. 需要关注的表现特征及病史	7.1　提示心血管系统及呼吸系统疾病:
	7.1.1　心悸、胸闷、胸痛或背部牵涉痛、气促、夜间不能平卧
	7.1.2　哮喘及哮喘史、咳嗽、咯血等
	7.1.3　长期低热、消瘦、盗汗
	7.1.4　心肺听诊异常
	7.1.5　高血压 BP≥140/90 mmHg
	7.1.6　心脏病史、心衰史、心脏手术史
	7.1.7　胸廓畸形
	7.2　提示消化系统疾病:
	7.2.1　严重食欲不振、乏力、剧烈呕吐
	7.2.2　上腹疼痛,肝、脾大
	7.2.3　皮肤巩膜黄染
	7.2.4　便血

（续表）

项目	筛查阳性内容
	7.3 提示泌尿系统疾病：
	7.3.1 眼睑水肿、少尿、蛋白尿、血尿、管型尿
	7.3.2 慢性肾炎、肾病史
	7.4 提示血液系统疾病：
	7.4.1 牙龈出血、鼻出血
	7.4.2 出血不凝、全身多处瘀点、瘀斑
	7.4.3 血小板减少、再障等血液病史
	7.5 提示内分泌及免疫系统疾病：
	7.5.1 多饮、多尿、多食
	7.5.2 烦渴、心悸、烦躁、多汗
	7.5.3 明显关节酸痛、脸部蝶形或盘形红斑、不明原因高热
	7.5.4 口干（无唾液）、眼干（眼内有摩擦异物感或无泪）等
	7.6 提示性传播疾病：
	7.6.1 外生殖器溃疡、赘生物或水泡
	7.6.2 阴道或尿道流脓
	7.6.3 性病史
	7.7 提示精神神经系统疾病：
	7.7.1 言语交流困难、智力障碍、精神抑郁、精神躁狂
	7.7.2 反复出现头痛、恶心、呕吐
	7.7.3 癫痫史
	7.7.4 不明原因晕厥史
	7.8 其他：
	7.8.1 吸毒史

注：带 * 的项目为建议项目，由筛查机构根据自身医疗保健服务水平提供。

《孕产妇妊娠风险评估表》按照风险严重程度分别以"绿（低风险）、黄（一般风险）、橙（较高风险）、红（高风险）、紫（孕妇患有传染性疾病）"5 种颜色进行分级标识。绿色标识：妊娠风险低。孕妇基本情况良好，未发现妊娠合并症、并发症；黄色标识：妊娠风险一般。孕妇基本情况存在一定风险因素，或患有孕产期合并症、并发症，但病情较轻且稳定。橙色标识：妊娠风险较高。患有较严重的妊娠合并症、并发症，对母婴安全有一定威胁。红色标识：妊娠风险高。孕妇患有严重的妊娠合并症、并发症，继续妊娠可能危及孕妇生命。紫色标识：孕妇患有传染性疾病。紫色标识孕妇可同时伴有其他颜色的风险标识。详见表 4 - 2。

表 4 - 2 孕产妇妊娠风险评估表

评估分级	孕产妇相关情况
绿色 （低风险）	孕妇基本情况良好，未发现妊娠合并症、并发症
黄色 （一般风险）	1. 基本情况 1.1 年龄≥35 岁或≤18 岁 1.2 BMI＞25 或＜18.5

（续表）

评估分级	孕产妇相关情况

1.3　生殖道畸形

1.4　骨盆狭小

1.5　不良孕产史（各类流产≥3次、早产、围产儿死亡、出生缺陷、异位妊娠、滋养细胞疾病等）

1.6　瘢痕子宫

1.7　子宫肌瘤或卵巢囊肿≥5 cm

1.8　盆腔手术史

1.9　辅助生殖妊娠

2. 妊娠合并症

2.1　心脏病（经心内科诊治无须药物治疗、心功能正常）：

2.1.1　先天性心脏病（不伴有肺动脉高压的房缺、室缺、动脉导管未闭；法洛四联症修补术后无残余心脏结构异常等）

2.1.2　心肌炎后遗症

2.1.3　心律失常

2.1.4　无合并症的轻度的肺动脉狭窄和二尖瓣脱垂

2.2　呼吸系统疾病：经呼吸内科诊治无须药物治疗、肺功能正常

2.3　消化系统疾病：肝炎病毒携带（表面抗原阳性、肝功能正常）

2.4　泌尿系统疾病：肾脏疾病（目前病情稳定，肾功能正常）

2.5　内分泌系统疾病：无须药物治疗的糖尿病、甲状腺疾病、垂体泌乳素瘤等

2.6　血液系统疾病：

2.6.1　妊娠合并血小板减少［PLT（50～100）×10^9/L］但无出血倾向

2.6.2　妊娠合并贫血（Hb 60～110 g/L）

2.7　神经系统疾病：癫痫（单纯部分性发作和复杂部分性发作），重症肌无力（眼肌型）等

2.8　免疫系统疾病：无须药物治疗（如系统性红斑狼疮、IgA肾病、类风湿性关节炎、干燥综合征、未分化结缔组织病等）

2.9　尖锐湿疣、淋病等性传播疾病

2.10　吸毒史

2.11　其他

3. 妊娠并发症

3.1　双胎妊娠

3.2　先兆早产

3.3　胎儿宫内生长受限

3.4　巨大儿

3.5　妊娠期高血压疾病（除外红色、橙色）

3.6　妊娠期肝内胆汁淤积症

3.7　胎膜早破

3.8　羊水过少

3.9　羊水过多

3.10　≥36周胎位不正

3.11　低置胎盘

3.12　妊娠剧吐

橙色
（较高风险）

1. 基本情况

1.1　年龄≥40岁

1.2　BMI≥28

（续表）

评估分级	孕产妇相关情况

2. 妊娠合并症

2.1　较严重心血管系统疾病：

2.1.1　心功能Ⅱ级，轻度左心功能障碍或者射血分数(EF)40％～50％

2.1.2　需药物治疗的心肌炎后遗症、心律失常等

2.1.3　瓣膜性心脏病(轻度二尖瓣狭窄瓣口＞1.5 cm^2，主动脉瓣狭窄跨瓣压差＜50 mmHg，无合并症的轻度肺动脉狭窄，二尖瓣脱垂，二叶式主动脉瓣疾病，马凡(Marfan)综合征无主动脉扩张)

2.1.4　主动脉疾病(主动脉直径＜45 mm)，主动脉缩窄矫治术后

2.1.5　经治疗后稳定的心肌病

2.1.6　各种原因的轻度肺动脉高压(＜50 mmHg)

2.1.7　其他

2.2　呼吸系统疾病：

2.2.1　哮喘

2.2.2　脊柱侧弯

2.2.3　胸廓畸形等伴轻度肺功能不全

2.3　消化系统疾病：

2.3.1　原因不明的肝功能异常

2.3.2　仅需要药物治疗的肝硬化、肠梗阻、消化道出血等

2.4　泌尿系统疾病：慢性肾脏疾病伴肾功能不全代偿期(肌酐超过正常值上限)

2.5　内分泌系统疾病：

2.5.1　需药物治疗的糖尿病、甲状腺疾病、垂体泌乳素瘤

2.5.2　肾性尿崩症(尿量超过4 000 mL/d)等

2.6　血液系统疾病：

2.6.1　血小板减少[PLT(30～50)×10^9/L]

2.6.2　重度贫血(Hb 40～60 g/L)

2.6.3　凝血功能障碍无出血倾向

2.6.4　易栓症(如抗凝血酶缺陷症、蛋白C缺陷症、蛋白S缺陷症、抗磷脂综合征、肾病综合征等)

2.7　免疫系统疾病：应用小剂量激素(如泼尼松5～10 mg/d)6月以上，无临床活动表现(如系统性红斑狼疮、重症IgA肾病、类风湿关节炎、干燥综合征、未分化结缔组织病等)

2.8　恶性肿瘤治疗后无转移无复发

2.9　智力障碍

2.10　精神病缓解期

2.11　神经系统疾病：

2.11.1　癫痫(失神发作)

2.11.2　重症肌无力(病变波及四肢骨骼肌和延脑部肌肉)等

2.12　其他

3. 妊娠并发症

3.1　三胎及以上妊娠

3.2　Rh血型不合

3.3　瘢痕子宫(距末次子宫手术间隔＜18月)

3.4　瘢痕子宫伴中央性前置胎盘或伴有可疑胎盘植入

3.5　各类子宫手术史(如剖宫产、宫角妊娠、子宫肌瘤挖除术等)≥2次

3.6　双胎、羊水过多伴发心肺功能减退

（续表）

评估分级	孕产妇相关情况

3.7　重度子痫前期、慢性高血压合并子痫前期

3.8　原因不明的发热

3.9　产后抑郁症、产褥期中暑、产褥感染等

红色
（高风险）

1.　妊娠合并症

1.1　严重心血管系统疾病：

1.1.1　各种原因引起的肺动脉高压（≥50 mmHg），如房缺、室缺、动脉导管未闭等

1.1.2　复杂先心（法洛四联症、艾森曼格综合征等）和未手术的发绀型心脏病（SpO_2＜90％）；Fontan 循环术后

1.1.3　心脏瓣膜病：瓣膜置换术后，中重度二尖瓣狭窄（瓣口＜1.5 cm^2），主动脉瓣狭窄（跨瓣压差≥50 mmHg）、马方综合征等

1.1.4　各类心肌病

1.1.5　感染性心内膜炎

1.1.6　急性心肌炎

1.1.7　风心病风湿活动期

1.1.8　妊娠期高血压性心脏病

1.1.9　其他

1.2　呼吸系统疾病：哮喘反复发作、肺纤维化、胸廓或脊柱严重畸形等影响肺功能者

1.3　消化系统疾病：重型肝炎、肝硬化失代偿、严重消化道出血、急性胰腺炎、肠梗阻等影响孕产妇生命的疾病

1.4　泌尿系统疾病：急、慢性肾脏疾病伴高血压、肾功能不全（肌酐超过正常值上限的 1.5 倍）

1.5　内分泌系统疾病：

1.5.1　糖尿病并发肾病Ⅴ级、严重心血管病、增生性视网膜病变或玻璃体出血、周围神经病变等

1.5.2　甲状腺功能亢进并发心脏病、感染、肝功能异常、精神异常等疾病

1.5.3　甲状腺功能减退引起相应系统功能障碍，基础代谢率小于－50％

1.5.4　垂体泌乳素瘤出现视力减退、视野缺损、偏盲等压迫症状

1.5.5　尿崩症：中枢性尿崩症伴有明显的多饮、烦渴、多尿症状，或合并有其他垂体功能异常

1.5.6　嗜铬细胞瘤等

1.6　血液系统疾病：

1.6.1　再生障碍性贫血

1.6.2　血小板减少（＜30×10^9/L）或进行性下降或伴有出血倾向

1.6.3　重度贫血（Hb≤40 g/L）

1.6.4　白血病

1.6.5　凝血功能障碍伴有出血倾向（如先天性凝血因子缺乏、低纤维蛋白原血症等）

1.6.6　血栓栓塞性疾病（如下肢深静脉血栓、颅内静脉窦血栓等）

1.7　免疫系统疾病活动期，如系统性红斑狼疮（SLE）、重症 IgA 肾病、类风湿关节炎、干燥综合征、未分化结缔组织病等

1.8　精神病急性期

1.9　恶性肿瘤：

1.9.1　妊娠期间发现的恶性肿瘤

（续表）

评估分级	孕产妇相关情况
	1.9.2　治疗后复发或发生远处转移
	1.10　神经系统疾病：
	1.10.1　脑血管畸形及手术史
	1.10.2　癫痫全身发作
	1.10.3　重症肌无力（病变发展至延脑肌、肢带肌、躯干肌和呼吸肌）
	1.11　吸毒
	1.12　其他严重内、外科疾病等
	2. 妊娠并发症
	2.1　三胎及以上妊娠伴发心肺功能减退
	2.2　凶险性前置胎盘，胎盘早剥
	2.3　红色预警范畴疾病产后尚未稳定
紫色 （孕妇患有传染性疾病）	所有妊娠合并传染性疾病——如病毒性肝炎、梅毒、HIV 感染及艾滋病、结核病、重症感染性肺炎、特殊病毒感染（H1N7、寨卡等）

注：除紫色标识孕妇可能伴随其他颜色外，如同时存在不同颜色分类，按照较高风险的分级标识。

（四）评估细则

1. 评估时机

（1）首诊医疗机构应当对首次建册的孕产妇使用《孕产妇妊娠风险筛查表》进行妊娠风险筛查。

（2）对于筛查未见异常的孕妇，应当在其《孕产妇保健手册》上标注绿色标识，按照要求进行管理。

（3）对于筛查阳性的孕产妇，应当在其《孕产妇保健手册》上标注，并对照《孕产妇妊娠风险评估表》进行首次妊娠风险评估。按照风险严重程度分别以"绿（低风险）、黄（一般风险）、橙（较高风险）、红（高风险）和紫色（传染病）"5 种颜色进行分级标识，在《孕产妇保健手册》上标注评估结果和评估日期。

（4）若筛查机构为基层医疗卫生机构的，应填写《妊娠风险筛查阳性孕妇转诊单》，并告知筛查阳性的孕妇在 2 周内至上级医疗机构接受妊娠风险评估，由接诊机构完成风险评估并填写转诊单后，反馈筛查机构。

（5）医疗机构应当结合孕期保健服务，对产妇的妊娠风险进行动态评估。一旦发现孕产妇健康状态有变化，应立即根据病情变化及时调整妊娠风险分级和相应的管理措施，并在《孕产妇保健手册》上顺序标注评估结果和评估日期。

（6）医疗机构在进行产后访视和产后 42 天健康检查时，应当落实孕产妇健康管理服务规范有关要求，再次对产妇进行风险评估。如发现阳性症状和体征，应当及时进行干预。

2. 评估注意事项

（1）筛查项目分为"必选"和"建议"两类项目。必选项目为对所有孕妇应当询问、检查的基本项目，如确定孕周，常规体格检查、妇科检查，询问孕妇基本情况、现病史、既往史、家族史等;建议项目由筛查机构根据自身服务水平提供,如血常规、血型、尿常规、血糖、肝功能、梅毒等实验室检查以及心电图检查等。

(2) 孕产妇符合筛查表中 1 项及以上情形的即认为筛查阳性。

(3) 妊娠风险评估分级原则上应当在开展助产服务的二级以上医疗机构进行。

(4) 对于风险评估为"橙色""红色"的孕产妇,医疗机构应当填写《孕产妇妊娠风险评估分级报告单》,在 3 日内将报告单报送辖区妇幼保健机构。若孕产妇妊娠风险分类为红色,应当在 24 小时内报送。

3. 评估结果与护理措施　各级医疗机构应当根据孕妇妊娠风险评估分级情况,对其进行分类管理。注意信息安全和孕产妇隐私保护。

(1) 对妊娠风险分级为"绿色"的孕产妇,应当按照《孕产期保健工作规范》以及相关诊疗指南、技术规范,规范提供孕产期保健服务。

(2) 对妊娠风险分级为"黄色"的孕产妇,应当建议其在二级以上医疗机构接受孕产期保健和住院分娩,如有异常,应当尽快转诊至三级医疗机构。

(3) 对妊娠风险分级为"橙色""红色""紫色"的孕产妇,医疗机构应当将其作为重点人群,纳入高危孕产妇专案管理,合理调配资源,保证专人专案、全程管理、动态监管、集中救治。

(4) 对妊娠风险分级为"橙色"和"红色"的孕产妇,要及时向辖区妇幼保健机构报送相关信息,并尽快与上级危重孕产妇救治中心共同研究制订个性化管理方案、诊疗方案和应急预案。

(5) 对妊娠风险分级为"橙色"的孕产妇,应建议其在县级以上危重孕妇救治中心接受孕产期保健服务,有条件的原则上应在三级医疗机构住院分娩。

(6) 对妊娠风险分级为"红色"的孕产妇,应当建议其尽快到三级医疗机构接受评估以明确是否适宜继续妊娠。如可继续妊娠,应建议其在县级以上危重孕妇救治中心接受孕产期保健服务,原则上应当在三级医疗机构住院分娩。对于患有可能危及生命的疾病不宜继续妊娠的孕妇,应当由具有副主任以上任职资格的医师进行评估和确诊,告知本人继续妊娠风险,提出科学严谨的医学建议。

(7) 对妊娠风险分级为"紫色"的孕产妇,应按照传染病防治相关要求进行管理,并落实预防艾滋病、梅毒和乙肝母婴传播综合干预措施。

(五) 案例分析

现病史:赵某,女性,32 岁,0-0-0-0,平素月经欠规律,6~7/35~45 天,停经 60 天,自测尿人绒毛膜促性腺激素(HCG)阳性,现孕 9^{+2} 周来院建卡。

体格检查:身高 154 cm,体重 72 kg。

辅助检查:空腹血糖 5.3 mmol/L,血红蛋白 132 g/L,糖化血红蛋白 5.9%。

问题:(1) 该孕妇的妊娠风险评估分级是什么?

(2) 应该如何对该孕妇进行妊娠风险管理?

二、产后出血风险评估

(一) 概述

产后出血(postpartum hemorrhage,PPH)为胎儿娩出 24 小时内,阴道分娩出血量≥500 mL,剖宫产出血量≥1 000 mL。据估计,我国每年因产后出血死亡的孕产妇数量约占孕产妇总死亡数的 1/4,是我国孕产妇的首要死因,其发生率相当于全球平均水平,与发达国家差距较大。因此,要早期识别 PPH 的高危因素,开展 PPH 风险评估,从孕前、孕期、围产期 3 个时期对 PPH 进行预防,以降低孕产妇死亡率的发生,并指导临床制订有效的 PPH 风险评估及预防管理方案。

(二) 意义

产后出血风险评估是通过早期识别 PPH 高危因素,对 PPH 风险进行判断,并及时发起预警机制,是有效预防严重产后出血(severe postpartum haemorrhage,sPPH)、减少孕产妇死亡的关键。

(三) 评估表

1. 评估表选择　美国加州孕产妇质量护理合作组织(California Maternal Quality Care Collaborative,CMQCC)结合昆士兰《原发性产后出血》临床指南,将 PPH 相关因素进行高中低分级,根据归类评分将 PPH 风险分为高、中、低风险 3 类,以此依据进行分类分级,提醒临床重视及预警。该筛查工具可正确识别 80% 的产后出血。

2. 评估表详情　该筛查工具由产科医师/助产士/产科护士在孕妇产检、产前入院时进行评估,通过采集孕前至目前的病史资料,重点关注既往子宫手术史、孕产次、疾病史、合并症等情况,动态监测孕妇发生 PPH 的风险。具体评估内容详见表 4-3。

表 4-3　产后出血风险评估分级

项目	描述	
孕期及产时风险因素		
低风险	中风险	高风险
单胎	多胎妊娠	胎盘前置或胎盘低置
既往无剖宫产史或子宫手术史	既往剖宫产史或子宫手术史	疑似或明确胎盘植入
阴道分娩≤4 次	阴道分娩>4 次	胎盘早剥或活动性阴道流血
既往无 PPH 史	既往 PPH 史	凝血功能障碍
无出血性疾病	巨大子宫肌瘤	1 次以上 PPH 史
	绒毛膜羊膜炎	HELLP 综合征
	血小板计数为($50\sim100$)*10^9/L	
	红细胞比容(HCT)<30%	血小板计数<$50*10^9$/L
	羊水过多	红细胞比容(HCT)<24%
	孕周<37 周或>41 周	死胎
	先兆子痫	≥2 个中风险因素
	产程延长(>24 小时)	

（续表）

项目	描 述
其他分娩及产后的风险因素*	

产时剖宫产–尤其是紧急剖宫产或第二产程剖宫产	活动性出血可浸透＞1 个垫子/小时或凝血块直径＞6 cm
器械助产	胎盘滞留
会阴Ⅲ/Ⅳ度撕裂	剖宫产术采用非子宫下段横切口
阴道分娩累计出血量达 500～1 000 mL	累计出血超过 1 000 mL 或已实施止血措施
	接受全麻手术
	子宫破裂

注：* 除孕期及产时因素外,其他分娩及产后因素也应当纳入风险评估范围。

参考文献：California Maternal Qulity Care Collaborative. Improving Health Care Response to Obstetric Hemorrhage Toolkit，Version 3. 0［EB/OL］. https://www. cmqcc. org/resources‐tool‐kits/toolkits/ob‐hemorrhage‐toolkit

（四）评估细则

1. 评估时机

（1）此表在所有孕妇产检、产前入院时进行评估。

（2）未临产妇女应在临产后予以再次评估。

（3）若孕产妇出现评估因素改变时,应予以再次评估。

2. 评估注意事项

（1）在使用该评估工具时,应注意询问孕产妇整个孕期直至当前的病史资料。

（2）该评估工具应该在不同时间点进行多次动态评估,以尽早筛查出风险人群。

3. 评估结果与护理措施 PPH 的风险预防与其他风险筛查不同,根据孕产妇的孕程特点,由孕前、孕期、围产期 3 个时期进行预防。

一级预防针对孕前所有低中高危对象孕产次、手术史、胎儿丢失等因素,采用健康教育的方式尽量避免风险因素的存在而减少 PPH。二级预防针对孕期低危、中危孕妇建立规范的产检制度,持续实施健康教育,通过控制孕期体重、指导分娩方式选择及孕期健康生活方式等形式减少风险因素的产生；针对高危孕产妇采用早期诊断、早期干预处理的形式控制 PPH。三级预防即产时预防,重点关注所有孕产妇的产程时限、软产道裂伤等风险因素。

针对低危孕产妇,持续进行产前健康教育、关注评估因素有无发生改变。

针对首次评估即出现中危、高危或复评后风险等级发生改变的孕产妇,立即通知医师予以下一步诊疗计划。

（五）案例分析

现病史：患者,孙某,女性,35 岁,孕 35^{+2} 周,孕产史 0‐0‐2‐0,胎盘距宫颈口＞2 cm,妊娠合并高血压,本次因尿蛋白(＋)并伴有头痛、眼花、恶心呕吐等不适收治入院。

体格检查：孕前体重 50 kg，身高 160 cm，产前体重 65 kg，双下肢凹陷性水肿，指关节水肿。

辅助检查：纤维蛋白原 4.6 g/L，凝血酶时间 17.4 s，D-二聚体 2.23 mg/L，凝血酶原时间 10 s。

问题：（1）该患者的 PPH 风险评估等级是什么？

（2）针对风险因素可采取的护理措施有哪些？

三、产后抑郁筛查

（一）概述

产后抑郁（postpartum depression，PPD）指在产后时期（多为产后 1 年内）发作的抑郁，大多在产后 1 个月内开始出现，也可能到产后 12 个月才开始出现。表现为抑郁、悲伤、压抑、哭泣、易激惹、焦躁和失眠等明显症状，病情严重者甚至会产生幻觉、自杀意念、伤害婴儿行为等精神病性症状的心理疾患。近年来，产后抑郁的关注度逐渐提升，其发生率为 9.4%～31.2%。产后抑郁不仅影响新生儿神经系统与身体发育，而且影响产妇的身心健康及生活质量。

产后抑郁筛查是一种简便有效识别产后抑郁的方法，是发现产妇是否存在抑郁状态以及判断是否需要进一步进行诊断和治疗的重要评估手段。

（二）意义

产后抑郁筛查是产科医护人员早期预防及识别产后抑郁的重要手段。其目的是评估产后女性是否存在抑郁状态，以期对有产后抑郁风险的人群尽早进行心理干预，降低产后抑郁对母亲、婴儿及其他家庭造成的负性影响。

（三）评估表

1. 评估表选择及信效度　选用爱丁堡产后抑郁量表（Edinburgh Postnatal Depression Scale，EPDS）。

该量表是在 1987 年由 Cox 等专家所研制的 10 条目产后抑郁症状自评量表，已有 50 多种语言版本，在世界范围内被广泛使用。

中文版 EPDS Cronbach's α 系数为 0.760，效度为 0.584。EPDS 原量表推荐的最佳筛查分界值为 12 分或 13 分，此时的灵敏度为 86%，特异度为 78%。

2. 评估表详情及赋值　EPDS 共有 10 个条目，总分为 0～30 分，每个条目的得分范围在 0～3 分。0～3 分赋值分别为"从不=0""偶尔=1""经常=2""总是=3"。得分越高，则产后抑郁症状程度越严重。详见表 4-4。

表 4-4　爱丁堡产后抑郁量表（EPDS）

编号	条目	从不	偶尔	经常	总是
1	我能看到事物有趣的一面，并且笑得开心	0	1	2	3
2	我欣然期待未来的一切	0	1	2	3

（续表）

编号	条目	从不	偶尔	经常	总是
3	当事情出错时,我会不必要地责备自己	0	1	2	3
4	我无缘无故感到焦虑和担心	0	1	2	3
5	我无缘无故感到害怕和惊慌	0	1	2	3
6	很多事情冲着我来,使我透不过气	0	1	2	3
7	我很不开心,以至失眠	0	1	2	3
8	我感到难过和悲伤	0	1	2	3
9	我不开心,以至于哭泣	0	1	2	3
10	我想过要伤害自己	0	1	2	3

（四）评估细则

1. 评估时机

（1）评估的时机和频率尚未有明确的标准,建议可在产后4~8周进行评估。

（2）若对评估结果有疑问,可在2周后重复评估。

2. 评估注意事项

（1）EPDS评估患者过去1周内的感受。

（2）EPDS仅作为产后抑郁筛查使用,不应凌驾于精神科诊断之上。若需要进一步明确诊断,应通过精神科医师的临床评估。

（3）EPDS评估过程中需要重点关注患者是否存在自伤想法,即第10条目"我想过要伤害自己。"若该条目大于0分,应进一步行心理评估。

3. 评估结果与护理措施　该量表总分为0~30分,风险等级划分及相应护理措施如下。

（1）总分<10分且第10条目得分为0分,患者无抑郁风险,对患者进行心理健康教育及社会家庭支持。

（2）总分≥10分,患者存在抑郁风险,需进行进一步心理评估,制订心理治疗计划,必要时转介精神科医师。

（3）第10条目得分>0分,患者有自伤风险。需再次详细询问是否存在自伤想法,进行进一步心理评估,必要时转介精神科医师。

（五）案例分析

现病史:患者,王某,女性,32岁,1-0-1-1,产后20天因母乳喂养不顺利出现情绪低落,觉得自己对不起宝宝,经常哭泣,已持续2周;夜间入睡困难,易惊醒;目前,对很多产前感兴趣的事物也提不起兴趣。

问题:（1）该患者可能出现何种情况?

（2）此时应该采用何种量表进行评估? 可能的结果是什么?

四、母乳喂养评估

(一) 概述

母乳喂养关系人类健康,对提高国民素质、推进优生优育工作具有重要意义。世界卫生组织提出母乳喂养是确保儿童健康和生存的最有效措施之一。对母乳喂养技能进行准确评估是确定母乳喂养进展是否顺利,母婴是否需要专业支持的重要手段,也是提高母乳喂养率、提升母乳喂养质量的前提。

(二) 意义

母乳喂养评估目的是通过评估来确定母乳喂养过程中需要干预解决的问题,以便于专业人员提供有助于确定促进母乳喂养的优先事项,并且结构化的评估工具可以对母乳喂养过程进行系统化评估,给予客观的分值评价,使母乳喂养问题具体化,有助于护理人员全面掌握每个产妇存在的母乳喂养问题及明确产妇母乳喂养的优先事项、确定护理和指导母婴双方的顺序、给予评分较低的母亲和婴儿密切关注。

(三) 评估表

1. 评估表选择及信效度 选用 LATCH 母乳喂养量表(LATCH Score)。该量表是由 Jenson D 等于 1994 年研制的母乳喂养的图表系统和记录工具。作为母乳喂养的图表系统,它提供了一种收集产妇个体母乳喂养详细信息的方法,综合评估婴儿喂养情况、产妇哺乳技能及母儿双方共同构成的系统。该量表 Cronbach's α 系数为 0.70,分维度 L-含接为 0.77,A-吞咽为 0.65,T-乳头类型为 0.42,C-舒适度为 0.28,H-支持为 0.76。

2. 评估表详情及赋值 该量表共包括 5 个母乳喂养的关键部分(即 5 个维度),缩写 LATCH 的每个字母都表示一个评估要点。"L"为 Latch on,表示婴儿吸吮时与乳房紧扣的程度;"A"为 Audible,表示可听见的婴儿吞食声;"T"为 Type of nipple,表示产妇的乳头类型;"C"为 Comfort,表示产妇母乳喂养的舒适度;"H"为 Hold positioning,代表母乳喂养时母亲怀抱婴儿的姿势。每个维度根据其内容的得分为 0~2 分,总分 0~10 分。详见表 4-5。

表 4-5 LATCH 母乳喂养评估表

项目	0	1	2	得分(分)
L:含接	➤ 嗜睡或者不情愿含接以至于无法达到稳定含接或者吸吮	➤ 需重复尝试以达到持续含接或吮吸 ➤ 将乳头放入嘴里 ➤ 刺激吸吮	➤ 抓住乳房 ➤ 舌头下至嘴唇边缘有节律地吸吮	
A:可见的吞咽	➤ 无	➤ 由刺激可见少许吞咽	➤ 自发吞咽,吞咽节奏具有间歇性(出生小于 24 小时) ➤ 自发吞咽,吞咽节奏频繁(出生大于 24 小时)	

（续表）

项目	0	1	2	得分(分)
T:乳头类型	➤ 凹陷	➤ 扁平	➤ 刺激后乳头外凸	
C:舒适度 （乳房/乳头）	➤ 水肿，皲裂，出血，大水疱或者擦伤 ➤ 严重不适	➤ 乳房充盈 ➤ 变红/小水疱/擦伤	➤ 乳房柔软 ➤ 无疼痛	
H:支持 （抱姿）	➤ 需要产科护士在母亲哺乳时全程帮助支撑婴儿姿势	➤ 由产科护士提供较小协助（如抬高床头，放置枕头支撑） ➤ 可在产科士指导一侧哺乳后，母亲进行另一侧哺乳	➤ 无须产科护士协助 ➤ 母亲能够将婴儿置于合适体位并抱好	

（四）评估细则

1. 评估时机

（1）哺乳顾问首次接诊时，72 小时内 LATCH 评分可以预测产妇母乳喂养时间长短，即得分越高，则未来母乳喂养时间可能越长。

（2）母亲主诉母乳喂养困难或疼痛时，可随时进行评估。

2. 评估注意事项

（1）需关注个体的变化。LATCH 评分随母亲母乳喂养的进展发生变化。如首次评估喂养 LATCH 9 分，意味着首次母乳喂养顺利。但若之后喂养出现乳头皲裂，则 LATCH 评分下降，则需专业支持介入。

（2）需关注每一维度的得分。LATCH 评分无预警值，但若婴儿含接、吞咽、产妇乳头类型、母乳喂养的舒适度、怀抱婴儿姿势 5 个维度中任一维度未达 2 分或分值降低，则提示该维度出现问题。如"T"评为 0 分，预示着母亲先天乳头存在着缺陷，需要额外专业支持介入。

3. 评估结果与护理措施　曾有研究者将 LATCH 母乳喂养评估表应用在产妇住院期间纯母乳喂养的实践中，显示应用 LATCH 母乳喂养评估表可以降低产妇乳头皲裂的发生率，提高产妇住院期间纯母乳喂养率及产妇对护理工作的满意度。具体用法如下：

（1）LATCH 得分＞8 分，为母乳喂养方式良好，每日巡视，口头宣教。

（2）LATCH 得分 4～8 分，为母乳喂养能力有限，给予相应母乳喂养指导。比如，母亲"H"——"怀抱婴儿姿势"得分为 0，说明其严重不适，需要产科护士在母亲哺乳时全程帮助支撑婴儿姿势，并同时指导其正确的哺乳姿势，直至母亲能够将婴儿置于合适体位并抱好，完全掌握"怀抱婴儿姿势"。

（3）LATCH 得分＜4 分，为母乳喂养能力差，给予全面母乳喂养指导，进行交接班，次日再评。

（五）案例分析

现病史:赵某,女性,34 岁,1-0-0-1,39^{+6} 周,自然分娩一男婴,新生儿出生后 1

分钟和 5 分钟 Apgar 评分均为 9 分,母婴同室,母亲主诉喂养时疼痛,需要反复努力尝试,婴儿才能含接住乳房。

体格检查:母亲乳头凹陷,潮红,龟裂。

问题:(1) 该患者 LATCH 评分为多少?

        (2) 如何制定母乳喂养支持计划?

第二节　小儿常用评估

一、小儿疼痛评估

(一) 概述

疼痛是指与实际或潜在的组织损伤有关的不愉快的感觉和情感体验,是一种主观感受的描述。疼痛评估是基于对儿童疼痛体验的性质、意义和背景的观察的临床判断。

(二) 意义

疼痛评估的目的是提高疼痛管理的质量,为诊断、治疗方法的选择及对急性、复发性或慢性疼痛的儿童患者的治疗效果的评价提供基础。

(三) 评估表

1. 评估表选择及信效度　选用 Wong-Baker 面部表情疼痛评定量表(Wong-Baker Faces Pain Rating Scale)。该量表是由 Donna Wong 和 Connie Baker 于 1983 年创建,旨在帮助儿童有效地交流他们的疼痛。该量表通过可视化的脸谱,能更加直观地反映出儿童患者身体的疼痛,并得到了各年龄段儿童的喜爱。同时该量表有多年的研究支持,如今在世界各地被广泛使用。

以 Donna Wong 为首的研究团队对比 Wong-Baker 面部表情量表与视觉模拟评分量表及其他 4 个疼痛评估量表的分析发现,Wong-Baker 面部表情量表在 3~7 岁的儿童中间偏好得分为 98 分,为几项评估工具中得分最高,有效性得分为 48.89 分,可靠性得分为 61.11 分,并进行组内差异性分析,偏好得分的 $\chi^2 = 75.79$,$P < 0.001$,差异具有统计学意义。通过比对,各评估工具中效度和信度没有明显差异,然而 Wong-Baker 面部表情量表在儿童患者中的喜爱程度最高。

2. 评估表详情及赋值　Wong-Baker 面部表情量表用 6 种面部表情,从微笑、悲伤至哭泣来表达疼痛程度,分别赋予 0~10 的分值;0 分:非常愉快、无疼痛;2 分:有一点疼痛;4 分:轻微疼痛;6 分:疼痛较明显;8 分:疼痛较严重;10 分:剧烈疼痛,但不一定哭泣。评估时只需患儿从中选出一个代表疼痛程度的表情即可。详见图 2-3。

(四) 评估细则

1. 评估时机

(1) 此表为所有患儿入科时进行评分,建议入科 24 小时之内完成评估。

（2）轻度疼痛，每天需评估 1 次并记录。

（3）中度疼痛，评估者需在 1 小时内报告医师，之后每班评估并记录。

（4）重度疼痛应在 5 分钟内报告医师，之后 1 小时评估并记录。

（5）如患儿因手术、检查等原因未能按时评估，应在记录单上注明。

（6）口服或肛塞使用镇痛药后 2 小时复评估一次。

（7）使用患者自控静脉镇痛泵的患儿须每小时进行评估，镇痛泵停止使用后 1 小时和 4 小时再次评估。

（8）患儿主诉、出现异常的病情变化时须进行再评估。

（9）进行致痛性操作时须进行再评估。

（10）对住院患儿的评估需直至出院时为止。

2. 评估注意事项

（1）该量表的推荐适用人群为 3～7 岁儿童。

（2）该量表是自我报告型量表，是一种自我评估工具，接受评估的患者必须能够理解该工具，并能够指出哪张脸最接近地描绘了自己的疼痛体验。

（3）疼痛管理需要结合疼痛评估工具并综合多方面进行临床判断，并给出相应的护理措施，包括：

1）评估疼痛病史，包括疼痛的部位、发作的方式、程度、性质、伴随症状、开始时间和持续时间等。

2）评估社会心理因素，包括家属和他人的支持情况，镇痛药物使用不当或滥用的风险因素，精神病史和精神状态及镇痛不足的风险因素。

3）评估患儿的医疗史，包括目前和既往的疾病史和治疗史，药物滥用史，其他重大疾病及状况及既往慢性疼痛情况。

4）评估疼痛对功能活动及睡眠、休息的影响。

5）评估疼痛引起的生理行为反应，如心率加快、出汗和烦躁不安。

6）评估患儿对疼痛的认知反应，如焦虑、恐惧、疼痛危害性及自我应对方法。

7）评估镇痛效果，包括对疼痛程度、性质和范围的再评估，以及对治疗效果和治疗引起的不良反应的评价。

3. 疼痛等级与护理措施　该量表总分为 0～10 分，风险等级划分及相对应护理措施如下。

（1）无疼痛或疼痛评分为 1～3 分的轻度疼痛，护理措施如下：

1）减少或消除疼痛的原因。

2）采用非药物镇痛的方式，如：心理治疗，倾听患儿对疼痛的感受，鼓励患儿，帮助建立战胜疼痛的信心；进行适宜的活动、游戏、改变体位、活动肢体；调整呼吸；转移注意力；尽可能让父母陪伴等。

3）无法缓解疼痛则需告知医师，可采用药物治疗。

（2）疼痛评分为 4～6 分的中度疼痛，护理措施如下：

1）在轻度疼痛护理措施的基础上再进行相应的处理。

2）1小时内通知医师,进一步评估疼痛的性质、部位、程度和频率等,遵医嘱进行相应的药物治疗。

3）用药后疼痛复评,评估镇痛效果及不良反应。

（3）疼痛评分≥7分为重度疼痛,护理措施如下:

1）5分钟内通知医师,进一步对疼痛的性质、部位、程度、频率等进行评估,并进行相应处理。

2）遵医嘱进行相应治疗止痛。

3）进行疼痛复评估,评估治疗效果及不良反应。

（五）案例分析

现病史:患儿,王某,男性,5岁,因左手腕关节骨折入院,患儿入院后进行石膏固定,患儿配合度高,沟通能力好,使用Wong-Baker面部表情量表,疼痛评分为8分。

问题:（1）请说出该患儿的疼痛等级。

（2）请说出患儿相应的疼痛评估流程及护理措施。

二、营养状况和生长风险筛查工具

（一）概述

营养风险是指现存的或潜在的营养和代谢状况所导致的疾病或手术后出现相关的临床结局的风险。营养风险筛查是一个快速而简单的过程,是发现患者是否存在营养问题和是否需要进一步进行全面营养评估的过程。

（二）意义

在住院患儿中,营养不良的现象较为普遍。住院期间的营养不良不仅会增加住院时间和费用支出,还会增加并发症发生率和病死率。不管是慢性营养不良还是急性营养不良,对于学龄期儿童的智商发育及高级认知功能的发展都有明显的影响。营养风险筛查是识别患儿是否存在营养问题（有无营养不良和营养不良风险）的过程。营养风险筛查可以帮助迅速鉴别患儿有无营养问题,来判断是否需要进行进一步的全面营养评估。

（三）评估表

1. 评估表选择及信效度 选用营养状况和生长风险筛查工具（Screening Tool for Risk on Nutritional Status and Growth, STRONGkids）量表。该量表是由荷兰学者Hulst等研究人员于2010年设计而成,并进行了多中心评估。

Carolina等在2016年对STRONGkids评估量表的使用进行了系统性回顾,在STRONGkids的信度分析方面,$Kappa$ 值维持在 $0.61\sim0.72$,有较好的一致性。Hatice等对包括STRONGkids在内的3种营养评估工具进行了验证性分析比较,STRONGkids的内容效度指数 $I-CVI=0.8\sim1$,$S-CVI=0.91$,内容效度指数较好。由于没有普遍接受的"黄金标准"来进行比较,对营养筛查工具进行验证的方法在文献中不一致,但通过分析比较,该量表简单、实用、快速,与临床结局有很好的相关性,适用于住院儿童的营养风险筛查。

2. 评估表详情及赋值　STRONGkids 用于住院患儿的营养风险筛查,主要包括主观临床评估、高风险疾病、营养摄入与丢失及体重下降或增长不佳 4 个方面的评估:主观临床评估评分(0～1 分);高风险疾病(0～2 分),营养摄入与丢失(0～1 分),体重下降或增长不佳(0～1 分)。详见表 4 - 6。

表 4 - 6　营养状况和生长风险筛查工具(STRONGkids)

序号	评估内容	分值	得分(分)
1	高风险疾病	有(2 分) 无(0 分)	
2	主观判断患儿有无营养不良的临床表现	有(1 分) 无(0 分)	
3	①最近 3 天大便≥5 次/天或呕吐>3 次/天;②入院前 3 天主动摄食减少;③入院前已有进行营养干预的建议;④因为疼痛缺乏足够的摄入	有(1 分) 无(0 分)	
4	在近 1 月内是否存在体重减轻或 1 岁内婴儿存在体重增长过缓	有(1 分) 无(0 分)	

(四) 评估细则

1. 评估时机

(1) 此表为所有患儿入科时进行评分,建议入科 24 小时之内完成评估。

(2) 所有患儿每周均测量体重,并再次进行营养评估。

2. 评估注意事项

(1) 适用对象为除新生儿外的患儿。

(2) 评估内容前 2 项由医务人员评定,后 2 项由评估者与患儿父母或照顾者商量后评定,回答不确定视为"无"。

(3) 第 3 项中存在任何一种情况均评"有(1 分)"。

(4) 每项评估内容均根据患儿实际情况判断其有无,并给予相应的分数,高风险疾病见表 4 - 7。

(5) 营养不良的临床表现包括:身材矮小、消瘦、皮下脂肪消失、皮肤弹性差、体弱乏力和萎靡不振等。

表 4 - 7　营养高风险疾病

疾病类型		
支气管肺发育不良(≤2 岁)	未成熟儿或早产儿(纠正胎龄<6 个月)	胰腺炎
烧伤	慢性心脏疾病	短肠综合征
神经性厌食	AIDS	肌肉性疾病
乳糜泻	炎症性肠病	代谢性疾病

(续表)

疾病类型		
囊性纤维化	肿瘤	外伤(不包括皮肤损伤)
慢性肝脏疾病	心理障碍/精神发育落后	多种食物过敏/不耐受
慢性肾脏疾病	择期大手术(重要脏器)	消化道畸形
慢性腹泻(>2个月)	吞咽困难	

3. 评估结果与护理措施　该量表总分为0~5分,风险等级划分及相对应护理措施如下。

(1) 低风险:0分,无须处理。

(2) 中风险:1~3分,由主治医师与本科室营养医疗小组(nutrition therapy team, NTT)成员联合会诊。

(3) 高风险:4~5分,由主治医师、NTT成员及营养科联合会诊。

(五)案例分析

现病史:患儿,刘某,男性,6月龄,因呕吐,腹泻3天入院,入院诊断为病毒性胃肠炎,患儿入院前每日大便次数6~7次,呕吐2~3次/天,呕吐物为胃内容物。人工喂养,添加辅食,体重增长正常,体格发育正常,入院前喂养量变少。

体格检查:体温37.8℃,脉搏159次/分,呼吸49次/分,身长67 cm,体重8.2 kg,略烦躁,前囟略凹陷,后囟闭合,眼窝凹陷。

辅助检查:红细胞$5.1×10^{12}$/L,血红蛋白152 g/L,钾3.2 mmol/L,钠132 mmol/L

问题:(1) 该患者STRONGkids评分为多少?

(2) 是否需要制订营养计划?

三、儿童早期预警评分

(一)概述

危重症是一个危及生命的多系统过程,可能导致严重的发病率或死亡率。危重症评估是对危重症患者进行的以检查并发症、风险因素和其他可能需要注意的问题为主的评估过程。危重症早期识别和评估是帮助医护人员快速评估患者生理异常的程度和相关风险。

(二)意义

危重症早期识别和评估的目的是帮助医护人员准确判断急危重症或潜在的急危重症患者,启动早期干预措施,以期改善患者结局,降低病死率。

(三)评估表

1. 评估表选择及信效度　选用儿童早期预警评分系统(pediatric early warning system,PEWS)。早期预警评分(early warning scoring,EWS)系统最早由Morgan等于1997年提出,旨在通过此评分系统对住院患者的病情变化进行早期预判。EWS在成人患者中开展和应用较为广泛,但在儿科推行较为困难,因为不同年龄段儿科患者生命体征、生理指标变化范围大,且在病情急剧恶化前可存在一段比较长的代偿期,不易早期发现。2005 年,Monaghan 结合儿童生理病理学特点,在 EWS 基础上总结并制定出了一套适合儿科应用的简易评分系统,即 PEWS 系统。该评分工具又称 Brighton PEWS,其将 EWS 中与病情恶化相关性较差的体温及敏感度较差的血压摒弃,保留意识行为、心血管表现和呼吸状态 3 项指标。

PEWS 被翻译成多国语言在世界各地应用,评分的准确性和评分者间的可重复性良好,有关 PEWS 可靠性和可重复性研究提示评分者组间信度达 90% 左右。临床实践表明熟练掌握 PEWS 后,整个评分过程仅需耗时 30 秒左右,方便快速。

2. 评估表详情及赋值　PEWS 中的每项指标分值根据严重程度逐渐递增,分为 0~3 分。此外,还有 2 项附加评分,分值各为 2 分,最高分值为 13 分。主要包括 3 方面内容:意识行为评分(0~3 分);心血管系统评分(0~3 分);呼吸系统评分(0~3 分)。详见表 4-8。

表 4-8　儿童早期预警评分系统(PEWS)

项目	表现			
指标	0 分	1 分	2 分	3 分
意识	玩耍反应如常	倦怠	激惹/烦躁	昏睡/意识模糊 对疼痛反应减弱
心血管系统	肤色红润 CRT 1~2 秒	肤色苍白 CRT 3 秒	肤色苍灰 CRT 4 秒 心率较正常增加 20 次/min	肤色苍灰,花斑 CRT≥5 秒 心率较正常值增加 30 次/min 或心动过缓
呼吸系统	呼吸平稳无吸气性凹陷	呼吸频率较正常值增加 10 次/min 辅助呼吸肌做功增加 FiO₂ 30% 或吸入氧流量 4 L/min	呼吸频率较正常值增加 20 次/min 有吸气性凹陷 FiO₂ 40% 或吸入氧流量 6 L/min	呼吸频率较正常值减慢 5 次/min 伴胸骨吸气性凹陷 呻吟 FiO₂ 50% 或吸入氧流量 8 L/min

注:CRT,毛细血管充盈时间;FiO₂,吸入氧体积分数;附加项:如需每隔 15 分钟的雾化吸入治疗或存在外科术后持续的呕吐则另各加 2 分。

(四) 评估细则

1. 评估时机

(1) 新患者入科,护士需要对患儿进行初步评估,快速评估患儿的行为意识,观察心率,进行 CRT 测试,观察是否有休克、脱水、体温过低的迹象;观察患儿的呼吸及对氧的需求程度,将观察得分进行计算。

(2) 0~1 分,每 4 小时动态评估 1 次,记录相应分值。

(3) 评估得分到达 3 分,评估频次加强为每 1~2 小时进行 1 次。

(4) 若医嘱为"Ⅰ级护理"或"病危"患者,自医嘱开具后的即刻、1 小时、2 小时、3 小时进行评分,之后每 4 小时评估 1 次,直至患儿停"病危"或"Ⅰ级护理"医嘱。

(5) 患儿转科交接时,转出、转入科均需进行 PEWS 评估。

2. 评估注意事项

(1) PEWS 虽然以客观指标的评估为主,但由于不同年龄的儿童在不同生理状况下指标变异较大,需灵活结合体温、哭吵、活动度等因素进行评估。

(2) 毛细血管充盈时间(CRT):对患儿甲床施压,直到甲床变白,松开后计算指甲恢复到粉红色需要多长时间。

(3) 心率评分与 CRT 评分不做叠加,选择分值大的为准。例如,患者 CRT 为 4 s,但伴有心动过缓,则心血管系统评分为 3 分。不同年龄正常儿童的心率和呼吸频率见表 4-9。

表 4-9 不同年龄正常儿童的心率和呼吸频率

年龄	呼吸频率(次/min)	心率(次/min)
新生儿	40~45	120~140
1 岁	30~40	110~130
2~3 岁	25~30	100~120
4~7 岁	20~25	80~100
8~14 岁	18~20	70~90

(4) 呼吸系统:呼吸频率评分与氧疗评分,选择分值大的为准。例如,患者呼吸频率较正常升高 20 次/min,有吸气性凹陷,但吸入氧流量 8 L/min,则呼吸系统评分为 3 分。

(5) $FiO_2 = (21 + 氧流量 \times 4)/100$。

(6) 对意识、心血管系统、呼吸系统单独评分,之后总和,分值在 0~9 分。

3. 评估结果与护理措施　PEWS 分数越高,提示风险程度越高,病情越严重。需结合及时有效的临床干预方能真正改善预后。因此,评分完成后护士需根据得分情况决定下一步是否需采取干预措施。风险等级划分及相对应护理措施如下。

(1) 0~1 分提示病情相对平稳,仅需继续每 4 小时进行 1 次的动态评估,暂时无需特殊处理,继续观察。

(2) 2 分提示病情有加重的可能,应通知上一级护士协助判断评估的准确性和可靠性,排除有无发热、疼痛等因素的干扰,计算液体平衡及尿量。

(3) 3 分提示有病情恶化的趋势,在 2 分基础上动态评估、观察患儿,将评估频次加强为每 1~2 小时进行 1 次,并通知主管医师或值班医师评估是否需要干预及后续去向(收入院或收入/转入 PICU)。

(4) ≥4 分或任一项得分 3 分,提示病情恶化,应立即通知主治或主诊医师或请PICU 医师紧急会诊,评估是否需要紧急干预及是否需转入 PICU。

(五) 案例分析

现病史:患儿,赵某,男性,1 岁,因发热、咳嗽、憋喘转入我院,入院诊断为肺炎。患儿 1 周前出现发热、咳嗽症状,食欲减退,1 天前咳嗽加重,呼吸困难,喘息明显,鼻翼翕动,面色苍白,入院后予吸氧 2 L/min。

体格检查:体重 10 kg,身长 72 cm,体温 38.3℃,脉搏 162 次/min,呼吸 53 次/min,

精神萎,嗜睡。

　　辅助检查:pH 7.29,PO_2 59 mmHg,$PCO_2$73 mmHg。

　　问题:(1) 该患者 PEWS 评分为多少?

　　　　　(2) 是否需要进行干预?

四、跌倒风险评估

(一) 概述

跌倒是指住院患者在医疗机构任何场所,未预见性地倒于地面或倒于比初始位置更低的地方可伴或不伴有外伤。儿童是发生跌倒的易感人群,跌倒是医院安全事件中造成患儿伤害的首要原因。在患儿跌倒中,预期生理性跌倒占 61%,非预期生理性跌倒占 6%,而意外跌倒占 33%,儿童意外跌倒的发生率与成人相比为 2:1。造成患儿跌倒的原因与年龄与性别因素、疾病治疗因素、心理因素和家属的安全知识缺乏、防范措施不妥及护士人力资源不足等密切相关。住院患儿跌倒风险评估是发现患儿是否存在跌倒的高危因素并减少跌倒所致伤害的过程。

(二) 意义

住院患儿跌倒风险评估的目的是评估患儿是否存在与跌倒相关的可能会导致患儿不良结局的风险,以期对跌倒高风险患儿进行预防措施,降低因跌倒导致的不良临床结局。

(三) 评估表

1. 评估表选择及信效度　选用 Humpty Dumpty 跌倒量表(Humpty Dumpty Falls Scale,HDFS)。该量表由美国佛罗里达州迈阿密儿童医院 Hill-Rodriguez 等在回顾性病例研究的基础上设计编制而成。

HDFS 量表的信度分析,Cronbach's α 系数为 0.64;陈丽霞等对汉化版 HDFS 量表进行了效度评价:采用专家效度指数评价内容效度,$I\text{-}CVI > 0.78$,$S\text{-}CVI > 0.9$;采用探索性因子分析评价结构效度,通过主成分分析法,提取出 3 个公因子,累积方差贡献率为 68.601%,各条目的因子负荷均 >0.4;中文版 HDFS 与效标 Morse 跌倒风险评估量表的相关系数 >0.7。可见,HDFS 具有良好的内容效度、结构效度、效标关联效度。

2. 评估表详情及赋值　HDFS 量表主要包括 7 个方面内容:①年龄(1~4 分);②性别(1~2 分);③诊断(1~4 分);④认知受损(1~3 分);⑤环境因素(1~4 分);⑥对手术/镇静剂/麻醉剂反应(1~3 分);⑦药物使用(1~3 分)。详见表 4-10。

表 4-10　住院患儿跌倒评估量表(HDFS)

项目	评估详情	评分(分)
年龄	>6 个月或<3 岁	4
	3~6 岁	3
	7~12 岁	2
	≤6 个月或≥13 岁	1

(续表)

项目	评估详情	评分(分)
性别	男性	2
	女性	1
诊断	神经系统诊断	4
	氧合功能改变(呼吸系统诊断、脱水、贫血、厌食、晕厥、头晕)	3
	心理/行为疾病	2
	其他诊断	1
认知受损	因认知受损,完全不知道不可做易致跌倒的活动	3
	知道不可做易致跌倒的活动,但有时会忘记	2
	认知能力与年龄相符	1
环境因素	有跌倒史或者婴幼儿放置在成人床上	4
	患儿使用辅助装置(助步器、拐杖)	3
	患儿(<3岁)睡在有护栏的婴儿床内	
	房间里有家具或落地的照明设施	
	患儿(≥3岁)卧床	2
	患儿在门诊区域	1
对手术/镇静剂/麻醉剂反应	在24小时内	3
	在48小时内	2
	超过48小时,或没有	1
药物使用	使用多种药物(ICU的镇静/麻痹患儿除外):镇静剂、安眠药、巴比妥酸盐、吩噻嗪类、抗抑郁药、泻药、利尿剂和麻醉剂	3
	以上所列药物中的1种	2
	其他药物/没有	1
总分		

(四) 评估细则

1. 评估时机

(1) 此表为所有患儿入科时进行评分,建议入科24小时之内完成评估(新生儿除外)。

(2) 长期住院患儿建议每班评估并记录数值。

(3) 若初始评估为高风险,应对患儿进行认定并每周3次进行跟踪记录。

(4) 有以下情况者需要再次评估:

1) 病情变化,如手术前后、疼痛、意识、活动、自我照护能力等改变时。

2) 使用影响意识、活动、易导致跌倒的药物,如抗胆碱药、抗高血压药、镇静催眠药、抗癫痫药、缓泻药、利尿脱水药、降糖药、抗过敏反应药、阿片类止痛药、抗抑郁药、抗精神病药物、眼药水时。

3) 转病区后。

4) 发生跌倒事件后。

5) 特殊检查治疗后。

2. 评估注意事项

(1) 在年龄评估方面的注意事项：>6 个月或<3 岁(不满 3 周岁)评 4 分；3 岁以上(不满 7 周岁)评 3 分；7 岁以上(不满 13 周岁)评 2 分；≤6 个月或≥13 岁，评 1 分。

(2) 在诊断评估方面的注意事项：

1) 神经系统诊断：主要包括惊厥、癫痫、病毒性脑炎、化脓性脑炎、脑性瘫痪和急性感染性多发性神经根炎等，评 4 分。

2) 氧合功能改变：指有呼吸系统疾病诊断、脱水、贫血、厌食、晕厥和头晕等，评 3 分。例如，患儿诊断为支气管肺炎，则评 3 分。

3) 心理/行为疾病：指儿童多动症、学校技能发育障碍(阅读障碍、运动技能发育障碍、计算技能发育障碍)、儿童孤独症、学校恐惧症、神经性厌食与贪食、抽动障碍等，评 2 分。

(3) 药物评估：使用以下药物(ICU 的镇静/麻痹患儿除外)：镇静剂如水合氯醛、苯巴比妥钠等、安眠药、巴比妥酸盐、吩噻嗪类、抗抑郁药、泻药如开塞露、灌肠等、利尿剂如呋塞米(速尿)、托拉塞米等、麻醉剂，使用其中的两种及以上药物评 3 分。

3. 评估结果与护理措施　该量表总分为 7～23 分，风险等级划分及相对应护理措施如下。

(1) 低风险：总分 7～11 分，患儿跌倒/坠床标准预防性干预：

1) 保持病区地面清洁干燥，告知卫生间防滑措施(淋浴时有人陪伴)，鼓励使用卫生间扶手。

2) 提供足够的照明，夜晚开地灯，及时清除病房、床旁、通道及卫生间障碍。

3) 教会患儿/家属使用床头灯及呼叫器，放于可及处。

4) 高度合适，将日常物品放于患儿易取处。

5) 专人(家长或监护人)陪住，患儿活动时有人陪伴。

6) 穿舒适的防滑鞋及衣裤。

7) 应用平车、轮椅时使用护栏及安全带。

8) 锁定病床、轮椅、转运床和坐便椅。

9) 评估患儿排便排尿需求，必要时提供帮助。

10) 向患儿和家属提供跌倒坠床预防宣教，评估并记录其对宣教的接受情况。

(2) 高风险：总分≥12 分，患儿高风险跌倒/坠床预防性干预措施：

1) 执行基础护理及患儿跌倒/坠床标准预防性干预措施。

2) 在床头做明显标记。

3) 尽量将患儿安置在距离护士站较近的病房，加强对患儿的夜间巡视。

4) 通知医师患儿的高危情况并进行有针对性的治疗。

5) 将两侧床栏全部抬起，患儿下床活动时有家长或监护人照护。

6) 必要时限制患儿活动，适当约束，家长或监护人参与照护。

7) 如家长或监护人要离开，要求家长必须通知护士，护士负责照护，直到家长或者监护人回来。

8) 对遵医嘱行为依从性差者，做好护理记录，严格交接班。

（五）案例分析

现病史：患儿，李某，男性，5 岁，主诉发热、腹泻，精神萎靡 3 天，抽搐 3 次，患儿于 3 天前受凉后出现发热、腹泻、轻微腹痛，食欲差，恶心，未呕吐，入院时出现抽搐，予苯巴比妥钠镇静。无明显智力及运动倒退现象。由急诊入院，入院诊断为病毒性脑炎，上呼吸道感染。

体格检查：T 37℃，P 120 次/min，R 30 次/min，BP 96/60 mmHg。颈微抵抗，中度脱水貌，眼睑无下垂。

问题：（1）该患儿 HDFS 评分为多少？

（2）该患儿的跌倒/坠床风险等级及相应护理措施？

第三节　急诊患者评估

一、预检分诊评估工具

（一）概述

急诊预检分诊主要是指对急诊患者进行急诊和抢救时，运用科学有效的手段，对疾病种类和严重程度进行简单、快速地评估与分类，并确定患者就诊优先次序，为患者提供及时、高效的诊治，从而降低致残率与病死率。随着国内急诊预检分诊工作持续优化，逐渐从简单的分科分诊转变为根据患者病情进行分诊的分级分诊。

（二）意义

预检分诊目的是根据患者主诉及主要症状，通过观察、评估，借助预检分诊工具进行快速、准确、安全、高效的分诊，从而迅速识别急危重症患者，确保患者在最短时间内得到最佳的医疗服务。由于预检分诊是保障急诊患者进入急诊科得到正确救治的第一个关键环节，直接关系到患者的救治效果和医疗、护理工作的效率，对整个急诊科的运作和发展至关重要。安全有效的急诊分诊标准可提升预检护士的分诊准确性与及时性，帮助预检护士迅速准确地识别急危重症患者，确保患者安全，提高工作效率。

（三）评估表

1. 澳大利亚分诊标准

（1）评估表选择及信效度。澳大利亚分诊标准（Australasian triage scale，ATS）又称国际分诊量表，是由澳大利亚急诊医学院于 1993 年开发，1994 年在澳大利亚急诊科全面应用。最初被称为国家预检分诊量表（National Triage Scale，NTS），于 2000 年更名为 ATS，并于 2005 年进行修订，目前在澳大利亚、新西兰等国家广泛应用。ATS 从患者可等待时间长度及安全 2 个维度思考，根据患者生理指标进行分级，包括呼吸道、呼吸、循环及意识，分为 5 个级别，它是世界上第一个标准化的 5 级预检分诊标准，对加拿大、英国、美国等国家制定分诊标准有很大影响。研究表明，ATS 有中等程度的信度和效度。综合信度未加权 $Kappa$ 值为 0.411（95%CI 0.334～0.483）。尚未检索到使用加权 $Kappa$ 值的一致性评估。研究表明，未加权 $Kappa$ 值更能反映实际情况。近年来,研究指出 ATS 使用范围是有限的,当急诊患者流量较大时,容易出现过度分诊;在精神病患者及孕妇身上更容易发生分诊不足的情况;儿科急诊分诊的可靠性低于曼彻斯特分诊量表。

(2)评估表详情及赋值。澳大利亚分诊标准的分级、类别说明及响应时间见表 4-11。

表4-11　澳大利亚分诊标准

分级	类别说明	响应时间(min)
1级 复苏	危急生命需要立即抢救	立即
2级 危急	严重危及生命或需要重要时效性治疗,或非常剧烈的疼痛	10 min 内
3级 紧急	有潜在的生命危险,病情有可能发展到危及生命,或有肢体损伤,或如果 30 分钟内未得到医疗干预,可能导致病情恶化,或某些紧急情况,如果 30 分钟内未得到医疗干预,可能产生不良后果	30 min 内
4级 亚紧急	如果 1 小时内未得到医疗干预,病情可能恶化,或者可能导致不良后果,或者病情有显著的复杂性或严重性	60 min 内
5级 不紧急	非紧急情况,患者为慢性病或病情轻微,患者治疗时间延迟到 2 小时,不会对患者的症状或临床结果有显著影响;或者是处理医疗证明、处方等临床管理相关问题	120 min 内

(3)评估细则。

1)评估的频率。ATS 规定在患者候诊过程中,分诊护士要对患者病情重新评估、分诊,以避免患者在候诊期间病情恶化,但没有明确规定再评估的具体时间。

2)评估注意事项:①要求分诊护士必须具备丰富的临床经验,并接受专业的培训,要在 2~5 分钟内根据 ATS 分级准则对患者进行分级。②分诊时不能将患者生命体征作为决定分诊级别的唯一依据,而应将患者最紧急的临床征象作为分诊依据。只有在需要评估患者紧急情况或者时间允许的情况下,才在分诊时测量生命体征。③当分诊护士重新评估分诊后,应记录初始分诊和任何后续分诊的相关信息,以及记录再次分诊的原因。

3)评估结果与护理措施:①对于分级为 1 级和 2 级的危急患者,分诊护士需要立即亲自将患者送至相应的诊疗或抢救区域。②在澳大利亚,护士执业范围有严格的政策和法律支持,分诊护士有一定的工作权限,如果患者出现了紧急情况,需要立即处理,分诊护士有权限采取应对措施。如高度可疑骨折的患者,护士可以直接安排患者做放射线检查。

2. 加拿大检伤及急迫度量表

(1)评估表选择及信效度:加拿大检伤及急迫度量表(Canadian triage and acuity scale, CTAS)始于 1995 年,是由加拿大急诊医师协会牵头,在 ATS 基础上制定,经多次修订而成,已成为较为稳定、可靠的分诊标准。目前,已在加拿大、部分美国医院、欧洲南部医院和亚洲部分国家的急诊科推广应用。CTAS 是根据急诊患者的主诉和主要症状,分为 5 个等级,用颜色区分患者目前情况,在限定时间内进行诊断和治疗。许多国家研究表明,CTAS具备良好的信度和效度。CTAS综合加权 *Kappa* 值为 0.753(95%*CI* 0.714~0.788)。未加权 *Kappa* 值为 0.486(95%*CI* 0.378~0.581)。大部分信度的评价使用加权 *Kappa* 检验,且加权 *Kappa* 值明显高于未加权 *Kappa* 值。许多研究表明,书面案例应用的一致性明显高于真人案例,且存在一定的差异。近年来研究指出,CTAS是老年患者的有效评价工具,尤其是对病情较为严重或需要抢救的患者。

(2)评估表详情及赋值:加拿大检伤及急迫度量表的分级、标识颜色、类别说明及响应时间见表 4-12。

表 4-12　加拿大检伤及急迫度量表

分级	标识颜色	类别说明	响应时间(min)
1级 复苏	蓝色	对生命或肢体构成威胁,需要立即抢救	立即
2级 危急	红色	对生命或肢体功能构成潜在威胁,需要快速治疗	10 min 内
3级 紧急	黄色	可能发展为紧急情况或出现严重问题	30 min 内
4级 亚紧急	绿色	与患者的年龄、疼痛程度相关的疾病,或在1~2小时内未得到医疗干预,可能导致病情恶化或发生并发症	60 min 内
5级 非紧急	白色	可能是急性但非紧急的疾病,以及可能是慢性疾病的问题	240 min 内

(3)评估细则。

1)评估的频率:CTAS规定在分诊后要定时观察患者病情,以防患者候诊期间出现意外情况,明确规定了再次评估的时间,确保患者在候诊期间的安全,同时也兼顾到非急诊患者的医疗需求,具体再评估时间,见表 4-13。

表 4-13　加拿大检伤及急迫度量表再评估时间

分级	再评估时间
1级	持续观察
2级	每 15 min
3级	每 30 min
4级	每 60 min
5级	每 120 min

2)评估注意事项:①分诊护士需要通过培训,正确识别患者的体征或症状,不断积累经验,提高分级准确率,且要思维敏捷,具备良好的沟通、理解、判断和组织、协调能力。②为满足危急患者在入院10分钟内要得到相应的治疗,要求分诊护士评估时间控制在2~5分钟。某些特殊时期,或者大型医院的急诊科,需要安排多名护士进行分诊。③分诊评估项目不仅包括客观评估,还包括主观评估,分诊者要掌握视觉、听觉、嗅觉和触觉等非语言技巧进行有效评估。④分诊的目的是收集信息,评估出需要优先进行临床医疗干预的患者,而非做出最终的医学诊断。⑤分诊是个动态的过程,患者在候诊期间病情可能会改善,也有可能恶化,分诊级别可能升级,也可能降级。⑥为确保患者的安全性和

公平性,如果患者候诊时间超过所在等级的响应时间,可以升级一个等级。如一个分诊为 5 级的患者,如果已经等待超过 2 小时,可以被升级至 4 级。

3)评估结果与护理措施:①与 ATS 指南意见相同,对于分诊为 1 级和 2 级的危急患者,分诊护士需要立即亲自将患者送至相应的诊疗或抢救区域。②对于所有发生意识状态改变的患者,均应给予快速血糖测试。③分诊为 4 级和 5 级患者,若候诊超时,可应用预检分诊电子跟踪系统进行提醒和级别的更改。④对于难以分级的患者,可以与其他同事讨论后做判断。

3. 美国急诊危重指数

(1)评估表选择及信效度:美国急诊危重指数(emergency severity index,ESI)是由美国急救医学中心在 20 世纪 90 年代末制定,经过 3 次修订,目前已有 57% 的美国医院采用 ESI 标准分诊。ESI 主要根据患者病情的严重程度和所需要的医疗资源进行评估、分级。已有多项研究证实 ESI 具有良好的可靠性和可行性,新版本的可靠性更高。特别是对于儿童分诊,具有良好的可靠性和可重复性,适用儿童分诊。ESI 综合加权 $Kappa$ 值为 0.847(95% CI 0.780~0.894),未加权 $Kappa$ 值为 0.607(95% CI 0.447~0.728),信度非常好。

(2)评估表详情及赋值:患者抵达急诊室后,分诊护士按照 ABCD 4 步对患者进行分诊,见图 4-1。

A:患者是否会死亡,即患者是否需要立即进行生命支持,如果是,则患者为 1 级;如果不是,那么进入到 B 环节进行判断。

B:患者是否能等待,若患者处于高风险状态,或昏迷、意识不清或有剧烈疼痛,即表明患者需要立即被诊治,则将患者分为 2 级;如果不是,则进入 C 环节判断。

C:医疗资源评估,对于没有生命危险的患者,分诊护士要评估该患者的医疗资源种类,若需要 1 种医疗资源则将患者分为 4 级,若不需要医疗资源则将患者分为 5 级,若需要多种辅助检查,则进入 D 环节判断。

D:评估生命体征,对于需要 2 种以上医疗资源的患者,分诊护士需要进一步对其生命体征进行评估,若患者生命体征平稳则将其分为 3 级,否则可考虑将患者分为 2 级。

美国急诊危重指数的分级、类别说明及响应时间,见表 4-14。

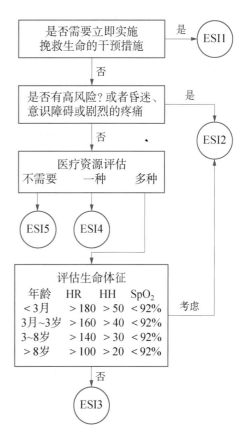

图 4-1 美国急诊危重指数评估流程

表 4-14　美国急诊危重指数

分级	类别说明	响应时间
1 级 立即	需要立即采取挽救生命的干预措施	立即
2 级 危急	病情恶化的风险高,或者具有治疗时限要求的疾病	10 min 内
3 级 紧急	病情稳定,但需要多种医疗资源干预	60 min 内
4 级 一般	病情稳定,只需要一种医疗资源干预	120 min 内
5 级 不紧急	病情稳定,除口服或局部用药或处方外,不需要其他医疗资源干预	240 min 内

(3) 评估细则。

1) 评估时机:ESI 要求在候诊期间对患者进行再评估,但没有规定具体时间。

2) 评估注意事项:①ESI 评级的主观性较强,对分诊护士的要求较高,承担分诊工作的护士必须非常熟悉患者的诊治过程,能准确地评估患者可能用到的急诊医疗资源。②ESI 对不同年龄段的婴幼儿生命体征的划分标准更加详细、明确。③在 ESI 中,医疗资源被分为 9 类,包括心电监护、专科会诊、诊断试验(心电图、实验室检查、X 线平片、特殊影像)及治疗性操作(静脉用药、血液制品使用和机械通气)。基于这些规定,分诊护士可对患者需占用的医疗资源数进行评估,详细内容在《ESI 操作手册》中有详细说明。④医疗资源统计是计算不同类型资源数量,如血常规、电解质、凝血功能检测按一种资源计算;如血常规和胸部 X 线检查按两种资源计算。

3) 评估结果与护理措施:①1 级患者需要开通紧急通道或绿色通道,立即送至抢救区域,采取挽救生命的干预措施,如吸痰、吸氧、人工呼吸、胸外按压及建立静脉通路等。②2 级患者由专人引导至诊疗或抢救区域,实施抢救和治疗。③3 级患者在候诊区域等候,优先安排就诊。④4 级、5 级患者在候诊区等候,按次序就诊。

4. 曼彻斯特分诊量表

(1) 评估表选择及信效度:曼彻斯特分诊量表(Manchester triage scale,MTS)由英格兰曼彻斯特市多家医院急诊科于 1997 年联合编制,经过多次修订,最新发布的时间是 2021 年 11 月,目前主要应用于英国、葡萄牙、德国等国家。多项研究证实,MTS 具有较高的可靠性,适用于不同人群,综合加权 *Kappa* 值为 0.849(95%CI 0.744~0.914),未加权 *Kappa* 值为 0.648(95%CI 0.552~0.727),信度非常好。尤其是在儿科,安全性高,可用于儿科急诊分诊。

(2) 评估表详情及赋值:MTS 主要由 53 个主要症状构成分诊模块,根据患者主诉,应用相应的分诊流程图进行分诊,包括 6 个鉴别点,分别是存在威胁患者生命体征情况、活动性出血、疼痛程度、意识水平、体温及发病的剧烈程度等。MTS 根据患者主诉,套用相应的分诊流程图进行分诊,共分为 5 个等级,见表 4-15。

表 4 - 15　曼彻斯特分诊量表

分级	标识颜色	响应时间
1级 立即	红色	立即
2级 危急	橙色	10 min 内
3级 紧急	黄色	60 min 内
4级 一般	绿色	120 min 内
5级 不紧急	蓝色	240 min 内

（3）评估细则。

1）评估时机：MTS 要求在患者病情变化或有需要的情况下,应再次评估,但未规定具体评估的时间。

2）评估注意事项：MTS 为急诊护士提供了基于循证医学的分诊决策系统,有助于快速识别具有危急生命风险的患者,使其获得最快的医疗干预。MTS 设有专用的官方网站,为分诊护士提供专项分诊培训模块。该培训模块是基于证据而研发的,并受到一定监管,且符合最佳实践的国际标准。分诊护士必须经过 MTS 培训,才能开展应用。

3）评估结果与护理措施：MTS 为 53 个症状、主诉构成的分诊流程图,内容分布较细致,由于篇幅原因,本文仅举例简述不同风险等级的护理措施。

①如患者有气道受损、无呼吸、无反应、儿童出现哮鸣、休克等症状,分诊为 1 级,进入红色医疗区域,立即进行心肺复苏、氧疗、建立静脉通路等医疗干预。②如患者出现低氧饱和度、只对声音或疼痛有反应、外伤后呼吸急促、不能言语等症状,分诊为 2 级,进入橙色医疗区域,10 分钟之内尽快给予氧疗、建立静脉通路、CT 等医疗干预。③如患者有明显的低氧饱和度、呼吸乏力、既往有呼吸系统疾病等,分诊为 3 级,进入黄色医疗区域,在 60 分钟内给予氧疗、CT 等医疗干预。④如患者为新出现的疼痛、喘息、呼吸道感染、胸部损伤等症状,分诊为 4 级,进入绿色医疗区域,在 120 分钟内给予医疗干预。如不是新出现的上述症状则分诊为 5 级,进入蓝色医疗区域,在 240 分钟内给予医疗干预。

5. 急诊分级、分区标准

（1）评估表选择及信效度：目前,国内尚无统一的急诊分诊标准,2012 年 4 月国家卫生计生委发布的《医院急诊科规范化流程》(试行),其中明确规定了急诊分级、分区标准及实施流程,但在具体实施过程中无切实可行的细化标准,各医院分诊标准存在差异。国内急诊预检分诊专家共识组于 2018 年发表《急诊预检分诊专家共识》,对急诊预检分诊分级标准进行了详细的阐述。

（2）评估表详情及赋值：急诊预检分级分诊标准是一种以患者病情急危重程度制定的等级标准,亦是辅助分诊人员分诊的工具。该标准共分 4 级,Ⅰ 级为濒危患者,采用红色标识；Ⅱ 级为危重患者,采用橙色标识；Ⅲ 级为急症患者,采用黄色标识；Ⅳ 级为非急症患者,采用绿色标识。级别的确定是依据客观指标,联合人工评级指标共同确定疾病的急危重程度,每级均设定相应的响应时限和分级预警标识(颜色)。其中客观评估指标包括心率、呼吸、血压、氧合、心电图、血糖和心肌酶等内容,人工评定指标将患者的症状和体征按疾病严重程度进行划分,级别的确定是在患者主要症状体征基础上,以气道、呼吸、循环和意识为主进行评估定级。详见表 4-16。

(3) 评估时机:急诊预检分诊的关键是"动态评估"。预检分诊人员要对每个级别的患者进行预检评估,确保患者在响应时限内得到安全救治。同时应设置再评估时间。当等候时间超过响应时限时,应立即启动再次评估,重新确认就诊级别;当患者在候诊过程中出现病情变化,或获得了影响患者紧急程度的新信息,需重新分诊,并及时调整就诊级别,任何随后的分级情况及再分级原因均需及时记录。

(4) 评估注意事项:

1) 针对高危受伤机制的创伤患者,如 3 m 以上高处坠落伤、同乘人员有死亡的车祸伤、乘客甩出车外等情况,由于受伤机制的复杂性和严重性,就诊时生命体征等可能处于正常范围或临界状态,但其病情变化的潜在风险程度高,在实际使用分诊标准时,可针对该类人群适当上调分诊级别,以确保患者安全。

2) 老年群体(>90 岁)由于主诉往往与客观病情不完全一致、临床症状不典型、多病共存等情况,在处于同水平的客观指标范围时,需要区别于青壮年。因此,建议根据老年患者的实际情况适当上调分诊级别。

3) 对于发热患者,往往在体温升高的同时,伴随呼吸频率和心率的增快,相应评分值会过高。因此,对发热患者可适当下调分诊级别,以最大化合理利用急诊医疗资源。

4) 以急性腹痛为首要临床症状表现的急腹症患者,通常存在发病急骤、病症复杂且进展迅速等特点,且多存在不典型特征。因此,需对腹痛部位、性质、持续时间等进行详细问诊及查体,同时在收治患者时需立即进行生命体征监测,明确其面色、脉搏与意识等表现,减少临床风险事件的发生。

5) 儿科急诊的部分危急征象指标与成人急诊预检分诊分级标准不完全一致,且不同年龄期生命体征值及对疼痛等表现具有差异。因此,针对儿童预检分诊应采取儿科急诊预检分诊分级标准,同时结合相应的评分表如新生儿窒息评估、行为学评分、疼痛评分及儿童早期预警评分等进行辅助分诊。

(5) 评估结果与护理措施:通过预检分诊分级标准,可将急诊患者据病情严重程度分为 4 级,具体内容及救治措施如下。

1) Ⅰ级为急危患者,需要立即得到救治。急危患者是指正在或即将发生生命威胁或病情恶化,需要立即进行积极干预。

2) Ⅱ级为急重患者,往往评估与救治同时进行。急重患者是指病情危重或迅速恶化,如不能进行即刻治疗则危及生命或造成严重的器官功能衰竭,或短时间内进行治疗可对预后产生重大影响。

3) Ⅲ级为急症患者,需要在短时间内得到救治。急症患者存在潜在的生命威胁,如短时间内不进行干预,病情可能进展至威胁生命或产生十分不利的结局。

4) Ⅳ级为亚急症或非急症患者。亚急症患者存在潜在的严重性。此级别患者到达

表 4 - 16　急诊预检分诊专家共识之预检分诊分级标准（2018）

级别	患者特征	级别描述	指标维度		响应程序	标识颜色
			客观评估指标	人工评定指标		
Ⅰ级	急危	正在或即将发生的生命威胁或病情恶化，需要立即进行积极干预	心率>180次/min或<40次/min； 收缩压<70mmHg/急性血压降低，较平素血压低30~60mmHg； SpO₂<80%且呼吸急促（经吸氧不能改善，既往无COPD病史）； 腋温>41℃； POCT指标 血糖<3.33mmol/L； 血钾>7.0mmol/L	心搏/呼吸停止或节律不稳定； 气道不能维持； 休克； 明确心肌梗死； 急性意识障碍/无反应或仅有疼痛刺激反应（GCS<9）； 癫痫持续状态； 复合伤（需要快速团队应对）； 急性药物过量； 严重的精神行为异常，正在进行的自伤或他伤行为，需立即药物控制者； 严重休克的儿童婴儿； 小儿惊厥等	立即进行评估和救治，安排患者进入复苏区	红色
Ⅱ级	急重	病情危重或迅速恶化，如短时间内不能进行治疗则危及生命或造成严重的器官功能衰竭；或者短时间内进行治疗可对预后产生重大影响，比如溶栓、解毒等	心率:150~180次/min或40~50次/min； 收缩压:>200mmHg或70~80mmHg； SpO₂:80%~90%且呼吸急促（经吸氧不能改善）； 发热伴粒细胞减少； POCT指标 ECG提示急性心肌梗死	气道风险:严重呼吸困难/气道不能保护； 循环障碍,皮肤湿冷花斑,灌注差/怀疑脓毒症； 昏睡（强烈刺激下才有防御反应）； 急性脑卒中； 类似心脏因素的胸痛； 不明原因的严重疼痛伴大汗（脐以上）； 胸腹疼痛、已有证据表明或高度怀疑以下疾病:急性心梗、急性肺栓塞、主动脉夹层、主动脉瘤、急性肌炎、心包炎、心包积液、异位妊娠、消化道	立即监护生命体征,10min内得到救治,安排患者进入抢救区	橙色

（续表）

级别	患者特征 级别描述	指标维度		响应程序	标识颜色
		客观评估指标	人工评定指标		
			穿孔、睾丸扭转； 所有原因所致严重疼痛（7～10分）； 活动性或严重失血； 严重的局部创伤——大的骨折、截肢；过重接触或摄入药物、毒物、化学物质、放射物质等； 严重的精神行为异常（暴力或自身或威胁自身或他人，需要被约束	优先诊治、安排患者在优先诊区候诊、30 min内接诊；若候诊时间大于 30 min，需再次评估	黄色
Ⅲ级 急症	存在潜在的生命威胁，如短时间内不进行干预，病情可进展至威胁生命或产生十分不利的结局	心率：100～150 次/min 或 50～55 次/min； 收缩压 180～200 mmHg 或 80～90 mmHg； SpO_2：90%～94% 且呼吸急促（经吸氧不能改善）	急性哮喘，但血压、脉搏稳定； 嗜睡（可唤醒，无刺激情况下转入睡眠）； 间断癫痫发作； 中等程度的非心源性胸痛； 中等程度或年龄>65 岁无高危因素的腹痛； 任何原因出现的中重度疼痛，需要止痛（4～6分）； 任何原因导致的中度失血； 头外伤； 中等程度外伤，肢体感觉运动异常； 持续呕吐/脱水； 精神行为异常：有自残风险/急性精神错乱或思维混乱/焦虑/抑郁/潜在的攻击性； 稳定的新生儿		

（续表）

级别	患者特征	级别描述	指标维度		响应程序	标识颜色
			客观评估指标	人工评定指标		
IV级	亚急症	存在潜在的严重性，如患者一定时间内没有给予治疗，患者情况可能会恶化出现不利的结局；以及症状将会加重或持续时间延长	生命体征平稳	吸入异物，无呼吸困难；吞咽困难，无呼吸困难；呕吐或腹泻，无脱水；中等程度疼痛，有一些危险特征；无肋骨疼痛或呼吸困难的胸部损伤；非特异性轻度腹痛；轻微出血；轻微头部损伤，无意识丧失；小的肢体创伤，生命体征正常，轻中度疼痛；关节热胀，轻度肿痛；精神行为异常，但对自身或他人无直接威胁	顺序就诊，60 min 内得到接诊；若候诊时间＞60 min，需再次评估	绿色
IV级	非急症	慢性或非常轻微的症状，即便等待一段时间再进行治疗也不会对结局产生大的影响	生命体征平稳	病情稳定，症状轻微；低危病史且目前无症状或症状轻微；无危险特征的微小疼痛；微小伤口，不需要缝合的小的擦伤、裂伤；熟悉的有慢性症状患者；轻微的精神行为异常；稳定恢复期或无症状患者复诊（仅开药；仅开具医疗证明	顺序就诊，除非病情变化，否则候诊时间较长（2～4 小时）；若候诊时间大于 4 小时，可再次评估	绿色

急诊一段时间内如未给予治疗,患者情况可能会恶化或出现不良结局,或症状加重及持续时间延长;非急症患者具有慢性或非常轻微的症状,即便等待较长时间再进行治疗也不会对结局产生大的影响。

分诊护士依据急诊预检分诊分级标准对患者进行分类分诊,同时需要根据急诊预检分诊的分类结果对患者病情的危重程度进行就诊安排。对危险程度不同的患者合理安排就诊顺序,可大大减少患者及家属的不满情绪,从而确保急诊科室就诊环境的稳定和高效。对于不同分级患者的分区管理内容见表 4 – 17 所示。

表 4 – 17　急诊预检分诊分级分区管理

分诊级别	区域	功 能 作 用
Ⅰ级	复苏区	立即实施抢救,给予基础生命支持和高级生命支持
Ⅱ级	抢救区	10 min 内提供紧急救治措施和能够影响患者临床结局的治疗措施
Ⅲ级	优先诊疗区	快速实施需要医疗资源支持的相关措施,如吸氧、心电图、快速补液等,快速评估及处置危重患者的潜在危险
Ⅳ级	普通诊疗区	在合理应用医疗资源的基础上,按急诊患者就诊时间顺序安排相应的诊疗措施

(四) 案例分析

现病史:患者王某,因"上腹部疼痛伴呕吐 1～2 小时"就诊,1 天前因"尿不畅、淋漓 1天、下腹部胀痛"为外院就诊,曾予导尿等对症处理。到达医院时生命体征:脉搏 118 次/分,呼吸 19 次/分,血压 60/25 mmHg,血氧饱和度 91%,心率 120 次/分,律齐。查体:神清,腹平软,上腹部及脐周均有压痛。

问题:(1) 该患者的分诊级别是?

(2) 针对该患者的应急处置是?

二、创伤评估工具

(一) 概述

创伤评估是将患者的生理学指标、解剖学指标等作为参数并予以量化和权重处理,经由数学计算对患者伤情严重程度进行定量评价的方法。该方法有助于临床工作者快速评估伤情、合理安排治疗、决定转运时机、判断预后,同时也是治疗效果和抢救水平认定的重要依据。

(二) 意义

创伤评估包括院前评估及院内评估,其目的一方面是系统评价患者伤情严重程度和治疗紧迫程度,确定抢救治疗的先后顺序,有利于优化群体伤救治中的医疗资源配置,保证急救医疗护理工作有序开展;另一方面是观察患者病情变化及创伤结局预测,通过动态了解患者各类指标变化,从而判断伤情进展及前期救治效果,从而最大限度地提高急诊患者的救治质量。

(三) 评估表

1. 损伤严重程度评分

(1) 评估表选择及信效度：损伤严重程度评分(injury severity score，ISS)是首个完全基于损伤解剖标准的评分，主要用于对严重损伤，特别是多发伤严重程度进行评估，具体判断创伤严重程度并评估创伤结局。一直被公认为钝器伤和穿刺性损伤评定的"金标准"。该评分法是 1974 年 Baker 等在简明损伤定级标准(abbreviated injury scale，AIS)的基础上提出的，认为损伤严重程度和病死率随着 AIS 的平方和递增而有规律地上升。ISS 评分与创伤部位、创伤原因分布情况密切相关，综合反映各解剖部位的伤情，可初步预测多发患者预后，评价损伤严重程度与生存率之间的关系，广泛应用于多发伤的综合评定。ISS 评分还需要借助 CT、X 线等辅助检查指导了解患者整体受伤情况，评分过程过于复杂，无法满足快速评估的要求，不适合急诊危重创伤患者的初始评估。既往研究显示，其灵敏度 79.7%~90.0%，特异度 82.7%~83.5%。

(2) 评估表详情及赋值：损伤严重程度评分将人体分为头颈、面、胸、腹部或盆腔、四肢或骨盆、体表 6 个区域，按每个区域的损伤严重程度分为 0 分(无损伤)、1 分(轻伤)、2 分(中等伤)、3 分(无生命危险的重伤)、4 分(有生命危险的重伤)及 5 分(有生命危险的危重伤)。将 3 个最严重损伤区域的最高 AIS 值平方相加而成。即：$ISS=AIS_1^2+AIS_2^2+AIS_3^2$。ISS 总分 1~75 分，当患者存在 1 处或多处 AIS 为 6 分损伤时，直接确定 ISS 最高分值 75 分。见表 4-18。

表 4-18　损伤严重程度评分内容

分区	内容
(1) 头和颈部	脑或颈椎损伤、颅骨或颈椎骨折
(2) 面部	口、耳、眼、鼻和颌面骨骼损伤
(3) 胸部	膈肌、肋骨架、胸椎损伤和腰椎损伤
(4) 腹部和盆腔	腹部和盆腔内所有脏器损伤和腰椎损伤
(5) 四肢和骨盆	四肢、骨盆和肩甲带损伤(扭伤、骨折、脱位和断肢均计入内)
(6) 体表	身体任何部位的体表损伤，包括擦伤、撕裂伤、挫伤和烧伤

(3) 评估细则。

1) 评估的频率：ISS 最初仅用于机动车事故导致的钝性创伤性损伤患者，更适合评估多发伤，也可用于对患者病情的评估、预后的预测、指导治疗及开展创伤科研工作，对再评估没有规定具体时间。建议临床工作者根据患者病情的严重程度进行动态、持续的评估。

2) 评估注意事项：①采用创伤评分法评估患者的病情，评估人员需有多年从事创伤工作经验。②ISS 评分以解剖因素为主要参数，护士应用 ISS 评分时还需重视患者的生理、年龄和基础疾病等其他因素。③应用 ISS 评分时要警惕同一解剖部位内多个脏器出现的严重损伤，尤其是腹部的多脏器损伤和同一长骨的多发骨折的患者。此类患者需引起医护人员的重视。评估人员也应知晓 ISS 评分对重度颅脑损伤评分偏低。④ISS>20分,病死率明显升高,ISS>50 分,存活者少。

3) 评估结果与护理措施:①ISS 分值<9 分为轻度损伤,立即给予清洗、消毒、止血和止痛等外伤处理,观察患者生命体征和意识状态的变化。②ISS 分值 9~15 分为中等程度损伤,在清洗、消毒、止血和止痛的基础上可先行保守治疗或根据情况行闭式引流术、四肢重要血管、神经吻合术等,甚至是肢体断离术,同时密切观察患者病情变化。③ISS 分值 16~24 分为严重损伤,应考虑为严重多发伤。立即进行紧急包扎、压迫止血、建立静脉通路、补充血容量、积极做好手术准备,必要时进行手术止血、入院监护治疗。如有颅脑损伤合并内脏伤大出血者,则在治疗休克的同时兼顾脱水治疗。④ISS 分值≥25 分为极度严重损伤,应立即开通绿色通道,启动创伤急救流程。确保呼吸道通畅,心跳呼吸骤停者,立即行心肺复苏术。如遇多发伤伴有胸骨骨折、多发肋骨骨折、血气胸、心脏压塞等心跳呼吸骤停患者,可开胸行心脏挤压。积极给予氧疗,同时建立数条静脉通路,补充血容量,维持患者生命体征平稳,做好手术准备。对于建立静脉困难者,可行骨髓腔输液。

2. 修正创伤评分

(1) 评估表选择及信效度:修正创伤评分(revised trauma score,RTS),为 Champion 于 1989 年对创伤评分进行修订,去除创伤评分中的血管充盈度和呼吸幅度,即为修正创伤评分。RTS 根据 GCS 评分、呼吸频率、收缩压 3 项生理指标情况来评估损伤严重程度,是一种将生理变化和具体损伤部位有机结合的评分方法。RTS 评分所需的参数在创伤早期阶段较易获得,而且计算简单,对预测群体伤死亡率的正确度较好,但容易受到各种外部和内部因素的影响,引起误差。如对头部损伤及身体一个部位的多处损伤估计不足,对患者年龄方面的考虑也不够充分,它对创伤的敏感度低,可导致意外病死率高。既往研究显示,其灵敏度为 71.8%~89.7%,特异度为 73%~90.2%。

(2) 评估表详情及赋值:RTS 计分法有两种计算方法,分别用于院前分检和院内评分。①院前使用的创伤分类修正评分(Triage-RTS,T-RTS),是将 GCS、收缩压和呼吸频率 3 项评分相加,总分 0~12 分,见表 4-19。②院内使用的严重创伤转归研究修正创伤评分(majar outcome trauma study-RTS,MOTS-RTS),应用于预测创伤患者的转归,更适合临床研究和管理者应用。MOTS-RTS = $0.9368 \times GCS + 0.7326 \times SBP + 0.22908 \times RR$。MOTS-RTS 值为 0.00~7.84 分,其中 0~4 分为重度伤。RTS 分值越高表示伤情越轻,预后越好。

表 4-19 修正创伤评分

评估项目	0分	1分	2分	3分	4分
意识状态(GCS)	3	4~5	6~8	9~12	13~15
呼吸(次/min)	0	1~5	6~9	>29	10~29
收缩压(mmHg)	0	1~49	50~75	76~89	>89

注:1 mmHg=0.133 kPa。

（3）评估细则。

1）评估的频率：RTS计分法对创伤患者的再评估时间没有具体规定。建议临床工作者根据患者创伤程度、病情演变等情况综合判断，进行动态、持续的再评估。

2）评估注意事项：RTS评分在评估躯干伤严重程度时存在一定的不准确性，如腹腔闭合性损伤、颅脑损伤等隐匿性重度创伤患者，往往因意识不清、表达不准确等因素而生命体征变化不明显，被医护人员忽视。

3）评估结果与护理措施：①RTS评分＞12分为轻度损伤，给予外伤处理。②RTS评分为9～11分为中等程度损伤，在短时间内给予外伤止血、行面罩吸氧，建立静脉通路等医疗干预。③RTS评分为7～8分为严重损伤，立即给予加压包扎止血、行呼吸支持，确保呼吸道通畅，快速建立相应数量的静脉通路，密切监测生命体征变化等。④RTS评分≤6分为极度严重损伤，存在危急生命的状况，应立即开通绿色通道，启动创伤急救流程。

3. CRAMS评分

（1）评估表选择及信效度：CRAMS评分（CRAMS）是Gormican于1980年提出的，1985年，Clemmer等对其进行修正，选用循环、呼吸、腹部、运动和语言5个指标进行记分。该记分法认为分值7分是一个界限，≥7分的患者病死率为0.15%，≤6分的病死率为62%。既往研究显示，其灵敏度为83.0%～91.7%，特异度为49.9%～89.8%。

（2）评估表详情及赋值：CRAMS计分法主要包括循环、呼吸、胸腹、运动和语言5个方面内容，按照轻、中、重度异常分别计为2、1、0分，最后由5项计分相加，即为CRAMS总分。总分9～10分为轻度、7～8分为重度、≤6分为极重度。详见表4-20。

表4-20　CRAMS计分法

评估项目	2分	1分	0分
循环	毛细血管正常充盈或收缩压＞100 mmHg	毛细血管充盈迟缓或收缩压85～100 mmHg	毛细血管充盈消失或收缩压＜85 mmHg
呼吸	正常	费力、浅或呼吸≥35次/min	无自主呼吸
胸腹	均无触痛	胸或腹有压痛	连枷胸，板状腹，或有胸腹穿透伤
运动	正常（能按吩咐动作）	只对疼痛刺激有反应	无反应或固定体位
言语	正常（对答切题）	言语错乱，语无伦次	发音听不懂或不能发音

（3）评估细则。

1）评估的时机。院前创伤急救：CRAMS评分作为一种常用的院前量化评估急性创伤患者受伤程度的方法，具有简单、方便、易记的优点，急救医护人员在现场1～2 min内就能做出评估，不受仪器、场地的限制。

预检分诊：CRAMS评分可在急诊创伤患者入院就诊时，辅助护理人员初步判断评估患者病情，进行合理划分，实施精确的分诊，避免由自身经验或主观判断贻误救治时机。

创伤预后评估:CRAMS评分与伤情密切相关,且能区分伤情的严重程度,能反映救治条件的要求,还可以早期监测复苏急救工作是否有效。

2) 评估注意事项:创伤评估需要急救医务人员对病情进行全面观察并进行预判。观察中需向患者家属和肇事者了解患者致伤方式、致伤工具、受伤部位和着力点等,进行综合分析。在条件允许的情况下,应向患者及其家属询问患者情况,以便和伤前做对照,充分排除其他因素对观察指标的干扰,作出正确的伤情评估和确定性抢救,进而提高抢救成功率。

A. 循环评估:评估循环情况应注重机体组织灌注状况,同时监测患者血压。由于机体前期代偿反应作用的影响,低血压一般为心血管功能障碍晚期的表现,即机体已处于失代偿状态。此时即使患者无低血压,但存在组织灌注不足临床征象时(意识水平下降、皮肤花斑、肢体末梢发冷、毛细血管再充盈能力差、少尿和代谢性酸中毒等),提示病情危重。通过触摸脉搏、检查外周循环功能及颈静脉压能识别休克类型(心源性、分布性等)。

B. 呼吸评估:评估呼吸情况包括呼吸频率、深度及局部有无创伤,可视诊胸廓是否正常起伏、听诊双肺呼吸音有无减弱、叩诊肺部是否有气体或液体潴留。同时应注意检视呼吸道是否通畅及可能造成呼吸道阻塞的原因。例如,口腔内异物、脸部、下腭或气管和喉部骨折。对于外伤患者打开呼吸道的方式应使用下腭上提法,同时注意清除气道异物,必要时插入口咽通气管,甚至建立高级气道。

C. 胸腹评估:胸腹部创伤可引起严重的呼吸、循环功能障碍,评估时可采取视、触、扣、听等体格检查方法,充分显露患者身体、观察胸廓有无反常呼吸运动。如出现全腹壁紧张度增加,多为急性胃肠道穿孔或脏器破裂所致急性弥漫性腹膜炎,提示病情危重,易并发感染性休克、多脏器功能障碍而危及生命,需积极实施抢救治疗。

D. 运动评估:运动评估的具体方法包括嘱患者进行指令性动作、斜方肌压迫或眶上压迫、肢体屈曲、上肢外展或内旋、下肢屈曲、上下肢均伸展等,依此计算得分。评估可结合参照格拉斯哥昏迷评分(Glasgow coma scale,GCS)。该评分方法被广泛应用于颅脑外伤病情评价及预后预测,具体维度包括:睁眼反应、言语反应和非偏瘫侧运动反应,见表4-21。

表4-21 格拉斯哥昏迷评分

项目	患者反应	评分(分)
睁眼反应	自动睁眼	4
	语言刺激睁眼	3
	疼痛刺激睁眼	2
	无反应	1
言语反应	回答正确	5
	回答错误	4
	言语不清	3
	只能发音	2
	无反应	1

（续表）

项目	患者反应	评分（分）
运动反应	遵嘱	6
	定位	5
	逃避	4
	屈曲	3
	过伸	2
	无反应	1

注：总分，15分为意识清楚；12～14分为轻度意识障碍；9～11分为中度意识障碍；3～8分为昏迷。根据GCS评分可将颅脑损伤分为4级，其中GCS评分13～15分为轻型，主要指单纯性脑震荡，有或无颅骨骨折；GCS评分9～12分为中型，主要指轻度脑挫裂伤，有或无颅骨骨折及蛛网膜下腔出血，无脑受压者；GCS评分6～8分为重型，主要指广泛颅骨骨折，广泛脑挫裂伤，脑干损伤或颅内血肿；GCS评分3～5分为特重型，颅脑原发损伤严重，或伴其他部位脏器损伤、休克等。

E. 言语评估：言语评估可采取对应的指导语，如"你知道现在是几月份吗""你知道现在在哪儿吗""你能告诉我你的名字吗"等，判断患者言语反应。评估可结合GCS评分。

（3）评估结果与护理措施：该量表总分为0～10分，创伤严重程度分级及相对应护理措施如下：

1）≤6分为极重度。对于极重伤患者，在抢救时要求精、准、稳，要立即给予心电监护、呼吸支持，严密观察患者生命体征、血流动力学的变化，给予强心、扩容等维持呼吸、循环稳定的药物治疗，必要时进行除颤、心肺复苏等抢救措施；同时注意向对接医院急诊或ICU汇报患者目前病情和生命体征，并预估达到时间和注意事项。

2）7～8分为重度，对于重伤患者应及时进行生命体征的监测，有针对性地采取一系列保护措施。比如，止血包扎、保护颈椎、体位维持等，做好创伤患者的心理安抚，同时给予一定的药物治疗，并向对接医院进行病情汇报。

3）9～10分为轻度，此类患者受伤轻微，如仅有皮外伤或软组织损伤，则应采取正常就诊程序，做好局部破损皮肤的清洗与消毒处理。同时应详细询问病史（有无明显的外伤史，有无咳嗽后腹痛症状）和实施体格检查（有无脾区外伤性瘀斑，有无压痛、反跳痛，血压是否下降），从而初步排除脾破裂、肝破裂的隐患。

4. 院前指数法

（1）评估表选择及信效度：院前指数法（prehospital index，PHI）是1986年由Kochler等在CRAMS创伤评分法基础上改进而来的一种以定量方式进行院前创伤评估的工具，操作便捷，适用于院前评估。PHI以收缩压、脉搏、呼吸、意识4项生理指标，按0～5分的标准相加，胸腹穿透伤另加4分，分值越高表示伤情越重。由于评估指标覆盖患者的循环系统、呼吸系统、神经系统和重要脏器组织等一系列可能威胁患者生命安全的重要方面，极大程度地避免了对可能导致患者短期内迅速死亡的高危因素的疏漏。但PHI评分的假阳性率较高，轻症患者易于划分为较重患者，增加工作投入、工作负担和经济成本。既往研究显示，其灵敏度为53.1%～95.45%，特异度为71.4%～96.8%。

（2）评估表详情及赋值：院前指数法以收缩压、脉搏、呼吸、意识 4 项生理指标按 0～5 分的标准相加，胸腹穿透伤另加 4 分，总分 0～24 分，详见表 4-22。

表 4-22　院前指数法

评估项目	0	1	3	5
收缩压(mmHg)	≥100	86～99	75～85	≤74
脉搏(次/min)	51～119		≥120	≤50
呼吸(次/min)	14～28		>30	<10
意识	正常		模糊或烦躁	不可理解的语言
附加伤或伤型		有无胸腹部穿透伤：无,0 分;有,4 分		

（3）评估细则。

1）评估的频率：PHI 评估适合于院前应用，对于再评估时间，没有明确说明。建议临床工作者根据患者创伤程度、病情演变等情况综合判断，进行动态、持续的评估。

2）评估注意事项：PHI 适用于 15 岁以上的创伤患者。

3）评估结果与护理措施：0～3 分为轻度伤，4～5 分为重度伤，≥6 分为极重度伤。PHI 各风险等级的护理措施参考 CRAMS 评分风险等级的护理措施。

（四）案例分析

现病史：患者，男性，30 岁，酒后驾车发生车祸，右上腹受伤。神志清楚，上腹部明显压痛，面色苍白，四肢湿冷，脉搏 130 次/分，呼吸急促，血压 82/46 mmHg，尿少，口渴，过度换气。

问题：（1）该患者如何进行创伤严重程度分级？

　　　（2）该患者如何进行紧急救治措施？

第四节　危重症患者评估

一、危重症患者病情预警评估

（一）概述

早期预警评分是一种简易的病情及预后评估系统，是发现患者是否存在病情变化与是否需要进一步进行评估的过程。

（二）意义

早期预警评分的目的是依据患者的心率、收缩压、呼吸频率、体温和意识进行综合评分，将病情危重程度分值化，可快速、科学地对病情风险性进行预测。提高识别高危患者，及时发现危重和潜在的危重症患者，从而及早进行医疗干预，减少不良事件的发生。

（三）评估表

1. 评估表选择及信效度 选用改良早期预警评分（modified early warning score, MEWS）量表。该量表是 Subbe 等在早期预警评分（early warning score, EWS）基础上进行改良而成的评估工具。MEWS 评分具有较好的信效度,在临床中得到了广泛的应用。目前,英国已有多家医院建立了这种由生理学参数评分触发的流程并授权病房护士启动。研究表明,MEWS 评分 4 分是识别危重症程度的预警界值,其灵敏度为 87.60%,特异度为 88.70%。

2. 评估表详情及赋值 MEWS 早期预警评分量表主要包括 5 个方面内容:①心率;②收缩压;③呼吸频率;④体温;⑤意识状态。心率、收缩压、呼吸频率、意识状态每项得分 0～3 分,体温 0～2 分,将各项得分相加得到 MEWS 分值,最低 0 分,最高 14分,分值越高表示患者病情越重,详见表 4-23。

表 4-23 MEWS 早期预警评分表

项目	评分（分）						
	3	2	1	0	1	2	3
心率（次/min）		≤40	<41～50	51～100	101～110	111～129	≥130
收缩压（mmHg）	≤70	71～80	81～100	101～199		≥200	
呼吸（次/min）		<9		9～14	15～20	21～29	≥30
体温（℃）		≤35		35～38.4		≥38.5	
意识状态				清醒	嗜睡/烦躁	昏睡	昏迷
氧饱和度	≤85%	≤90%	<95%	95%～100%			
尿量（mL）	≤100	≤400	<1 000	1 000～2 000	>2 000	≥2 500	≥3 000

（四）评估细则

1. 评估时机 此表适用于以下患者进行 MEWS 预警评分。

(1) 患者病情发生变化时。

(2) 患者进行特殊有创检查时,如介入、内镜治疗等。

(3) 患者行外科手术后,如急诊或择期手术。

(4) 长期住院患者建议每月评估一次,以了解病情是否存在潜在变化。

2. 评估注意事项

(1) 评分时用患者资料先对照参数,获取单项参数分值,各项参数所得分值之和为总分。

(2) 房颤患者应以心室率为准;动脉收缩压的正常值为 90～140 mmHg（1 mmHg＝0.133 kPa）,若患者的基础血压明确异于正常值则按照基础血压计算;呼吸为自主呼吸频率;体温为腋温。

(3) 此表应根据患者病情及时评估,并执行相应护理措施或抢救措施。

3. 评估结果与护理措施 该量表总分为 0～21 分,风险等级划分及相对应护理措施如下,根据患者实际情况选择相应措施。

1)总分 4～6 分为中度危险,可采取以下护理措施:①15 分钟内通知医师;②通知床位或值班医师;③护士及时处置、记录。

2)总分>6 分为高度风险,可采取以下护理措施:①5 分钟内通知医师;②督促床位或值班医师请示上级医师;③护士及时处置、记录;④根据病情做好相应的抢救准备。

(五)案例分析

现病史:患者,男性,82 岁,行肺癌根治术,术后入病室,既往有高血压病史,心功能 Ⅳ 级。

体格检查。神志:呼之不能正确应答,偶有自主睁眼,体温 37.5℃,血压 145/89 mmHg,脉搏 133 次/min,呼吸 22 次/min,面罩吸氧 5 L/min,血氧饱和度 98%。

问题:(1)该患者 MEWS 评分为多少?

(2)根据 MEWS 评分结果,应采取什么措施?

二、重症患者病情危重程度早期评估

(一)概述

重症疾病评分系统能给临床提供量化、公平的指标,用以评估疾病严重程度。疾病评分系统大致可以分为特异性评分系统和非特异性评分系统。ICU 患者疾病危重程度评估多采用非特异性评分系统,以便于不同基础疾病患者的病情危重程度的比较。

(二)意义

早期客观评价危重患者的病情,对病情的严重程度进行量化。一方面以达到早期识别危重症患者,尽早发现病情变化,并能尽早且及时地予以干预的目的;另一方面以指导临床护理实践方案的制订,提供有效的护理干预,同时作为调整护理方案的依据。

(三)评估表

1. 评估表的选择及信效度　选用急性生理和慢性健康状况评分系统(acute physiology and chronic health evaluation,APACHEⅡ)。APACHE Ⅱ 评分于 1985 年由 Knaus 等提出,包括 12 项常用的生理学和实验室指标及入院前的健康状态指标。

APACHE Ⅱ 评分是目前全球范围内应用最为广泛且最权威的非特异重症疾病病情评分系统,国内研究报道 Cronbach's α 系数为 0.79,APACHE Ⅱ 评分与标准护理等级、Barthel 指数、24 小时直接护理工时均显著相关,相关系数 0.4～0.8,具有较好的效标效度,以 APACHE Ⅱ 评分 18.5 分作为患者死亡风险安全预警界值,对患者死亡风险预测的灵敏度为 69.8%,特异度为 81.9%。

2. 评估表详情及赋值　APACHE Ⅱ 评分由急性生理学评分、年龄评分及慢性健康评分构成。

(1)急性生理学评分(acute physiology score,APS)包括 12 项生理学指标,根据表 4-24(A)部分,分别进行评分。

(2)年龄评分从 44 岁以下到 75 岁以上共分为 5 个阶段,表 4-24(B)部分分别评为 0～6 分。

（3）慢性健康评分是患者入院前满足慢性器官功能不全或免疫功能抑制状态的诊断时进行评价，若无则为 0 分。符合慢性器官功能不全或免疫功能抑制的患者，如果施行择期手术后入 ICU，为 2 分，急症手术或非手术后入 ICU，为 5 分［表 4 - 24（C）部分］。

APACHE Ⅱ 评分＝A＋B＋C，详见表 4 - 24。

表 4 - 24　急性生理和慢性健康状况评分系统（APACHE）Ⅱ

（A）急性生理学评分

生理学指标		0	1	2	3	4
1. 肛温(℃)		36.0～38.4	34.0～35.9	32.0～33.9	30.0～31.9	≤29.9
			38.5～38.9		39.0～40.9	≥41.0
2. 平均动脉压(mmHg)		70～109		50～69		≤49
				110～129	130～159	≥160
3. 心率(次/min)		70～109		55～69	40～54	≤39
				110～139	140～179	≥180
4. 呼吸频率［自主或非自主呼吸 (次/min)］		12～24	10～11 25～34	6～9	35～49	≤5 ≥50
5. 氧合	A－aDO$_2$ (FiO$_2$≥0.5)	<200		200～349	350～499	≥500
	PaO$_2$ (FiO$_2$<0.5)	>70	61～70		55～60	<54
6. 动脉血 pH		7.33～7.49		7.25～7.32	7.15～7.24	<7.15
			7.50～7.59		7.60～7.69	≥7.70
7. HCO$_3$(mmol/L) (无血气时用)		22～31.9	32～40.9	18～21.9	15～17.9 41～51.9	<15 ≥52
8. 血清钠(mmol/L)		130～149	150～154	120～129 155～159	111～119 160～179	≤110 ≥180
9. 血清钾(mmol/L)		3.5～5.4	3.0～3.4 5.5～5.9	2.5～2.9	6.0～6.9	<2.5 ≥7.0
10. 血肌酐(mg/L) (急性肾衰积分加倍)		0.6～1.4		<0.60 1.5～1.9	2.0～3.4	≥3.5
11. 血细胞比容(%)		30.0～45.9	46.0～49.9	20.0～29.9 50.0～59.9		<20.0 ≥60.0
12. 白细胞计数(×10^9/L)		3.0～14.9	15.0～19.9	1.0～2.9 20.0～39.9		<1.0 ≥40.0
13. ［15－GCS］						

注：急性生理学评分（APS）＝上述 12 项生理指标之和。

（B）年龄评分

项目		分值			
年龄	≤44 岁	45～54 岁	55～64 岁	65～74 岁	≥75 岁
分值	0	2	3	5	6

(C)慢性健康状况评分

项目		分值
□择期手术	2	前提条件为患者既往有严重的器官功能不全或免疫抑制(如
□非手术/急症手术	5	下)

注:器官功能不全或免疫功能抑制状态必须在此次入院前即明显表现,并符合以下标准:

肝脏:活检证实的肝硬化和确切诊断的门静脉高压(PH);曾因门静脉高压引起的消化道出血;或曾患肝功能衰竭/肝性脑病。

肾脏:接受长期透析治疗。

心血管:纽约心脏协会心功能 4 级,患者因心脏疾病导致无法参与任何程度的体力活动并可因此导致不适。心力衰竭的症状或心绞痛可在静息时发生。如果参与任何程度的体力活动,都会导致病症的加重。

呼吸:慢性限制性、阻塞性或血管疾病导致严重活动受限(例如,不能爬楼梯,不能进行日常家务劳动等);或有明确诊断的慢性低氧、高碳酸血症,继发性红细胞增多症,严重肺动脉高压($>40\,mmHg$)或呼吸机依赖。

免疫抑制:患者接受了降低宿主抗感染能力的治疗,(例如,免疫抑制,化疗,放疗,长期或最近使用的高剂量激素,或者患者患有明显抑制抗感染能力的疾病(如白血病、淋巴瘤及艾滋病)。

(四) 评估细则

1. 评估时机　此表适用于所有入住监护室患者预测死亡风险和病情严重程度的评分,建议入科 24 小时之内完成首次评估。可根据病情动态变化,随时启动评估。

2. 评估注意事项

(1)急性生理评分选择入 ICU 最初 24 小时内的最差值(最高值或最低值)并根据附表分别进行评分,选择较高的分值。

(2)格拉斯哥(Glasgow)评分,详见第二章第九节

3. 评估结果与护理措施　该量表总分为 0～71 分,分值越高,表示病情越重,预后越差,病死率越高。APACHE Ⅱ评分 18.5 分作为患者死亡风险安全预警界值。根据患者的实际情况选择相应的护理措施,可参考表 4 - 25。

表 4 - 25　APACHE Ⅱ评分与护理措施对策(ICU 患者)

监测项目	0～5 分	6～10 分	11～15 分	15～20 分	≥21 分
护理级别	特级护理	特级护理	特级护理	特级护理	特级护理
体位	卧床、舒适体位	卧床、舒适体位	卧床、协作翻身	平卧或休克卧位	休克卧位或遵医嘱
静脉通路	建立	建立	建立1～2 条	建立 1～2 条(1 条中心静脉置管)	建立2 条(1 条中心静脉置管)
交叉配血	必要时	需要	需要	备血或输血	输血
生命体征、意识	心电监护 1 h/1 次	心电监护 1 h/1 次	心电监护 1 h/1 次,动态调整频率	心电监护 0.5～1 h/1 次,动态调整频率	心电监护 15～30 min/1 次,动态调整频率
出入水量	24 h	24 h	8 h	8 h	2～4 h

（续表）

监测项目	0～5分	6～10分	11～15分	15～20分	≥21分
机械通气	无须	呼吸机备用	呼吸机备用	气管插管备用	气管插管/切开包备用
血流动力学检测	无须	必要时	必要时	建立监测	建立监测
APACHE Ⅱ 评分复评	48～72 h/1 次	24～48 h/1 次	12～24 h/1 次	8～12 h/1 次	2～4 h/1 次

（五）案例分析

现病史：患者，男性，80 岁，胃癌切除术后 3 天，嗜睡、呼吸困难 2 天。既往有高血压病史，无其他严重的器官功能不全或免疫抑制。

体格检查：患者能自主睁眼，与之交流词不达意，能听从指令性动作。肛温 37.7℃，血压：130/63 mmHg，脉搏 132 次/分，呼吸 18 次/分，面罩吸氧 5 L/min，血氧饱和度 95％。

实验室检查结果：PaO_2 80 mmHg，动脉血 pH 7.35，血清钠 134 mmol/L，钾 3.5 mmol/L，血肌酐 336 μmol/L（3.8 mg/dl），血细胞比容 23％，白细胞计数 4×10^9/L。

问题：该患者 APACHE Ⅱ 评分为多少？

三、重症患者器官功能衰竭评分标准

（一）概述

危重患者的病情变化迅速且容易发生多器官功能衰竭等并发症。因此，对这些潜在且严重的并发症的早期评估、及时干预显得尤为重要。而对于患者病情的持续监测和预警亦是重症患者管理环节中至关重要的一部分。

（二）意义

器官功能衰竭评分不仅能评价器官、系统功能衰竭的病理生理学过程和程度，也是对特异性疾病所致的多器官功能障碍综合征的动态评估。以便及时对患者实施关键治疗及护理，制订针对性临床诊疗和护理实践方案，进而阻止病情进一步恶化，改善患者预后。同时，也可作为评价护理干预效果的依据。

（三）评估表

1. 评估表选择及信效度　选用序贯器官功能衰竭评分（sequential organ failure assessment，SOFA）量表。该量表最早由欧洲危重病协会（European society of intensive care medicine，ESICM)提出，评分客观简单，可连续动态描述发病时的器官功能障碍的过程，并评价其功能障碍的程度，对危重病患者的病情及预后有良好的评估能力，同时该量表亦为临床诊断脓毒症的标准。

SOFA 量表因其客观、简便，可连续性评估等优势，目前在重症领域被广泛应用。

《第三版脓毒症与感染性休克定义的国际共识》将 SOFA 量表作为器官功能障碍的临床诊断依据,并定义 SOFA 总分≥2 分时,可说明器官功能障碍。

2. 评估表详情及赋值 SOFA 评分系统由呼吸、循环、肝脏、血液、肾脏和中枢神经系统 6 个器官系统构成,每个器官系统根据功能不全/衰竭程度分别赋予 0~4 分,每日记录最差值(表 4-26)。

表 4-26 序贯器官功能衰竭评分(SOFA)

器官系统	变量	0	1	2	3	4
呼吸系统	$PaO_2/FiO_2/mmHg$	≥400	301~400	201~300	100~200	<100
	SaO_2/FiO_2		221~301	142~220	67~141	<67
凝血系统	血小板($\times10^9/L$)	≥150	101~150	51~100	20~50	<20
肝脏	胆红素($\mu mol/L$)	<20.5	20.5~34.1	34.2~102.5	102.5~205.1	>205.2
心血管系统	MAP(mmHg)	≥70	<70			
	多巴胺			≤5	>5	>15
	多巴酚丁胺 [$\mu g/(kg\cdot min)$]			任何剂量		
	肾上腺/去甲肾上腺 [$\mu g/(kg\cdot min)$]				≤0.1	>0.1
中枢神经系统	Glasgow 昏迷评分	15	13~14	10~12	6~9	<6
肾脏	肌酐($\mu mol/L$)或尿量(mL/d)	<106	106~176	177~308	309~442 尿量<500	>442 尿量<200

(四) 评估细则

1. 评估时机 此表适用于评估重症监护室器官功能衰竭的患者。

(1) 入科 24 小时之内完成评估。

(2) 总分≥2 分,每日评估 1 次。

(3) 总分<2 分,每 3 天评估 1 次。

2. 评估注意事项

(1) SOFA 评分时应计算各条目的最严重(最差)值。

(2) 如果各条目子类别的数据出现在多个得分中,则选择较高的 SOFA 子类别得分进行计算。

(3) 插管患者的 GCS 的评分,应为插管前评估,并且后续在应用镇静药物期间的 GCS 评分,仍使用插管前的 GCS 评分。如果插管前没有 GCS,将记录 15/15 的值,并在催眠/镇静药物给药期间持续使用。

3. 评估结果与护理措施 该量表总分为 0~24 分,总分越高,说明病情越重。根据患者实际情况选择相应护理措施,可参考表 4-27。

表 4-27　SOFA 评分与护理措施对策（ICU 患者）

监测内容	12～24 分	8～11 分	≤7 分
生命体征监测	心电监护随时监测,动态调整频率	心电监护 30 min～1 h/1 次,动态调整频率	心电监护 1 h/1 次
神经系统	随时监测	随时监测	8 h
呼吸系统	保持呼吸道通畅,必要时机械通气	保持呼吸道通畅,备用机械通气	保持呼吸道通畅,吸氧
循环系统	建立中心静脉通路 1～2 条,血流动力学监测	建立中心静脉通路 1 条,必要时血流动力学监测	建立静脉通路 1 条,血流动力学监测备用
体液监测	1 h	8 h	24 h
皮肤护理	压力性损伤危险因素评分,落实护理措施	压力性损伤危险因素评分,定时翻身	压力性损伤危险因素评分,协作翻身
功能锻炼	被动运动	被动和主动运动	主动运动
SOFA 评分复评	2～4 h/次	8～12 h/次	24 h/次

（五）案例分析

现病史:患者,男性,76 岁,身高 167 cm,体重 58 kg。下腹部疼痛伴腹胀 2 天,发热 1 天,最高体温 38.6℃,急诊行腹部平片检查示膈下新月形游离气体。既往有糖尿病、高血压 10 余年。

体格检查:体温 38.2℃,血压 120/50 mmHg,心率 130 次/分,呼吸 36 次/分,神志清楚,精神萎靡,腹部轻度膨隆,腹肌紧张,下腹部压痛和反跳痛明显,肠鸣音消失。

实验室检查结果。血常规:WBC 16×10^9/L, Hb 118 g/L, PLT 140×10^9/L;血气分析:pH 7.49, PaO_2 86 mmHg, $PaCO_2$ 28 mmHg, SaO_2 98%, PaO_2/FiO_2 185 mmHg;血乳酸 3.6 mmol/L,胆红素 20.4 μmol/L,肌酐 98 μmol/L。

问题:该患者 SOFA 评分为多少?

四、危重症患者镇痛评估

（一）概述

疼痛是组织损伤或潜在组织损伤所引起的不愉快感觉和情感体验,或是具有感觉、情绪、认知和社会层面的痛苦体验。根据损伤组织的愈合时间及疼痛的持续时间,疼痛可划分为急性疼痛和慢性疼痛。

（二）意义

疼痛评估应包括疼痛的部位特点加重及减轻因素和强度。最可靠有效的评估指标是患者的自我描述。但对于接受机械通气治疗且无法自主表达的患者,则需要选择特定的量表进行疼痛评估。重症监护室疼痛观察工具法通过对机械通气患者的面部表情、身体活动、呼吸机顺应性及肌肉紧张度等方面进行观察,并通过客观观察结果对患者疼痛情况进行评分,使临床工作者能够评估患者的疼痛情况,给予针对性的疼痛干预措施。

(三) 评估表

1. 评估表选择及信效度　选用重症监护室疼痛观察工具法(critical care pain observation tool, CPOT)。该量表由加拿大学者 Gelinas 等于 2006 年研究设计,以患者主诉作为效标关联效度,一致性较高,泊松相关系数为 0.71;具有较好的区分度,与安静休息时相比,患者在翻身时得分明显较高;不同的研究报道了该量表信度为 0.52～0.88;以>2 分作为有无疼痛的截点,其灵敏度为 86%,特异度为 78%。

2. 评估表详情及赋值　CPOT 只有一个行为维度,包括 4 个测量条目:①面部表情;②身体活动;③通气依从性;④肌肉紧张度。每个条目根据患者的反应情况分别赋予 0～2 分,评估患者的疼痛程度时,将 4 个条目的得分相加,总分 0～8 分,总分越高说明患者的疼痛程度越高,见表 4-28。

表 4-28　危重监护疼痛观察工具

观察指标	描述	评分(分)	
面部表情	观察不到肌肉的紧张	放松、中性的表情	0
	表现出皱眉、眉头下垂、眼窝紧缩、轻微的面肌收缩或其他改变(如在伤害性操作过程中出现眨眼或流泪)	表情紧张	1
	出现上述所有面部运动并有眼睑紧闭(可以表现出张口或紧咬气管插管)	表情痛苦脸部扭曲	2
身体活动	根本不动(不一定是没有疼痛)或正常体位(运动不指向疼痛位点或不是为了保护的目的而动)	没有活动或正常体位	0
	缓慢、小心地活动,触摸或者摩擦痛处,通过活动获取别人注意	防卫活动	1
	拔管,试图坐起,肢体乱动/翻滚,不听指令,攻击医护人员,试图爬离病床	躁动不安	2
呼吸机的顺应性(插管患者)	无报警,通气顺畅	耐受呼吸机或活动	0
	咳嗽,可触发报警但自动停止报警	咳嗽但耐受	1
	不同步:人-机对抗,报警经常被触发	人机对抗	2
发声(拔除气管插管患者)	正常音调交谈或不出声	正常音调交谈或不发声	0
	叹息,呻吟	叹息,呻吟	1
	喊叫,哭泣	喊叫,哭泣	2
肌肉紧张度	被动运动时无抵抗	放松	0
	被动运动时有抵抗	紧张,僵硬	1
	强烈抵抗,导致不能完成被动运动	非常紧张或僵硬	2

(四) 评估细则

1. 评估时机　此表适用于重症监护室机械通气患者的疼痛评估,评估时点如下,结果于相应的条目中点选。

(1) 机械通气患者使用镇静药物前。

（2）机械通气患者使用镇静、镇痛后 30 分钟评估。

（3）不评分者：精神疾病、酒精依赖、昏迷、RASS 评分－5 的患者。

2. 评估注意事项

（1）入住 ICU 安静时进行观察，以获得 CPOT 基线值。并可在给予护理操作时观察其反应。

（2）在对患者观察期间，CPOT 等级评定应选择对应的最高分值。

（3）在对患者评定中，肌紧张应作为最后的评估项目。

3. 评估结果与护理措施　该量表总分为 0～8 分。

建议目标管理分值＜3 分；根据患者评分情况及时通知医师，选择相应镇痛措施和非药物性护理措施。对所有成年 ICU 患者常规行疼痛监测，患者在接受有创或可能引起疼痛的操作前，建议预先镇痛和（或）非药物性干预以减轻疼痛。推荐的非药物预防，包括改善患者环境、降低噪声、集中进行护理及医疗干预、减少夜间声光刺激等策略，促进睡眠，保护患者睡眠周期，使用音乐治疗以调节患者情绪。

（五）案例分析

现病史：患者，女性，77 岁。因胰头癌行胰十二指肠癌根治术，术后患者进入 ICU。既往：胆囊切除术手术史；冠心病，高血压病史 10 年。入 ICU 后患者气管插管接呼吸机，AC－VC（辅助-容量控制）模式。入 ICU 后患者面部表情紧张，并时有呛咳，后自行好转；患者躯体偶见活动，为患者翻身时无抵抗感。

体格检查。神志：呼之可自主睁眼，心率 99 次/分，血压 134/77 mmHg，呼吸 17 次/分，SpO_2 98%～100%。

问题：（1）该患者 CPOT 评分为多少？

（2）该患者 CPOT 评分频率为多少？

五、危重症患者镇静评估

（一）概述

镇静指通过各种途径给予镇静剂来减轻患者的烦躁或激动，通常用于临床治疗或医疗诊断。镇静剂是指抑制某些器官和组织的功能，抑制中枢神经系统，起到镇静作用的药物。

（二）意义

适度镇静是减少患者不良经历的有效措施，能有效、迅速地减轻 ICU 患者的不适，减少身体的应激反应，同时减少机械通气患者的人-机对抗，降低呼吸相关性肺损伤等并发症的发生。在临床工作中应合理选择镇静评估工具，正确、规范使用镇静药物，使患者达到最佳的镇静深度，增加患者舒适感。

（三）评估表

1. 评估表选择及信效度　选用 Richmond 躁动-镇静评分量表（Richmond agitation-sedation scale，RASS）。该量表操作简便，目前已经广泛应用于 ICU，也是 2018 年《美国镇痛镇静指南》中推荐使用的镇静评估方法之一，国外文献报道 RASS 量表内部一致性检测 κ 值为 0.91。

2. 评估表详情及赋值　RASS量表共分10个等级,分值从-5~+4,分3个阶段循序渐进地进行镇静深度评估。评分数字正值越大,表明镇静越不足;反之说明镇静越深(表4-29)。

表4-29　Richmond 躁动-镇静评分(RASS)

得分(分)	镇静程度	描述
+4	攻击性	明显的攻击或暴力行为
+3	非常躁动	拔、拽各种插管;或对医务人员有过激行为
+2	躁动	频繁的无目的动作或人机对抗
+1	不安	焦虑或紧张但动作无攻击性或表现精力过剩
0	警觉但安静	
-1	嗜睡	不完全警觉,但对呼唤有超过10秒持续清醒,能凝视
-2	轻度镇静	对呼唤有短暂(少于10秒)清醒,伴眨眼
-3	中度镇静	对呼唤有一些活动(但无眨眼)
-4	深度镇静	对呼唤无反应但对躯体刺激有一些活动
-5	不易觉醒	对呼唤或躯体刺激无反应

(四) 评估细则

1. 评估时机　此表适用于用镇静药物的患者,包括但不限于以下镇静药物。

(1) 苯二氮䓬类,如:咪达唑仑注射液(力月西)。

(2) 丙泊酚类,如:丙泊酚注射液(得普利麻)。

(3) 美托咪定类,如:右美托咪定。

评估时点如下:

1) 使用镇静药后15 min 评估一次。

2) 镇静药物使用期间每4小时评估一次。

3) 调整镇静药物剂量或更换镇静药物后,15 min 需要复评。

2. 评估注意事项　临床使用过程中应注意,患者若存在视觉、听觉的障碍将会影响评估结果的准确性。

3. 评估结果与护理措施　该量表总分为-5~+4分,风险等级划分如下,根据患者实际情况选择相应措施。

1) 评分为-5~-3分,患者处于深度镇静。

2) 评分为-2~0分,患者处于浅镇静,即理想镇静。

3) 评分为1~4分,患者为镇静不足。

RASS评估需要护士更为严谨地从评估频次、镇静目标值及个体化的镇静效果观察三方面入手,以确保有效措施实施。①镇静躁动评分评估的频次:目前比较推荐 ICU 护士使用 RASS 每4小时完成镇静评估,必要时可以增加评估次数。在患者开始使用镇静药物或改变镇静药物治疗方案后的1 h 内,每10~30 min 使用 RASS 评估1次患者的镇静状态,随后每小时再评估,达到镇静目标后,再动态评估。②镇静躁动评分评估的目标值:镇静过深是机械通气患者脱机时间延长和患者不良结局增加的独立风险因素。因此,将 RASS 评分控制在适宜范围内有助于改善机械通气患者的预后。在临床实践中,应根据重症患者的生理状态及系统疾病特点,确立不同疾病状态下科学合理的 RASS 目标值,保证患者处于适宜的镇静状态。③依据镇静躁动评分进行重症患者镇静药剂量的调整:程序性镇静管理方案需要根据流程调整药物滴速,以减少药物在体内蓄积和维持患者最佳镇静状态。可结合 RASS 评分建立并使用镇痛镇静药技术路线,形成以护理为主导、医护人员共同合作的镇痛镇静管理策略。若 RASS 评分＞0 分,则根据不同的评分结果,根据医嘱使用舒芬太尼、丙泊酚等药物,使患者 RASS 评分≤0 分,且控制在最佳范围－1～0 分。用药效果观察是护理工作的重要组成部分,通过使用 RASS 评分评价重症患者的镇静效果,医护人员再根据 RASS 评分结果进行个体化用药,既能使患者达到良好舒适的状态,也能改善患者的结局指标。

（五）案例分析

现病史:患者,男性,85 岁。拟行乙状结肠癌根治术,术后患者进入 ICU。既往:胆囊切除术手术史;糖尿病史 10 年,高血压病史 10 年。入 ICU 后患者气管插管接呼吸机,AC－VC(辅助-容量控制)模式。患者入 ICU 后约 10 分钟出现躁动。

体格检查。神志:呼之不能正确应答,偶有自主睁眼,心率 120 次/min,血压 180/85 mmHg,呼吸 28 次/min。SpO 98％～100％。

问题:该患者 RASS 评分为多少?

六、危重症患者谵妄评估

（一）概述

谵妄又称急性精神错乱状态和急性脑病,是由各种原因引起的一过性意识混乱状态伴有认知功能障碍。谵妄的临床特征是患者在短时间内出现意识障碍和认知能力变化,其诊断关键是患者意识清晰度下降或觉醒程度降低。

（二）意义

重症患者在监护室治疗期间会面临更高的谵妄风险、更多的谵妄影响因素,是谵妄的高发人群。此外,谵妄也是 ICU 患者预后不佳的风险因素,密切关注并早期发现 ICU 患者的谵妄对避免不良事件的发生有重要意义。

（三）评估表

1. 评估表选择及信效度　选用重症监护室意识模糊评估法(confusion assessment method for intensive care unit,CAM－ICU)。CAM－ICU 量表是 Ely 等在意识模糊评估法(confusion assessment method,CAM)基础上针对 ICU 患者进行改良而成的 ICU 意识模糊评估法,其应用于各类 ICU 患者(外科术后、创伤、神经系统等)中,并获得众多指南及权威文献的推荐。CAM－ICU 量表以《美国精神疾病与统计手册:第四版》(diagnostic and statistical manual of mental disorders,4th edition,DSM－Ⅳ)中谵妄的诊断标准作为校标度关联,一致性为 0.71,一致度高;不同研究者的信度为 0.74～1.0,其用于诊断 ICU 谵妄的灵敏度为 90.2％,特异度为 91.1％。

2. 评估表详情及赋值　CAM－ICU 评估内容包括两步:镇静的评估和谵妄的评估。谵妄的评估包括 4 个方面:①意识状态的急性改变或反复波动;②注意缺损;③思维紊乱；④意识清晰度的改变。具体如表 4 - 30。

表 4 - 30　CAM - ICU 评估法

项　　目	评估	
特征 1：意识状态的急性改变或反复波动 1A 或 1B 回答"是"为阳性	阳性	阴性
1A：患者的精神状态与基础水平相比是否不同？ 或 1B：在过去 24 小时内患者的精神状态是否发生任何波动？有镇静量表（如 RASS），格拉斯哥昏迷评分（GCS）或既往谵妄评估的波动作为依据。	是	否
特征 2：注意缺损 如果 2A 或 2B 任一题得分错误数＞2 分，则为阳性。 先尝试数字法测试，如果患者能够进行测试且得分明确，则记录该得分并进入特征 3。如果患者不能完成测试或得分不明确，则进行图片法测试。如果你进行了两种测试，则采用图片法的分数作为本特征得分。	阳性	阴性
2A：数字法：记录得分（未测试则记为"未测"） 说明：对患者说："我将要给你读 10 个数字，只要你听到数字"1"的时候就捏一下我的手示意。"用正常的语调（1 秒 1 个）朗读下列数字： 8 1 7 1 7 4 1 1 3 6 评分：当患者在听到数字"1"的时候没有捏手或在听到其他数字的时候捏手，都算作错误。	得分：_____	
2B：图片法：记录得分（未测试则记为"未测"） 说明：将日常用物的图片制成 step1（5 张）和 step2（10 张）两个册子。 step1：跟患者说"我要给你看一些日常用物的图片，你要仔细记住每张图片，因为我待会会问你都看到什么图片" step2：现在我要给你看更多一些的图片，一些是刚才看过的，一些是新加进去的，你要告诉我每张图片之前有没有看过，点头表示看过，摇头表示没看过"	得分：_____	
特征 3：意识清晰度的改变 如果患者的 RASS 实际得分不为"0"则为阳性。	阳性	阳性
特征 4：思维紊乱 错误总数＞1 则为阳性。	阳性	阳性
4A：是非题 （任意使用 A 组或 B 组，必要时，在连续工作日可交替使用）： A 组：　　　　　　　　B 组： 1. 石头能浮在水面上吗？　　1. 树叶能浮在水面上吗？ 2. 海里有鱼吗？　　　　　　2. 海里有大象吗？ 3. 1 斤比 2 斤重吗？　　　　3. 2 斤比 1 斤重吗？ 4. 铁锤能用来钉钉子吗？　　4. 铁锤能用来锯木头吗？ 得分：_____（患者回答错误时记录错误的个数） 4B：指令题 对患者说："伸出这几个手指"（检查者在患者面前伸出 2 根手指） "现在用另一只手做同样的动作"（不再重复手指数目） ＊如果患者双手不能同时活动，则把指令第二部分改为让患者"增加一个手指"。 得分：_____（如果患者不能成功执行全部指令，记录 1 个错误）	_____	

注：CAM - ICU 总体评估（特征 1 和 2 阳性且特征 3 或 4 阳性）

CAM‐ICU 评估流程如图 4‐2 所示。

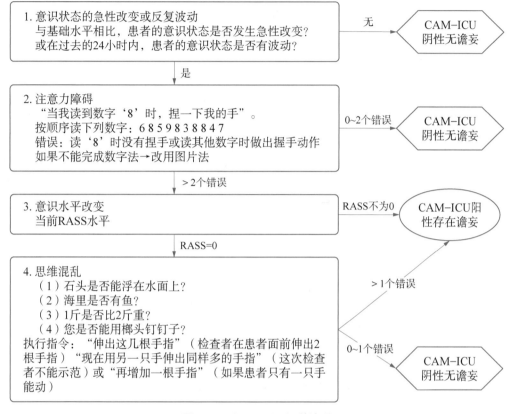

图 4‐2　CAM‐ICU 评估流程

（四）评估细则

1. 评估时机　建议每班评估，最少频率不得低于每日 2 次。

2. 评估注意事项

（1）进行特征 2A 数字法评估前，首先测试患者的握力，确定其能够握紧和松开，此时可以使用数字法测试。如果患者不能握紧和松开，使用图片方式。

（2）进行特征 2A 数字法评估时，自主采用的数串中数字出现的次数以 4～5 次为宜。

（3）进行特征 2B 图片法评估时，为了让老年患者能够看清楚，图册制作成 15×25 cm。每个图片展示时间建议为 3 秒，当患者有视觉缺陷时，应该使用 2A 数字法测试。

（4）特征 2B 图片法的图片内容可为表 4‐31：

表 4‐31　特征 2B 图片法

	Step 1	Step 2
示例 1	钥匙、杯子、汽车、桌子、锤子	钥匙、杯子、汽车、桌子、锤子、玻璃、锁、卡车、椅子、锯子
示例 2	靴子、狗、小刀、裤子、画刷	靴子、狗、小刀、裤子、画刷、叉子、猫、衣服、牙刷、鞋

3. 评估结果与护理措施　该量表分为阴性、阳性,具体护理措施如下。

(1) 阴性,患者无谵妄风险,需关注患者的意识变化,每 12 小时进行谵妄风险评估。

(2) 阳性,患者存在谵妄,需保护患者的安全,必要时使用约束带保护,预防非计划拔管,同时通知医师。

(五) 案例分析

现病史:患者,男性,70 岁。胃癌根治术后 3 天。既往有冠心病、高血压 8 年。

体格检查:嗜睡,心率 120 次/分,血压 180/85 mmHg,呼吸 28 次/分,SpO₂ 98%~100%。

其他:进行 CAM - ICU 评估时,患者的精神状态与基础水平相比无改变。患者数字法错误 4 个。进行指令题时,患者做的动作与测试者所做动作不同。

问题:(1) 该患者 CAM - ICU 评分为多少?

　　　(2) 根据 CAM - ICU 评分结果,应采取什么措施?

(丁　焱　顾春怡　王晓娇　盛　佳　顾　莺　冯　丽　潘文彦)

参考文献

[1] 陈丽霞,李红. 住院患儿跌倒风险评估量表的汉化及信效度检验[J]. 解放军护理杂志,2019,36(12):5 - 7.

[2] 丁焱,李笑天. 实用助产学[M]. 1 版. 北京:人民卫生出版社,2018.

[3] 国家卫生计生委办公厅. 国家卫生计生委办公厅关于印发孕产妇妊娠风险评估与管理工作规范的通知[EB/OL]. http://www. nwccw. gov. cn/2017 - 11/15/content_185115. htm 2017 - 9 - 22/2022 - 01 - 25.

[4] 史冬雷,刘晓颖,周瑛. 急诊预检分诊专家共识[J]. 中华急诊医学杂志,2018,27(06):599 - 604.

[5] 叶芳,林荭,刘芳,等. 母乳喂养评价量表介绍[J]. 中华围产医学杂志,2019,22(7):479 - 484.

[6] 于凯江,杜斌. 重症医学[M]. 北京:人民卫生出版社,2015,10 - 12.

[7] 中华人民共和国卫生部. 中华人民共和国卫生行业标准:医院急诊科规范化流程[S]. 2012 - 09 - 03.

[8] 中华医学会妇产科学分会产科学组. 产后出血预防与处理指南(2014). 中华妇产科杂志,2014,49(9):641 - 646.

[9] 中华医学会重症医学分会. 中国成人 ICU 镇痛和镇静治疗指南[J]. 中华危重病急救医学, 2018,30(6):497 - 514.

[10] 朱碧溱,陆国平. 儿童早期预警评分[J]. 中华实用儿科临床杂志, 2018, 33(6):432 - 437.

[11] 邹姮婧. 中文版 CAM - ICU 的信度效度检验及与其他量表的比较[D]. 2012.

[12] Bullard MJ, Musgrave E, Warren D, et al. Revisions to the Canadian Emergency Department Triage and Acuity Scale (CTAS) Guidelines 2016. CJEM. 2017,19

(S2):S18 – S27.

[13] Chaiyakulsil C,Pandee U. Validation of pediatric early warning score in pediatric emergency department[J]. Pediatr Int,2015,57(4):694 – 698.

[14] Clemmer TP,Orme JJ,Thomas F,et al. Prospective evaluation of the CRAMS scale for triaging major trauma[J]. J Trauma,1985,25(3):188 – 191

[15] California Maternal Qulity Care Colaborative. Improving Health Care Response to Obstetric Hemorrhage Toolkit，Version 3. 0. ［EB/OL］.（2022 – 07 – 21）［Accessed:2024 – 05 – 20］https://www. cmqcc. org/resources – tool – kits/toolkits/ob – hemorrhage – toolkit

[16] Cox JL，Holden J M，Sagovsky R. Detection of postnatal depression. Development of the 10 – item Edinburgh Postnatal Depression Scale[J]. Br J Psychiatry，1987，150(6)：782 – 786.

[17] Dos Santos C A，Ribeiro A Q，Rosa C O B，et al. Nutritional risk in pediatrics by StrongKids:a systematic review[J]. Euro J Clin Nutr，2019,73(11)：1441 – 1449.

[18] Gormican SP. CRAMS scale:field triage of trauma victims [J]. Ann Emerg Med,1982,11(3):132 – 135.

[19] Grouse AI，Bishop RO，Bannon AM. The Manchester Triage System provides good reliability in an Australian emergency department[J]. Emerg Med J，2009，26(7):484 – 486.

[20] Hill-Rodriguez D，Messmer P R，Williams P D，et al. The humpty dumpty falls scale：A case-control study[J]. J special ped nurs,2009，14(1):22 – 32.

[21] Jamie K,Roney,et al. Modified early warning scoring (MEWS)：evaluating the evidence for tool inclusion of sepsis screening criteria and impact on mortality and failure to rescue[J]. J Clin Nurs，2015，24(23 – 24)：3343 – 3354.

[22] Jensen D，Wallace S，Kelsay P. LATCH:a breastfeeding charting system and documentation tool[J]. J Obstet Gynecol Neonatal Nurs，1994,23(1):27 – 32.

[23] Juliana B，Fraser G L，Kathleen P，et al. Clinical practice guidelines for the management of pain，agitation，and delirium in adult patients in the intensive care unit：Executive summary[J]. Am J Health – System Pharmacy，2013，41(1)：263 – 306.

[24] Manworren R C B，Stinson J. Pediatric pain measurement，assessment，and evaluation[C]//Seminars in pediatric neurology. WB Saunders，2016,23(3)：189 – 200.

[25] Michele,Balas,Judy,et al. Implementing the 2013 PAD Guidelines:Top Ten Points to Consider[J]. Seminars in Respiratory and Critical Care Medicine，2013，34(2)：223 – 235.

[26] Niu X，Tilford B，Duffy E,et al. Feasibility and reliability of pediatric early

warning score in the emergency department[J]. J Nurs Care Qual,2016,31(2):
161 - 166.

[27] Shelton R. The Emergency Severity Index 5 - level triage system[J]. Dimens
Crit Care Nurs, 2009,28(1):9 - 12.

[28] Singer M,Deutschman C S,Seymour C W, et al. The Third International
Consensus Definitions for Sepsis and Septic Shock (Sepsis - 3)[J]. Jama, 2016,
315(8): 775 - 787.

[29] Wong D L, Baker C M. Pain in children: comparison of assessment scales[J].
The Oklahoma Nurse,1988,33(1):8.

第五章 操作技术中的护理评估工具

第一节 伤口护理评估

一、伤口通用评估

(一) 概述

伤口是指正常器官或组织在外界致伤因子的作用下所致的结构性损害,皮肤完整性遭到破坏。随着国际伤口愈合理论研究的深入,伤口护理逐渐走向专业化,伤口处理不再是简单地更换敷料,而是动态地评估伤口。伤口评估通过视诊、问诊、触诊和临床检查获取信息,制定伤口管理计划,为伤口愈合创造最佳环境、辅助伤口愈合。

(二) 意义

伤口评估是伤口管理的第一步,也是核心,如果评估不良,随后的伤口护理将会导致愈合延迟和(或)严重并发症。选择一个系统、全面、科学的评估工具不仅可以评估伤口愈合状态,还可以为临床护理人员提供治疗策略信息,帮助合理选择新型敷料和辅助技术,促进伤口愈合和改善患者舒适度,对慢性伤口管理具有重要意义。

(三) 评估表

1. 评估表选择及信效度 选用 Bates-Jensen 伤口评估工具(Bates-Jensen Wound Assessment Tool,BWAT)。该量表起源于 Bates-Jensen 等采用德尔菲法对 20 多名伤口专家咨询而研发的压疮状态评估工具(pressure sore status tool,PSST)。为了将 PSST 推广应用到各类型伤口,该研究团队又在 PSST 原有的每个项目基础上增加评分选项"无",将其更名为 Bates-Jensen 伤口评估工具(BWAT)。由于项目较多,每次评价所用时间较长,需 10~15 min,不便于临床使用,并且使用者必须具备伤口愈合的专业知识和伤口评估技能,所以更适合专业人员进行远程评估或应用于科研。

BWAT 评估内容较全面,能对伤口愈合过程进行详细评价,已被用作一个标准化的评估和治疗的方案,并且在医治慢性伤口中显示出较好的结果,被业内人士视为慢性伤口评估的"金标准",由 BWAT 提供的详细伤口评估数据可作为确定治疗决策的基础。

Bates-Jensen 等测量 BWAT 的内容效度为 0.91,重测信度 0.96,评定者间信度 0.91,说明 BWAT 具有良好的信效度。

2. 评估表详情及赋值 BWAT 包含 15 个项目,其中伤口名称和伤口形状 2 个项目不计分。13 个计分项目为:伤口大小、深度、边缘、潜行、坏死组织类型、坏死量、肉芽组织和上皮组织的数量、渗出物类型和数量、周围皮肤颜色、水肿和硬结。每个项目按照其严重程度计 1～5 分,总分为 13 个计分条目之和,范围从 13(皮肤完好但有损伤的危险)～65 分(深层组织受损),得分越低表示伤口状态越好。详见表 5-1。

表 5-1　Bates-Jensen 伤口评估工具

项目	评估
一、大小	
1 分	长×宽<4 cm^2
2 分	长×宽 4～16 cm^2
3 分	长×宽 16.1～36 cm^2
4 分	长×宽 36.1～80 cm^2
5 分	长×宽>80 cm^2
二、深度	
1 分	皮肤完整有指压不变白红斑
2 分	表皮和(或)真皮部分皮层破损
3 分	全皮层破损,包括皮下组织损坏或坏死;可能延伸到但不穿过深筋膜;和(或)部分和全皮层破损混合和(或)组织层
三、边缘	
1 分	模糊,弥散,不能清楚看见
2 分	清晰,轮廓清晰可见,甚至与伤口基底附着
3 分	界限清楚,没有附着于伤口基底
4 分	界限清楚,没有附着于伤口基底,内卷,增厚
5 分	界限清楚,纤维化,瘢痕或角化过度
四、潜行	
1 分	无
2 分	所有区域潜行深度<2 cm
3 分	潜行深度 2～4 cm,并且占伤口边缘<50%
4 分	潜行深度 2～4 cm,并且占伤口边缘>50%
5 分	所有区域潜行深度>4 cm 或出现窦道
五、坏死组织类型	
1 分	无
2 分	白色/灰色的无活性组织和(或)非黏附黄色腐肉
3 分	疏松黄色腐肉
4 分	黏附,软,黑痂
5 分	牢牢黏附,坚硬,黑痂
六、坏死组织量	
1 分	无
2 分	覆盖伤口床<25%
3 分	覆盖伤口床 25%～50%
4 分	覆盖伤口床 50%～75%
5 分	覆盖伤口床 75%～100%

（续表）

项目	评估
七、渗液类型	
1分	无
2分	血性
3分	浆液血性液:稀薄,水样,淡粉色至粉红色
4分	浆液血性液:稀薄,水样,清澈
5分	脓样:稀薄或黏稠,不透明的棕色到黄色;伴或不伴有臭味
八、渗液量	
1分	无,伤口干燥
2分	很少,伤口湿润,但无明显渗液
3分	少量
4分	中量
5分	大量
九、周围皮肤颜色	
1分	粉红色或种族正常的皮肤颜色
2分	鲜红色和(或)触摸变白
3分	白色或灰白或色素减退
4分	暗红色或紫色和(或)指压不变白
5分	黑色或色素沉着
十、周围组织水肿	
1分	无肿胀或水肿
2分	非凹陷性水肿延伸<伤口周围 4 cm
3分	非凹陷性水肿延伸>伤口周围 4 cm
4分	凹陷性水肿延伸<伤口周围 4 cm
5分	捻发音和(或)凹陷性水肿延伸>伤口周围 4 cm
十一、周围组织硬化	
1分	无
2分	硬化范围<2 cm
3分	硬化范围 2~4 cm,占伤口周围<50%
4分	硬化范围 2~4 cm,占伤口周围≥50%
5分	伤口周围任何部位硬化>4 cm
十二、肉芽组织	
1分	皮肤完整或部分皮层伤口
2分	明亮,牛肉红;填充 75%~100%的伤口和(或)组织增生
3分	明亮,牛肉红;填充 25%~75%的伤口和(或)组织增生
4分	粉红色,和(或)暗红色和(或)填充<25%的伤口
5分	无肉芽组织
十三、上皮化	
1分	100%伤口覆盖,表面完整
2分	75%~100%的伤口覆盖和(或)上皮组织延伸入伤口床>0.5 cm
3分	50%~75%的伤口覆盖和(或)上皮组织延伸入伤口床<0.5 cm
4分	25%~50%伤口覆盖
5分	<25%伤口覆盖

（四）评估细则

1. 评估时机

（1）伤口评估频率至少为一周一次。

（2）更换敷料品种时需有评估记录。

（3）当伤口发生变化时应及时评估，评估后 BWAT 总分增加 6 分以上，应双人评估，取平均数记录。同时对全身因素需再一次评估，分析伤口变化的原因，为调整护理措施提供有效的依据。

2. 评估注意事项

（1）大小：用尺子测量伤口表面最长（cm）和最宽（cm）距离（与身体纵轴平行为长，与身体纵轴垂直为宽）；用长×宽表示。

（2）深度（根据以下附加描述，选择最合适的条目来描述伤口深度/厚度）：

1＝组织损伤，但皮肤表面没有破损。

2＝表面磨损，水泡或浅坑，和（或）高于皮肤表面（例如，增生）。

3＝深坑伴或不伴邻近组织潜行。

4＝由于坏死组织覆盖，不能看见组织层。

5＝支撑结构包括肌腱、关节囊。

（3）边缘：

模糊，弥漫＝无法清晰区分伤口轮廓。

附着的＝与伤口基底齐平，没有边或壁。

不附着的＝有边或壁，伤口基底比边缘深。

内卷，增厚＝由软到硬的，触摸有弹性。

角化过度＝伤口周围及边缘出现硬皮样组织。

纤维化，瘢痕＝触摸很硬。

（4）潜行：从伤口边缘插入一根吸痰管，用力不可过大，往潜行深部推送；用尺测量吸痰管头端到伤口边缘的距离。绕伤口一圈持续以上步骤。按顺时针方向描述潜行大小。

（5）坏死组织类型（根据颜色、黏稠度、黏附程度等，确定伤口坏死组织的主要类型）：

白色/灰色的无活性组织＝可能在伤口开放之前出现，皮肤表面是白色或灰色的。

非黏附，黄色腐肉＝薄，黏液样物质；分散在伤口床；易从伤口组织分离。

疏松，黄色腐肉＝厚，纤维状，碎块；附着于创面。

附着的，软，黑色焦痂＝湿乎乎的组织；牢牢地附着在伤口中心或基底。

牢牢地附着，硬/黑色焦痂＝硬壳样组织；牢牢地附着在创面基底和边缘（如硬痂）。

（6）坏死组织量：使用透明的饼状四象限的同心圆公制计量工具，来帮助确定坏死组织占伤口的百分比。

（7）渗液类型：一些敷料与伤口渗液接触会形成凝胶或液体腔，在评估渗液类型前，先轻轻地用生理盐水清洗伤口，再根据渗液的颜色和黏稠度确定主要的渗液类型。

血性＝稀薄，鲜红。

浆液血性液＝稀薄,淡粉红色至粉红色。

浆液样＝稀薄,水样,清澈。

脓样＝稀薄或黏稠,不透明的棕色到黄色。

脓样带臭味＝黏稠,不透明的黄色到绿色并带有难闻的气味。

(8) 渗液量:使用透明的饼状四象限的同心圆公制计量工具,来帮助确定坏死组织量,确定渗液弄湿敷料面积的比例,以 24 小时计算。

无＝伤口组织干燥。

很少＝伤口组织湿润,没有可测量的渗液。

少量＝伤口组织潮湿;渗液均匀分布于创面;渗液弄湿敷料比例≤25％。

中量＝伤口组织饱和;渗液均匀或不均匀分布于伤口;渗液弄湿敷料比例在25％～75％。

大量＝伤口组织浸泡于渗液中;可见大量渗液;均匀或不均匀分布于创面;渗液弄湿敷料比例≥75％。

(9) 伤口周围皮肤颜色:评估伤口边缘 4 cm 内的皮肤。深色皮肤人群正常皮肤颜色比浅皮肤人群深,表现为"亮红"和"暗红色"。深色皮肤患者伤口愈合时,新的皮肤是粉红色的,并且可能永远不会变黑。

(10) 周围组织水肿和硬化:评估伤口边缘 4 cm 内的组织。确定凹陷性水肿方式:用手指向下压组织,等待 5 秒,释放压力,组织不恢复先前的位置,出现一个缺口即为凹陷性水肿。

(11) 硬化是指存在边缘的组织异常坚固,轻捏组织,如果无法捏起则可判断是硬化组织。使用透明的饼状四象限的同心圆公制计量工具确定水肿或硬化超出伤口的距离。

(12) 肉芽组织:是生长有小血管,填充全层伤口的结缔组织。健康的肉芽组织呈牛肉红,有光泽,具有柔软颗粒。肉芽组织血液供应不足则呈现淡粉色或暗白色,暗红色。

(13) 上皮化:上皮是表皮重建的过程,表现为粉红或红色的皮肤。在部分皮层破损的伤口,它可以从整个伤口床及伤口边缘爬皮;而在全皮层破损的伤口,它只从伤口边缘开始爬皮。使用透明的饼状四象限的同心圆公制计量工具来帮助测量上皮组织覆盖伤口的距离。

3. 评估结果与护理措施　该量表主要通过伤口大小、深度、边缘、潜行、坏死组织类型等全身因素评估患者伤口,不进行风险等级分级。护理人员可依据不同维度选择相应护理措施。每个项目按照其严重程度度计 1～5 分,总分为 13 个计分条目之和,范围从 13(皮肤完好但有损伤的危险)～65 分(深层组织受损),得分越低表示伤口状态越好。

根据伤口的整体情况进行相应的护理措施:

慢性伤口患者病程长,常发生同一个伤口类型的多个伤口,或多个伤口类型的伤口。当同时有 2 个以上伤口时,无论伤口类型如何,应给伤口编号,逐个进行局部评估,分别记录。愈合过程中伤口编号不变,大面积的伤口上皮化后可变成多个小伤口,编号可以进一步细化(伤口 1.1、伤口 1.2 等)。

小而深的伤口难以判断肌腱或筋膜位置时,通过自溶清创的方法,黄色组织面积变化不明显时,可以按肌腱和筋膜处理,注意保湿,保护肌腱,不能轻易用剪刀修剪。无法看到伤口基底的深度或有窦道、潜行时,可选用一次性吸痰管协助测量深度,避免使用硬质器材插入伤口,造成误伤。必要时用静脉输液针去除钢针后的细管测量细长的窦道深度。

随着社会的进步,人员的流动,白色和黑色皮肤人群的增加,给皮肤颜色的评估带来挑战。深色皮肤很难观察到因充血引起的皮肤颜色变化,必须有充足的照明。皮肤状态的评估包括触诊和检查,注意有无疼痛、周围硬块、皮肤纹理改变等。浅色皮肤人容易评估,而深色皮肤人应综合评估,方能获得准确结果。

根据伤口周围皮肤颜色、周围皮肤软硬度、渗液类型和渗液量的评估,对可疑感染的伤口进行分泌物病原菌培养。伤口分泌物病原菌培养结果是伤口感染的实验室依据。伤口感染是伤口愈合过程中最严重的局部干扰因素,细菌是引起伤口感染最常见的病原体,培养结果可以更准确地评估伤口,为临床合理使用抗生素或银离子敷料治疗感染慢性伤口及减少耐药菌产生提供科学依据,改进伤口护理策略。

在伤口感染控制的情况下,选用合适的敷料提供适宜环境,管理渗液、清除腐肉、促进肉芽生长,保护新生组织。

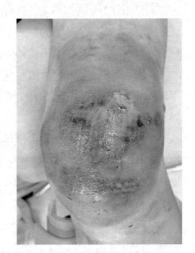

图5-1 左膝5cm×6cm大小伤口

(五) 案例分析

李某,男性,48岁,因车祸外伤收治入院,经急诊治疗,生命体征已平稳,左膝有5cm×6cm大小伤口(图5-1)。自述有痛感,疼痛评分为3分。辅助检查:红细胞计数$4.1×10^{12}$/L,白细胞计数$6.8×10^9$/L,中性粒细胞计数$6.5×10^9$/L,淋巴细胞计数$4.1×10^9$/L。

问题:(1) 该患者Bates-Jensen伤口评估评分为多少?

(2) 此阶段应如何制订治疗目标?

二、伤口床准备评估

(一) 概述

对伤口的全面准确评价是伤口愈合过程中的关键和制订治疗护理措施的基础。然而,伤口的愈合受许多因素的影响,比如伤口的局部清创、抗感染及湿性治疗等局部因素;同时,患者的年龄、心理、疼痛、营养等全身因素也不容忽视。TIME概念包括伤口组织类型;感染或炎症;湿性平衡和伤口边缘。它的目的是提供一个框架,通过这个框架,临床医护可以用系统的方式处理难愈伤口中的挑战。TIME之所以被证明是一个受欢迎且经久不衰的范例,其中一个关键原因可能是,它引导卫生专业人员找到治疗那些难以愈合的伤口的关键因素。但这个工具只用作评估局部伤口,不能对患者进行全面整体评估,而TIME-H量表作为TIME原则的修订,除伤口床准备外,还可对影响伤口愈合的全身因素进行评估,从而对伤口的愈合与转归提供综合评价。

（二）意义

TIME-H 量表不仅可以评价不同阶段的清创、渗液管理和感染控制等方面，还在 TIME 原则的基础上增加了影响全身愈合的因素及对愈合时间的评价和规划，并且强调系统性治疗手段的重要性，在治疗过程中多次动态评价，及时调整治疗方案，从而使伤口能够在正常环境下愈合。但该量表尚未成熟，并未在临床广泛使用。

（三）评估表

1. 评估表选择及信效度　TIME-H 量表是由 Ligresti 等在意大利阿斯蒂的一所医院连续收集 5 年 300 多例病例的基础上，于 2007 年编制出来的，指出应用 TIME-H 量表评估伤口愈合状态发生错误的比例＜10％。

2. 评估表详情及赋值　TIME-H 伤口评估量表由两部分组成，包括 TIME 伤口评估和影响伤口愈合因素评估，是对伤口直接的观察和对伤口面积、渗液量等变量的记录。伤口评估包括，T：清除坏死组织（面积％）；I：控制感染；M：保持创面适度平衡；E：边缘生长。每一项计分为 0～3 分，分数越高代表伤口床环境越不好；影响伤口愈合因素评估包括整体情况、精神状况、自我照顾、营养、年龄、易感染疾病 6 个方面，每项计分 0 或 1 分。TIME-H 评估总分 18 分，0～5 分代表伤口会愈合；6～11 分代表伤口不一定会愈合；12～18 分代表伤口很难愈合。详见表 5-2、5-3。

表 5-2　TIME-H 伤口预后评分量表

项目	评估
Tissue：清除坏死组织（面积％）	
0 分	0
1 分	面积＜30％
2 分	面积＜60％
3 分	面积＜90％
Infection：控制感染	
0 分	无
1 分	污染
2 分	定植
3 分	感染
Moisture：保持创面湿性环境	
0 分	无
1 分	少量分泌物
2 分	很多分泌物
3 分	恶臭分泌物
Edge：矫正细胞功能	
0 分	0
1 分	＞30
2 分	＞60
3 分	＞90

表 5-3 TIME-H影响伤口愈合因素评估

项目	评估
整体情况	
0 分	0
1 分	1
精神状况	
0 分	好
1 分	不好
自我照顾	
0 分	好
1 分	不好
营养	
0 分	好,Alb>35 g/L
1 分	Alb<35 g/L
年龄(周岁)	
0 分	<70
1 分	>70
易感染疾病	
0 分	没有
1 分	有

(四) 评估细则

1. 评估时机

(1) 此表是所有患者入科时进行评分,建议入科 24 小时之内完成评估。

(2) 伤口评估频率至少 1 周 1 次。

(3) 当患者出现评估因素改变时,需复评。

2. 评估注意事项 需关注的评估项目:自我照顾不好指患者大部分的日常生活活动需要协助或患者需要全职照护;精神状况不好指患者抑郁、焦虑、或有其他精神健康相关的情况,包括老年痴呆、精神分裂症;易感染疾病包括糖尿病、贫血、免疫缺陷、肥胖、吸烟,量表中未穷尽所有疾病,因此需要将患者疾病与量表中的描述进行对比后选择。

3. 评估结果与护理措施 该量表总分为 0~18 分,风险等级划分及相对应护理措施如下。

(1) 0~5 分,伤口会愈合。注意保护肉芽/上皮组织。

(2) 6~11 分,伤口不一定会愈合。进行失活组织的清创,降低感染风险,保护周围皮肤(如降低过于湿润导致的浸渍风险或对干燥皮肤重新补水),改善患者舒适度(例如,减轻疼痛和尽可能减少伤口异味),应通知医师。

(3) 12~18 分,伤口很难愈合。管理湿性平衡,补水或减轻渗出液程度,生成湿润伤口环境。例如,使用合适敷料(例外情况是干性坏疽,其目标是保持趾部干燥而不是湿润）。减少伤口生物负载/控制感染，例如，局部抗菌治疗（包括防腐剂）可用于局部感染和结合使用抗生素疗法用于治疗弥散性或全身性感染。

（五）案例分析

现病史：王某，女性，61岁，左足背划伤，家人未给予重视，经久未愈，现收治入院治疗（图5-2）。患者精神可，自理能力较差，日常生活需要协助。既往患糖尿病十余年，目前规律用药，血糖可控制正常范围内。伤口坏死组织占伤口床面积的75%，分泌物较多，呈黄褐色。

体格检查：生命体征正常，身高155 cm，体重50 kg，皮肤弹性较差。

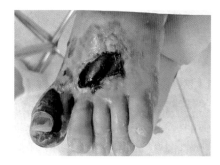

图5-2 案例伤口坏死组织

辅助检查：红细胞计数$4.1×10^{12}$/L，白细胞计数$6.8×10^9$/L，中性粒细胞计数$8.5×10^9$/L，血红蛋白85 g/L，白蛋白26 g/L。分泌物检查结果示金黄色葡萄球菌感染。

问题：（1）该患者TIME-H伤口评估评分为多少？

（2）此阶段应如何制定治疗目标？

三、整体伤口评估

（一）概述

尽管当前的工具提供了标准伤口评估方法，但它们都集中于伤口本身，用于伤口周围区域的描述项有限。因此，需要易于使用的伤口评估工具，可将伤口周围区域评估安全集成至伤口愈合范例中。Wounds International（伤口评估三角）是由Dowsettc等在2013—2014年进行的一项全球研究，是一种新的伤口评估工具。该工具将当前的伤口床准备和TIME概念扩展至伤口边缘之外，包括伤口床、伤口边缘、伤口周围皮肤3个区域，是一种整体伤口评估框架，以一种直观的方式评估和管理伤口所有的区域，以提供最佳临床决策。

（二）意义

将该方法作为整体评估的一部分，可完全集成于整体患者评估，通过促进早期识别有伤口周围皮肤问题风险的患者、执行相应预防和治疗策略，治疗规范得以改进，有助于医护人员不只是关注伤口本身，这对临床和患者治疗效果非常重要，且三角形的3个区域十分简单，可使患者积极参与到伤口管理中。伤口评估三角可用作以简单且容易记住的方式充分评估伤口的工具；提醒医护人员把患者作为整体看待的重要性；把各项评估内容按评估三角重新定义，尤其是伤口床评估排在首位，包括周围皮肤评估，提醒医护人员在查看伤口时注意该皮肤区域的重要性。

（三）评估表

1. 评估表选择及信效度　选用伤口评估三角。该工具将当前的伤口床准备和TIME概念扩展至伤口边缘之外，提出了一个简单的框架，是包括超越伤口边缘的伤口周围皮肤在内的直观伤口评估工具,它将伤口评估分为 3 个区域:伤口床、伤口边缘和伤口周围皮肤(图 5-3)。

2. 评估表详情及赋值　此为一种伤口整体评估框架,没有赋值。

(1) 伤口评估三角识别 3 个明显不同但相互联系的区域或核心区,分别需要不同的方法。

1) 伤口评估三角—伤口床:查找肉芽组织迹象,同时清除死亡或失活组织,控制渗出液程度和减少伤口中的生物负载。伤口尺寸(长度、宽度或面积及深度)、外观和部位的基线和系列测量将有助于确定治疗基线和监测干预产生的各种反应,应该使用前后一致的检测方法,帮助有效跟踪指定天数内的变化(例如,7~14 天)。伤口床中发现的问题可能超过伤口边缘,扩展至周围皮肤(例如,浸渍、红斑、肿胀)。

记录伤口尺寸:长度____cm;宽____cm;深度____cm。

记录在伤口床中发现的组织类型、渗出液和感染情况。

2) 伤口评估三角—伤口边缘:在愈合过程中,上皮细胞迁移穿过整个伤口床,覆盖伤口表面(生成上皮)。为了能够迁移,伤口边缘需要湿润、完整、连接伤口基部,与伤口基部同高。伤口边缘评估能够提供伤口病因、愈合进展和当前管理计划是否有效的信息。通过减少死腔、潜行、增厚或卷边清创及改善渗出液管理减少伤口愈合障碍,将浸渍风险降至最低。

评估伤口边缘的湿性水平、潜行长度、卷边量。

3) 伤口评估三角—伤口周围皮肤:伤口周围皮肤问题(即伤口边缘 4 cm 范围内的皮肤及敷料下面的所有皮肤)很常见,可能会延迟愈合、引起疼痛和不适、扩大伤口,对患者生活质量产生不良影响。渗出液量是增加伤口周围皮肤损伤风险的关键因素,接触更多渗出液会减弱皮肤屏障功能,增加皮肤破损和浸渍的风险,这可能会使患者更容易出现接触性皮炎。应补充干燥皮肤水分,避免接触渗出液/水分,尽可能减轻伤害。

评估伤口周围皮肤,记录所有问题的程度,例如小于 1~4 cm 的伤口边缘。

(2) 伤口评估三角在实际中的使用:

1) 整体评估的目的是全面了解患者的伤口治疗情况、病因、历时和状态及可能妨碍愈合的所有因素,包括:①并发症,例如糖尿病、心血管疾病、呼吸系统疾病、静脉/动脉疾病、恶性肿瘤。②药物治疗,例如皮质类固醇、抗凝血剂、免疫抑制剂、化疗药物、非类固醇类抗炎药等药物。③全身或局部感染(如骨髓炎)。④减少供氧和组织灌注。⑤年龄增加。⑥疼痛。⑦营养不良和水分不足。⑧生活方式(如大量饮酒、吸烟)。⑨肥胖。

另外,应了解伤口如何影响患者日常生活。例如,更换敷料时的疼痛程度、睡眠障碍、浸透和恶臭。

2) 制订管理计划:成功控制伤口的关键是对每种情况进行准确和及时的伤口评估。评估完成后制订合理的管理计划。设定治疗目标时,患者也应参与进来,确保识别和考虑其担忧和优先问题。准确和及时的伤口评估对于确保正确诊断、制订护理计划很重要,用于包括患者、护理者和家庭在内的整体评估环境。

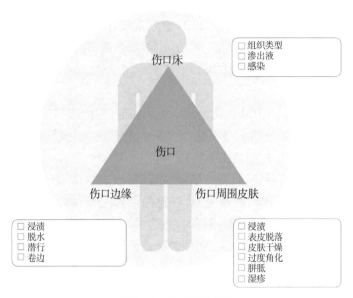

图 5-3　伤口评估三角

3）制订治疗目标：对于多数患者而言，疗法应针对治疗潜伏病因（例如，用加压疗法治疗潜在静脉疾病和用减负/减压控制糖尿病性足溃疡和压力性损伤）和针对控制局部伤口环境，以促进伤口愈合。

治疗目标：①保护肉芽/上皮组织。②失活组织的清创（例如，坏死组织和腐肉），降低感染风险。③管理湿性平衡（补水或减轻渗出液程度，生成湿润伤口环境。例如，使用合适敷料）。例外情况是干性坏疽，其目标是保持趾部干燥而不是湿润。④减少伤口生物负载/控制感染[例如，局部抗菌治疗（包括防腐剂）可用于局部感染和结合使用抗生素疗法用于治疗弥散性或全身性感染]。⑤保护周围皮肤（例如，降低过于湿润导致的浸渍风险或对干燥皮肤重新补水）。⑥改善患者舒适度（例如，减轻疼痛和尽可能减少伤口异味）。

4）记录伤口评估，正式的伤口评估图表对于确保评估涵盖所有相关领域很有用，还可用于指导应该记录哪些内容。

应该记录所有观察和评估结果（包括图片）、管理计划和原因以及重新评估计划，帮助监测和促进护理人员之间的沟通。应该使用公认的术语和通用语言进行说明。

5）患者参与伤口评估，由于缺乏对伤口的管理控制，伤口患者可能会有无能为力的感受。在评估过程中要询问和考虑患者的体验和优先问题、分享决策对于增强患者信心很重要。除了要改善患者和护理医护人员之间的关系外，它可能会通过提高与治疗干预一致性、鼓励自我监控和管理实现更佳效果。

（四）评估细则

1. 评估时机

（1）随着伤口的逐渐愈合，治疗目标也随之改变。应根据目标设定敷料更换频率、记录需要以何种频率更换敷料的原因(例如,渗出液程度,预计使用时间)。

(2) 每次更换敷料时,应重新评估伤口,定期重新评估当前疗法,确认其持续有效。例如,渗出液通常会随着伤口愈合而减少。渗出液颜色或稠度变化或异味或渗出程度增加时,应立即深入分析和重新评估管理计划。

2. 评估注意事项

(1) 当同时有 2 个以上伤口时,无论伤口类型如何,应给伤口编号,逐个进行局部评估,分别记录。愈合过程中伤口编号不变,大面积的伤口上皮化后可变成多个小伤口,编号可以进一步细化(伤口 1.1、伤口 1.2 等)。

(2) 小而深的伤口难以判断肌腱或筋膜位置时,通过自溶清创的方法,黄色组织面积变化不明显时,可以按肌腱和筋膜处理,注意保湿,保护肌腱,不能轻易用剪刀修剪。无法看到伤口基底的深度或有窦道、潜行时,可选用一次性吸痰管协助测量深度,避免使用硬质器材插入伤口,造成误伤。必要时用静脉输液针去除钢针后的细管测量细长的窦道深度。

(3) 深色皮肤很难观察到因充血引起的皮肤颜色变化,必须使用充足的照明。皮肤状态的评估包括触诊和检查,注意有无疼痛、周围硬块、皮肤纹理改变等。浅色皮肤人容易评估,而深色皮肤人应综合评估,方能获得准确结果。

(4) 根据伤口周围皮肤颜色、周围皮肤软硬度、渗液类型和渗液量的评估,对可疑感染的伤口进行分泌物病原菌培养。

(5) 评估伤口时须留取图像,以便于对伤口再评估,同时被用于记录伤口护理过程和护理效果,保存、积累伤口资料、远程会诊,以及作为护士规避风险、自我保护的法律证据。

3. 评估结果与护理措施   该量表主要通过伤口床、伤口周围皮肤、伤口边缘 3 个维度评估患者伤口,护理人员可依据不同维度选择相应护理措施。

(1) 伤口床护理措施:清除无活性组织(清创)、控制渗出液(例如,选择病因疗法)-加压疗法/合适敷料、控制细菌负载量(例如,抗生素)、对伤口床补水(例如,水凝胶)、保护肉芽/上皮组织(例如,使用不粘连敷料)。

(2) 伤口周围皮肤护理措施:控制渗出液(例如,选择病因疗法)-加压疗法/合适敷料、保护皮肤(例如,护肤产品/无创敷料、避免过敏原)、补充皮肤水分(例如,润肤剂)、清除无活性组织(清创)。

(3) 伤口边缘护理:控制渗出液(例如,选择病因疗法)-加压疗法/合适敷料、对伤口边缘补水(例如,护肤脂)、清除无活性组织(清创)、保护肉芽/上皮组织(例如,不粘连敷料)。

(五) 案例分析

患者,方某,45 岁,肝移植术后,骶尾部压力性损伤,不可分期(图 5-4),按照伤口三角评估方法,评估并记录伤口床、伤口边缘和伤口周围皮肤的状况,并制定管理计划。

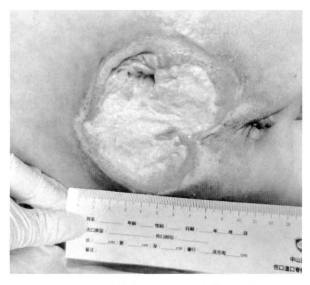

图 5-4 肝移植术后骶尾部压力性损伤案例

四、慢性伤口患者心理评估

(一) 概述

关于慢性伤口患者生活质量方面的消极影响研究较多,包括生理学和心理社会学影响。虽然伤口专科护士在处理伤口时重视评估影响伤口愈合的因素,但往往忽略心理学因素的评估。对于慢性伤口患者,不仅要评价他们的健康相关问题,同时更要关注患者的心理健康,这对促进疾病康复非常重要。评估患者的心理状况及面对慢性伤口的应对能力能够更加全面地了解患者,从而更有针对性地与患者沟通,帮助其树立信心,并为患者提供个体化的伤口护理方案,共同促进其伤口愈合。

(二) 意义

以往关于慢性伤口的研究只是关注伤口局部的处理及慢性伤口愈合的病理生理学过程,现在国外越来越多的研究关注心理学因素对慢性伤口愈合的影响,并有研究证实消极情绪能够阻碍伤口的愈合,积极的情绪及良好的社会支持能够促进伤口愈合。临床医务人员在治疗伤口的同时,要全面评估患者,了解患者的心理状态及面对慢性伤口的应对能力,从而更有针对性地与患者沟通,共同解决遇到的困难,缩短伤口愈合时间。在今后的研究中,应制订更加规范的评估内容,实施个体化的伤口护理措施,使慢性伤口患者早日康复,回归到正常的日常生活及社会活动中,提高患者的生活质量。

(三) 评估表

1. 评估表选择及信效度 WOWI 量表(Well-being in wounds inventory,WOWI)是自评量表,由 Upton 等在健康管理量表(health measurement scales)的基础上发展而来。该量表不仅评价患者的消极影响,同时评价患者的积极情绪、生活满意度、应对能力、乐观态度和对未来的希望,以帮助伤口治疗师更便捷、全面地评估患者及其需求。

原 WOWI 量表的 Cronbach's α 系数为 0.91,徐薇薇等汉化并测量 WOWI 的

Cronbach's α系数为0.89,平均内容效度为0.96,重测信度0.983,说明WOWI具有良好的信效度和稳定度。

2. 评估表详情及赋值　该量表用于测量慢性伤口患者的积极心理状况,共19个条目,2个维度,包括伤口消极影响和个人主观情绪与应对。伤口消极影响由7个条目组成,其中4个条目评估伤口带来的影响,另外3个条目针对患者的消极情绪评价。个人主观情绪与应对由12个条目组成,分别包括个人感知能力(4个条目)及控制能力(2个条目)、生活满意度(2个条目)、社会支持(2个条目)及对未来的希望(2个条目)。量表采用Likert 5级评分,总分0～100分,分值越高代表积极心理状况越好。其中<25分代表积极心理状况低,25～76分代表积极心理状况较好,＞76分代表积极心理状况非常好。详见表5-4。

表5-4　慢性伤口患者积极心理状况评分量表

项目	评分				
我在以下方面存在问题	非常同意 (5分)	同意 (4分)	中立 (3分)	不同意 (2分)	非常不同意 (1分)
1. 我伤口疼痛 2. 我伤口有气味 3. 我伤口有渗液 4. 我的社交状况					
伤口使我感觉到	非常同意 (5分)	同意 (4分)	中立 (3分)	不同意 (2分)	非常不同意 (1分)
5. 焦虑或担心 6. 有压力 7. 抑郁或痛苦					
我相信我有能力处理 以下方面遇到的困难	非常正确 (5分)	正确 (4分)	中立 (3分)	不正确 (2分)	非常不正确 (1分)
8. 日常生活 9. 伤口护理或治疗 10. 伤口临床症状(疼痛、渗液、气味 　　及活动受限等) 11. 社交状况					
以下方面您的幸福程度如何	非常幸福 (5分)	幸福 (4分)	中立 (3分)	不幸福 (2分)	非常不幸福 (1分)
12. 日常生活 13. 社交状况					
以下方面您感受到的支持程度如何	非常支持 (5分)	支持 (4分)	中立 (3分)	不支持 (2分)	非常不支持 (1分)
14. 日常生活 15. 伤口护理或治疗					

（续表）

您觉得对以下方面的控制力如何	完全控制 （5分）	部分控制 （4分）	中立 （3分）	较少控制 （2分）	不可控制 （1分）

16. 日常生活

17. 社交状况

您觉得对未来就以下方面的希望如何	非常有希望 （5分）	有希望 （4分）	中立 （3分）	较少希望 （2分）	无希望 （1分）

18. 日常生活

19. 社交活动

对您的伤口的其他述评及它对您的生活造成的其他影响

（四）评估细则

1. 评估时机

（1）此表为所有患者入科时进行评分，建议入科24小时之内完成评估。

（2）不同伤口愈合阶段需复评。

（3）当患者出现评估因素改变时，需复评。

2. 评估结果与护理措施　量表采用Likert 5级评分，总分0～100分，分值越高代表积极心理状况越好，风险等级划分及相对应护理措施如下。

（1）<25分代表积极心理状况低，正确及时的健康教育，给予家庭社会支持，通知医师，使患者尽早适应新的角色及住院环境。

（2）25～76分代表积极心理状况较好，解除患者对疾病的紧张、焦虑、悲观、抑郁等情绪，增强战胜疾病的信心。

（3）>76分代表积极心理状况非常好。

（五）案例分析

请选择一位患者，使用WOWI量表对患者心理进行评估，了解患者的心理状态及面对慢性伤口的应对能力。

第二节 造口护理评估

一、概述

造口护理是造口患者术后及日常生活中必需进行的操作,造口护理的质量直接影响患者的身心健康,对患者及家庭的生活质量也都有很大的影响。不同造口及造口情况对应的造口护理方案及措施都是不同的,只有对造口的状况有了全面、专业的掌握,才能制订出符合患者需求的造口护理计划并最终落实。因此,造口护理评估是做好造口护理的第一步,是采取科学、合理、有效的护理措施的前提和依据。如果没有对造口进行全面的评估,造口护理很难达到预期的效果,常会导致造口底盘渗漏,造口周围皮肤及造口并发症的出现,给患者增加痛苦,增加费用支出,对患者造成身心两方面的负面影响。

造口护理过程中患者的参与及感受也是非常重要的,对患者的整体情况进行评估有助于造口护理方案的选择,配合造口护理的实施,达到最佳效果。

二、意义

造口评估的目的是通过评估了解患者的造口状况、是否存在造口周围皮肤并发症和造口并发症,以及患者与造口有关的整体情况,为造口护理操作方法和造口器具的选择及使用提供参考和依据,及时为有并发症的患者进行有针对性的护理干预,增加造口护理的有效性和舒适性,减少造口并发症的发生风险,提高造口患者的生活质量。

三、评估表

(一) OST 造口皮肤工具

1. 评估表选择及信效度　OST 造口皮肤工具(ostomy skin tool)是由一个国际造口护士小组与康乐保公司合作编制而成的。该工具包括 DET 评分及 AIM 护理指南两部分。OST 重测信度 0.84,评定者间一致性为 0.54。

2. 评估表详情及赋值　DET 评分对造口周围皮肤的变色(discolouration,D)、侵蚀(erosion,E)和组织增生(tissue overgrowth,T)三方面受影响面积和严重程度进行打分。受影响的面积,用异常皮肤面积占造口底盘粘贴处皮肤面积的百分比表示,不受影响为 0 分,<25%为 1 分,25%~50%为 2 分,>50%为 3 分。皮肤损伤的严重程度用 1 分和 2 分来表示。当皮肤损伤的面积为 0%时,则不用考虑其严重程度,得分为 0 分。根据计分标准分别算出 3 个领域的分数后,把 3 个领域的受影响面积得分和严重程度得分相加得出总分,得分范围为 0~15 分。0 分表示造口周围皮肤是健康的,得分越高说明造口周围皮肤问题越严重。每次护理均给予评分,通过分数的变化,可以反映造口周围皮肤问题的改善或恶化。需要注意的是,如果 D 评分为 0,则 DET 总分一定为 0;如果受

影响面积评分为 0,则严重程度评分一定为 0;如果受面积影响>0,则严重程度评分一定
>0。见表 5-5。

表 5-5　DET 评分内容及标准

项目	受影响的面积	得分	严重程度	得分
D-颜色变化	没有颜色改变	0	没有颜色改变	0
	<25%	1	有颜色改变	1
	25%~50%	2	有颜色改变,并伴有并发症(疼痛、发亮、皮肤硬化、发热、痒、烧灼感)	2
	>50%	3		
E-浸渍/溃疡	没有浸渍/溃疡	0	没有浸渍/溃疡	0
	<25%	1	损伤只到表皮层	1
	25%~50%	2	损伤到表皮层和真皮层,伴有并发症(渗出、出血或溃疡)	2
	>50%	3		
T-组织增生	没有组织增生	0	没有组织增生	0
	<25%	1	增生组织高于皮肤水平	1
	25%~50%	2	增生组织高于皮肤水平,伴有并发症(渗出、出血或溃疡)	2
	>50%	3		

DET 评分标准解决了造口周围皮肤异常的一些处理都只凭借临床经验而没有一个确定的实践标准的实际问题。它从皮肤颜色改变、皮损/溃疡、增生 3 个维度对造口周围皮肤状况进行评分,具有使用简单、评估者易于掌握,适用于各种造口类型的特点,通过直观、直接、标准化的评估,为护理人员和患者提供了一个简单的获取造口周围皮肤状况的方法。

另外,该工具根据病因将造口周围皮肤并发症(peristomal skin complications,PSCs)分为化学性刺激(刺激性接触性皮炎、过敏性皮炎)、机械性损伤、与疾病有关、与感染有关 4 类,每类均给予相应的护理指导即《AIM 指南》,包括评估(assessment,A)、干预(intervention,I)和监测(monitoring,M)三方面内容。

3. 评估细则

(1) 评估的频率:每次造口护理均可用于评分。

(2) 评估注意事项:评估前应将造口周围皮肤清洗干净。

(3) 评估结果与护理措施:该评估工具是对已发生的造口周围皮肤问题严重程度进行评价。根据 DET 得分可将造口周围皮肤损伤的严重程度分为 4 个等级:正常(0 分)、轻度(1~3 分)、中度(4~6 分)和重度(7~15 分)。

根据评估的造口周围皮肤严重程度并结合造口情况给予患者相应的造口护理措施。

(二) SACS 工具

1. 评估表选择及信效度　SACS 工具也称为"造口周围皮肤问题研究工具(study on peristomal skin disorders)"或"造口周围皮肤损伤评估工具(peristomal skin lesions assessment instrument)"。SACS 工具(studio alterazoni cutanee stomale,SACS)是

Bosio 等在 2003 年创建的一种评估工具,可对造口周围皮肤问题进行评估和分级,内容包括造口周围皮肤损伤类型和具体位置。内容效度 $CVI=0.94$,评定者间一致性($K=0.84\sim1$)。

2. 评估表详情及赋值　SACS 工具包括 2 个方面的内容:造口周围皮肤损伤类型和具体位置(表 5-6)。

表 5-6　SACS 工具

皮肤损伤类型 L			皮肤损伤的位置 T	
L1	充血性损伤	造口周围皮肤发红但皮肤完整	TⅠ	左上象限(12 点到 3 点)
L2	侵蚀性损伤	皮肤完整性破坏但未累及皮下组织,部分皮肤层缺失	TⅡ	左下象限(3 点到 6 点)
L3	溃疡性损伤	损伤累及皮下组织,全层皮肤缺失	TⅢ	右下象限(6 点到 9 点)
L4	溃疡性损伤	全层皮肤缺失,伴失活或坏死组织(坏死、纤维化)	TⅣ	右上象限(9 点到 12 点)
LX	增生性损伤	皮肤出现异常增生(如增生、肉芽肿、赘生物)	TV	所有象限

皮肤损伤的类型以 L 表示。L1:充血性损伤,造口周围皮肤发红但皮肤完整;L2:侵蚀性损伤,皮肤完整性破坏但未累及皮下组织,部分皮肤层缺失;L3:溃疡性损伤,损伤累及皮下组织,全层皮肤缺失;L4:溃疡性损伤,全层皮肤缺失,伴失活或坏死组织(坏死、纤维化);LX:增生性损伤,皮肤出现异常增生(如增生、肉芽肿及赘生物)。造口周围皮肤正常时,则记为"完整"。

皮肤损伤的位置用 T 代表的象限表示,以造口为中心,将造口周围皮肤分为 4 个象限,TⅠ:左上象限(12 点~3 点);TⅡ:左下象限(3 点~6 点);TⅢ:右下象限(6 点~9 点);TⅣ:右上象限(9 点~12 点);TV:所有象限。因此,在描述 PSCs 时需要说明皮肤损伤的类型(L1、L2、L3、L4、LX)和发生位置(TⅠ、TⅡ、TⅢ、TⅣ、TV)。如果患者损伤深度达皮下组织,但无失活组织,损伤位置为左下象限,则表示为 L3 TⅡ。

相比 DET,SACS 工具在国内使用较少,但其内容除评估造口周围皮肤损伤类型,还评估皮肤损伤位置,更加形象具体,进一步丰富了造口周围皮肤问题的评估内容。虽然其信效度得到了一定验证,但仍需要更大样本的研究来了解该工具在降低护理成本、改善患者预后等方面的作用。同时,该工具未以计分形式评估造口周围皮肤问题的严重程度,只是客观地描述了皮肤问题情况,对临床护理的指导作用较弱,临床应用相对 OST 较少。

3. 评估细则

(1)评估的频率:每次造口护理均可用于评分。

(2)评估注意事项:评估前应将造口周围皮肤清洗干净。

(3)评估结果与护理措施:该评估工具是对已发生的造口周围皮肤问题严重程度进行评价。根据评估的造口周围皮肤严重程度并结合造口情况给予患者相应的造口护理措施。

(三) 造口周围皮肤分类工具

1. 评估表选择及信效度　造口周围皮肤分类工具(classification of peristomal skin, CPS)是瑞典 Borglund 等于 1988 年研制的,评定者间一致性($K=1$)。

2. 评估表详情及赋值　该工具将造口周围皮肤分为未见明显损伤、皮肤发红(erythematous erosive, E)和皮肤增生(pseudo verrucose, P)3 种类型。皮肤损伤的严重程度被分为轻度和重度,分别用"＋""＋＋"来表示。

轻度的皮肤发红(E＋)指造口周围皮肤出现面积$<1\,cm\times2\,cm$ 的丘疹样或黄斑样病变,伴/不伴面积$<1\,cm\times1\,cm$ 的小水疱或小破损;重度的皮肤发红(E＋＋)指造口周围皮肤上红斑面积$\geqslant1\,cm\times2\,cm$,皮肤破损的面积$\geqslant1\,cm\times1\,cm$。

轻度的皮肤增生(P＋)指紧靠造口的皮肤上出现 $2\sim3\,mm$ 高的疣状小结节;重度的皮肤增生(P＋＋)指紧靠造口的皮肤上出现高 $5\sim10\,mm$ 的小结节。

3. 评估细则

(1) 评估的频率:每次造口护理均可用于评分。

(2) 评估注意事项:评估前应将造口周围皮肤清洗干净,使用测量尺测量大小。

(3) 评估结果与护理措施:该评估工具是对已发生的造口周围皮肤问题严重程度进行评价。根据评估的造口周围皮肤严重程度并结合造口情况给予患者相应的造口护理措施。

(四) 造口相关并发症严重指数工具

1. 评估表选择及信效度　OCSI 造口相关并发症严重指数工具(ostomy complication severity index)是美国印第安纳大学护理学院 Pittman 等于 2014 年开发的,用于评估造口周围皮肤并发症(PSCs)和造口并发症。该工具评定者间一致性($ICC=0.991$),各条目评定者间一致性($K=0.71\sim1.00$)。

2. 评估表详情及赋值　OCSI 工具对 PSCs 和造口并发症及各自的严重程度进行了描述。PSCs 包括造口周围刺激性皮炎、造口黏膜皮肤分离、皮肤增生、渗漏;造口并发症包括造口疼痛、造口出血、造口坏死、造口狭窄和造口回缩。每个并发症的严重程度被分成轻度、中度和重度,赋值 1 分、2 分和 3 分,0 分代表没有并发症出现,3 分表示非常严重。9 种并发症的得分相加即为总分,得分范围为 $0\sim27$ 分,分数越高表示造口相关并发症越严重。

3. 评估细则

(1) 评估时机:每次造口护理均可用于评分。

(2) 评估注意事项:评估前应将造口周围皮肤清洗干净。建议由专业人士进行评估。

(3) 评估结果与护理措施:该评估工具是对已发生的造口周围皮肤问题严重程度进行评价。根据评估的造口周围皮肤严重程度并结合造口情况给予患者相应的造口护理措施。

（五）ABCD–造口评估表（ABCD-Stoma）

1. **评估表选择及信效度**　考虑到 DET 工具、SACS 工具等造口周围皮肤评估工具为美洲学者开发，其适用人群多为白色人种，可能不适用于有色人种中出现的皮肤问题，日本创伤、伤口及失禁管理学会开发了 ABCD-Stoma。该工具的组内相关系数为 0.754。ABCD-Stoma 在皮肤损伤程度上与 DET 内容较为相似。而相比 SACS 工具仅从皮肤象限角度描述损伤位置，该工具的部位描述更具有指导意义，更有助于患者理解皮肤损伤部位，提高患者自我护理能力。同时该工具也有较好的操作性。但该工具主要在日本境内使用，尚未发现在其他地区使用的报道。因此，其适用性、有效性有待进一步验证。

2. **评估表详情及赋值**　该工具将造口周围皮肤分为 A、B、C 3 个部分，分别评估各部分的皮肤问题严重程度，同时评估 A、B、C 3 个区域的皮肤颜色变化，用 D 表示。

部位：A（Adjacent，A）相邻部：指从造口到造口底盘之间的部分；B（Barrier，B）底盘部：指粘贴造口底盘的部位；C（Circumscribing，C）外部：指医用胶布、造口袋等附属品接触的范围。该工具将造口周围皮肤问题分为急性损伤和慢性损伤。急性损伤包括 3 个等级：红斑、糜烂、水疱或脓疱，分别记 1～3 分；慢性损伤包括溃疡或组织增生，记 15 分。总分 0～45 分。

D（Discoloration，D）表示 A、B、C 3 个区域皮肤的颜色变化。没有颜色改变记为 0 分，色素沉着记为 P（Pigmentation，P），色素脱失记为 H（Hypopigmentation，H）。

该工具的评分结果表示为：A__B__C__:__（A、B、C 3 个部分总分）:D__。例如，患者 A 部位有糜烂，记为 2 分；B、C 部分没有问题，分别记为 0 分；A、B、C 整个区域皮肤没有颜色改变，记为 0 分；则该患者的评分结果为：A2B0C0:2D0。

3. **评估细则**

（1）评估的频率：每次造口护理均可用于评分。

（2）评估注意事项：评估前应将造口周围皮肤清洗干净。

（3）评估结果与护理措施：该评估工具是对已发生的造口周围皮肤问题严重程度进行评价。根据评估的造口周围皮肤严重程度并结合造口情况给予患者相应的造口护理措施。

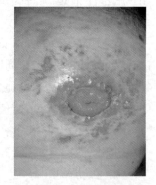

图 5-5　案例：造口周围皮肤问题

四、案例分析

现病史：患者，张某，男性，60 岁，因直肠癌行 MILES 术，术后 4 天，排水样便，使用造口底盘时有渗漏，皮肤出现问题，具体情况如图 5-5 所示。

问题：（1）为该患者进行造口护理前应进行哪些方面的评估？

（2）分别使用 OST 和 SACS 评估造口周围皮肤时结果如何？

（3）是否需要制订造口护理计划？

第三节　静脉治疗护理评估

一、PICC 相关性血栓风险评估

(一) 概述

经外周静脉置入中心静脉导管相关性血栓(peripherally inserted central catheter-related venous thrombosis，PICC - RVT)，是指 PICC 穿刺、植入过程中导管刺激、损伤到管壁或因患者身体状况等风险因素促使 PICC 所植入的静脉内壁和导管的附壁形成血凝块的过程，是 PICC 留置过程中最严重的并发症之一。PICC 相关性血栓风险评估表，是通过构建数学模型的方式，从各相关因素中筛选出能独立影响疾病或症状发生的因素，并将这些因素作为预测指标，来实现 PICC - RVT 发生风险的预测。

(二) 意义

PICC 相关性血栓风险评估表，用于高危人群的早期识别，以指导医护人员尽早采取干预措施，预防 PICC - RVT 的发生。同时，作为一种简单、经济、有效的预测评估方法，可减少患者的有创性检查，降低医疗费用，提高医疗资源有效利用率有非常重要的价值。

(三) 评估表

1. 评估表选择及信效度　选用 Maneval 团队构建的 PICC 相关性血栓风险评估表。根据前期研究数据与 Seeley 等于 2007 年制定的 PICC 置管患者上肢深静脉血栓形成的风险评估预测模型，构建囊括置管前、置管中、置管后 3 个阶段的 PICC 相关性血栓风险评估表。李楠等于 2017 年对此评估表进行翻译、回译及跨文化调适，形成中文版 Maneval 血栓风险评估表。中文版 Maneval 血栓风险评估表，采用 Cronbach's α 系数及评定者信度 $Kappa$ 值评价量表的信度为 0.781。量表各条目的评定者信度 $Kappa$ 值为 0.615~1.000，该量表的评定者间一致性较好。量表的 $I-CVI$ 值为 0.733~1.000，$S-CVI/Ave$ 值为 0.972，说明该量表内容效度较好。

2. 评估表详情及赋值　中文版 Maneval 血栓风险评估表由 3 部分组成，分别是置管前风险评估(pre-insertion risk assessment tool)、置管中静脉置管情况评估(a central venous assess calendar)、置管后风险评估(post-insertion risk assessment tool)。在置管前、置管中、置管后对患者的基本情况、留置静脉相关情况、置管后活动情况、治疗情况及置管侧肢体的临床症状及体征五大方面进行上肢深静脉血栓形成相关风险因素评估，从而更好地预测血栓的发生。

量表共计 5 个方面，包括 45 个条目，分别是患者基本情况评估、置管情况、置管后活动相关情况、置管后治疗情况、置管后临床症状及体征。患者风险评估完成后，统计选择"是"和"否"的数量。选择"是"的条目记为 1 分，选择"否"的条目记为 0 分，该量表最高得分为 45 分，最低得分为 0 分。详见表 5 - 7~5 - 10。

表 5-7 置管前风险评分量表

姓名：	床号：	年龄：	性别：		

PICC 置管原因：   (1)血管通路;(2)抗凝;(3)胃肠外营养;(4)其他(特别是：   )

1	患者是否有以下诊断？（可多选）		
	上腔静脉综合征	是	否
	恶性肿瘤	是	否
	高血压	是	否
	糖尿病	是	否
	高血脂	是	否
	冠心病	是	否
	肥胖(BMI＞30)	是	否
	骨髓抑制	是	否
2	患者近 1 个月是否有手术史？	是	否
3	患者是否有深静脉血栓史？	是	否
4	患者是否有抗凝药物使用史？	是	否
5	患者年龄是否大于 60 岁？	是	否
6	患者是否有感染？	是	否
7	患者是否有吸烟史？	是	否
8	患者是否有激素替代治疗？	是	否
9	患者血液指标检查是否有以下情况？		
	血小板计数异常	是	否
	白细胞异常	是	否
	纤维蛋白原含量高	是	否
	D-二聚体浓度高	是	否
10	患者是否有中心静脉导管(CVC、PICC、输液港置管史)？	是	否
11	患者是否有放疗史？	是	否
12	患者是否有化疗史？	是	否
13	患者是否有外伤史？	是	否
14	患者是否有纵隔占位？	是	否
15	患者是否有腋下淋巴结清扫术？	是	否

表 5-8 置管中风险评分量表

姓名：	床号：	住院号：	诊断：	置管日期：

臂围:左臂围：   右臂围：

置管位置:左臂   右臂   置管静脉：

导管总长度：   入：   cm,   外：   cm

导管尖端位置：

1	置管静脉较细,弹性差	是	否

（续表）

2	静脉选择（非贵要静脉）	是	否
3	穿刺部位肘下	是	否
4	导管尖端位置未到达上腔静脉中、下 1/3	是	否
5	穿刺次数≥3 次	是	否
6	术中异位次数≥3 次	是	否
7	置管后调整次数≥3 次	是	否

表 5-9　置管后风险评分量表（第一部分）

姓名：　　　　　置管日期：

置管前臂围测量：左臂围：　cm，　　右臂围：　cm

1	患者置管侧肢体运动不良	是	否
2	患者置管侧肢体自主运动受限	是	否
3	患者侧卧位置管侧肢体持续受压	是	否
4	患者长期卧床	是	否
5	患者是否有以下治疗？		
	抗肿瘤药物	是	否
	胃肠外营养	是	否
	血液制品	是	否
	万古霉素使用	是	否
	抗凝药物使用	是	否
	激素替代治疗	是	否

表 5-10　置管后风险评分量表（第二部分）

姓名：　　　置管日期：　　　置管前臂围测量：左臂围：　cm，右臂围：　cm

PICC 置管后 3 天	PICC 置管后 1 周	PICC 置管后 2 周	PICC 置管后 3 周	PICC 置管后 4 周
日期：	日期：	日期：	日期：	日期：
时间：	时间：	时间：	时间：	时间：
患者置管侧肢体疼痛	患者置管侧肢体疼痛	患者置管侧肢体疼痛	患者置管侧肢体疼痛	患者置管侧肢体疼痛
□是	□是	□是	□是	□是
□否	□否	□否	□否	□否
患者置管侧肢体水肿	患者置管侧肢体水肿	患者置管侧肢体水肿	患者置管侧肢体水肿	患者置管侧肢体水肿
□水肿从手指到肩部	□水肿从手指到肩部	□水肿从手指到肩部	□水肿从手指到肩部	□水肿从手指到肩部

（续表）

□水肿从肘窝到肩部	□水肿从肘窝到肩部	□水肿从肘窝到肩部	□水肿从肘窝到肩部	□水肿从肘窝到肩部
□水肿从前臂到肩部	□水肿从前臂到肩部	□水肿从前臂到肩部	□水肿从前臂到肩部	□水肿从前臂到肩部
□凹陷性水肿	□凹陷性水肿	□凹陷性水肿	□凹陷性水肿	□凹陷性水肿
□非凹陷性水肿	□非凹陷性水肿	□非凹陷性水肿	□非凹陷性水肿	□非凹陷性水肿
患者置管后接受过化疗药,肠外营养制剂,抗生素(特别是万古霉素) □是 □否	患者置管后接受过化疗药,肠外营养制剂,抗生素(特别是万古霉素) □是 □否	患者置管后接受过化疗药,肠外营养制剂,抗生素(特别是万古霉素) □是 □否	患者置管后接受过化疗药,肠外营养制剂,抗生素(特别是万古霉素) □是 □否	患者置管后接受过化疗药,肠外营养制剂,抗生素(特别是万古霉素) □是 □否
肘窝上方 10 cm 臂围　cm 置管侧测量值＞置管前 3 cm □是 □否	肘窝上方 10 cm 臂围　cm 置管侧测量值＞置管前 3 cm □是 □否	肘窝上方 10 cm 臂围　cm 置管侧测量值＞置管前 3 cm □是 □否	肘窝上方 10 cm 臂围　cm 置管侧测量值＞置管前 3 cm □是 □否	肘窝上方 10 cm 臂围　cm 置管侧测量值＞置管前 3 cm □是 □否
置管侧臂围测量＞非置管侧 4 cm □是 □否	置管侧臂围测量＞非置管侧 4 cm □是 □否	置管侧臂围测量＞非置管侧 4 cm □是 □否	置管侧臂围测量＞非置管侧 4 cm □是 □否	置管侧臂围测量＞非置管侧 4 cm □是 □否
超声检查置管侧臂围＞非置管侧 3 cm 或 4 cm 以上 □是 □否	超声检查置管侧臂围＞非置管侧 3 cm 或 4 cm 以上 □是 □否	超声检查置管侧臂围＞非置管侧 3 cm 或 4 cm 以上 □是 □否	超声检查置管侧臂围＞非置管侧 3 cm 或 4 cm 以上 □是 □否	超声检查置管侧臂围＞非置管侧 3 cm 或 4 cm 以上 □是 □否
患者的活动度 □卧床 □独立活动 □协助下活动	患者的活动度 □卧床 □独立活动 □协助下活动	患者的活动度 □卧床 □独立活动 □协助下活动	患者的活动度 □卧床 □独立活动 □协助下活动	患者的活动度 □卧床 □独立活动 □协助下活动

（四）评估细则

1. 评估时机

（1）置管前风险评估收集有关已知的 PICC - RVT 风险因素,应在所有需行 PICC 置管患者置管前完成填写。

（2）置管中静脉置管情况评估记录最初的置入数据及日常护理相关信息，包括PICC类型、大小、管腔数、尖端位置等，应于 PICC 置入后即完成填写。

（3）置管后风险评估包括 PICC 手臂疼痛和水肿评估、臂围测量、静脉输液和药物类型、受试者的活动水平及其他特殊事件等，于 PICC 初次置入后第 3 天、1 周、2 周及随后的每周填写，直到出院、PICC 拔出或死亡。

2. 评估注意事项

（1）对患者进行血栓形成评估的执行者，应受过专业培训，以确保准确地使用量表。

（2）在使用量表的过程中，仍应关注患者的临床表现，若置管侧肢体出现明显痛感、红肿、皮温上升、肢体感觉障碍等任何不适，及时进行彩色多普勒超声检查。

（3）中文版 Maneval 血栓风险评估表对 PICC 置管患者，特别是肿瘤患者，有较好的 PICC-RVT 发生风险预测效果，但无法准确诊断血栓的发生。有研究指出[7]，中文版 Maneval 血栓风险评估表联合血液指标测定，可以更为有效地诊断 PICC 置管肿瘤患者相关性血栓的发生，成为疑诊 PICC-RVT 有效的辅助诊断方法，从而简化 PICC-RVT 诊断流程，降低医疗费用，为早期诊断 PICC 置管肿瘤患者相关性血栓的发生做出更好的临床指导。

3. 评估结果与护理措施　评估完成后，统计选择"是"和"否"的数量。选择"是"的条目记为 1 分，选择"否"的条目记为 0 分。该量表总分为 0～45 分，诊断临界值为 30.5 分。风险等级划分及相对应护理措施如下。

（1）总分＜30.5 分为阴性，诊断为血栓不可能。对患者进行健康教育，按常规进行诊疗工作。

（2）总分≥30.5 分为阳性，诊断为血栓可能。应通知医师，需制订预防血栓计划。

（3）每周对患者进行复评。

（五）案例分析

现病史：患者，王某，男性，70 岁，肺癌术后 2 周，术中置入右颈内静脉 CVC，于出院前拔除，术后予低分子肝素皮下注射每天 1 次。现为行化疗收治入院。既往有高血压、糖尿病史，每天饮酒及一包吸烟史。

置管前体格检查：身高 167 cm，体重 80 kg，颈面部、胸背部及双上肢无水肿，活动正常。双上肢肘窝上方 10 cm 臂围 28 cm。辅助检查：D-二聚体 6.8 mg/L。

置管中：超声探查患者静脉条件较差，静脉管径较细、弹性差。选择右上臂贵要静脉穿刺，置入 PowerPICC 导管，一次穿刺成功，术中超声探查示导管异位颈内静脉，予术中调整 3 次后复位，体内留置 35 cm，外露 0 cm。

置管后 X 线示导管尖端平 T5 下缘，位于上腔静脉上、中段。当天予静脉化疗。置管后 1 周右上肢肘窝上方 10 cm 臂围 32 cm。

问题：（1）该患者 Maneval 血栓风险评估评分为多少？

（2）是否需要制订预防血栓计划？

二、静脉炎评估

（一）概述

静脉炎是指发生在静脉内膜的炎症。美国静脉输液护理学会（Infusion Nurses Society，INS）静脉炎分级量表，通过对静脉炎患者局部临床表现及体征的评价，来对静脉炎的严重程度进行分级，从而为处理措施及治疗方案提供依据。

（二）意义

INS 静脉炎分级量表为已被验证操作简单、有效及可靠的量表，不仅可以通过对已发生的静脉炎进行明确的分级，为后续的处理提供依据；也可定期对输液部位进行评估，尽早发现静脉炎发生，有效保护血管。

（三）评估表

1. 评估表选择及信效度　选用 INS 静脉炎分级量表。INS 静脉炎分级量表于 2000 年由美国 INS 护理学会颁布。

INS 静脉炎分级量表的信度分析，$Kappa$ 值 $K=0.450$，$P<0.001$。INS 静脉炎分级量表的效度分析，the Spearman $\rho=0.39$，$P<0.01$。

2. 评估表详情及赋值　INS 静脉炎分级量表共分为 5 个级别，各级别对应的标准临床表现及体征见表 5-11。

表 5-11　INS 静脉炎分级量表

等级	临床标准
0	无症状
1	输液部位发红，伴或不伴有疼痛
2	输液部位疼痛，伴有发红或水肿
3	输液部位疼痛，伴有发红或水肿 条索状物形成 可触摸到条索状静脉
4	输液部位疼痛，伴有发红或水肿 条索状物形成 可触摸到条索状静脉>2.5 cm 有脓液渗出

（四）评估细则

1. 评估时机

（1）在进行静脉治疗期间，至少每天进行评估。

（2）如出现临床症状，应根据评估结果给予处理。

（3）在处理过程中，应每班进行评估。

2. 评估注意事项

（1）对患者进行评估的执行者，应受过静脉治疗专业培训，掌握相关知识，以确保准确地使用量表。

（2）在执行静脉治疗前，应对患者静脉情况进行评估，预测静脉炎风险，采取预防措施。

（3）如评估患者出现临床症状，应立即采取处理措施。

3. 评估结果与护理措施　评估完成后，可根据患者输液局部临床表现情况进行分级。等级划分及相对应护理措施如下。

（1）0 级，可认为未发生静脉炎。对患者进行健康教育，按常规进行诊疗工作。

（2）1～4 级，可认为发生静脉炎。如为外周静脉留置针应拔除导管，并予以相应措施。如为中心静脉导管，可暂保留导管，予以相应措施，如症状未改善或进一步严重，应拔除导管。

（五）案例分析

现病史：患者，张某，女性，48 岁，因结肠癌行根治术后 2 个月，为行化疗收治入院。左肘窝带入外院置入 PICC 一根。维护手册记录置管后 3 天，穿刺静脉为肘正中静脉。入院后，患者主诉左肘窝疼痛。

查体：左肘窝导管穿刺点向上有一条索状发红，局部肿胀，有明显触痛，可触摸到条索状静脉。

问题：（1）该患者 INS 静脉炎分级量表为几级？

（2）应如何处理？

三、药物渗出评估

（一）概述

药物渗出是指在静脉输液过程中，药物进入静脉管腔以外的周围组织。INS 渗出分级量表，通过对静脉输液渗出患者局部临床表现及体征的评价，来对渗出的严重程度进行分级，从而为处理措施及治疗方案提供依据。

（二）意义

INS 渗出分级量表，可作为对患者输液部位局部的评估工具，对已发生药物渗出造成的组织浸润进行明确的分级，为后续的处理提供依据；也可定期对输液部位进行评估，尽早发现药物渗出，减少组织损伤。

（三）评估表

1. 评估表选择及信效度　选用 INS 渗出分级量表。INS 渗出分级量表于 2009 年由美国 INS 护理学会颁布。

INS 渗出分级量表的信度分析，$Kappa$ 值 $K=0.393$，$P<0.001$。INS 渗出分级量表的效度分析，the Spearman $\rho=0.26$，$P<0.01$。

2. 评估表详情及赋值　INS 渗出分级量表共分为 5 个级别，各级别对应的标准临床表现及体征。详见表 5 - 12。

表 5-12　INS 渗出分级量表

等级	临 床 标 准
0	无症状
1	皮肤发白
	水肿范围的最大直径＜2.5 cm
	皮肤发凉,伴有或者不伴有疼痛
2	皮肤发白
	皮肤水肿最大直径 2.5～15 cm
	皮肤发凉,伴有或者不伴有疼痛
3	皮肤发白,半透明状
	水肿范围的最大直径＞15 cm
	皮肤发凉,轻至中度疼痛
4	皮肤发白,半透明状,皮肤发紧,有渗出
	可见凹陷性水肿,皮肤变色,肿胀,水肿范围最小处直径＞15 cm
	循环障碍,中度或者重度疼痛
	任何容量的血制品、刺激性、腐蚀性液体的渗出

（四）评估细则

1. 评估时机

（1）在进行静脉治疗期间,至少每天进行评估。

（2）如出现临床症状,应根据评估结果给予处理。

（3）在处理过程中,应每班进行评估。

2. 评估注意事项

（1）对患者进行评估的执行者,应受过静脉治疗专业培训,掌握相关知识,以确保准确使用量表。

（2）在执行静脉治疗前,应对患者静脉情况进行评估,预测药物渗出风险,采取预防措施。

（3）如评估患者出现临床症状,应立即采取处理措施。

3. 评估结果与护理措施　评估完成后,可根据患者输液局部临床表现情况进行分级。等级划分及相对应护理措施如下。

（1）0 级,可认为未发生渗出。对患者进行健康教育,按常规进行诊疗工作。

（2）1～4 级,可认为发生渗出。应根据渗出药物的种类予以相应处理,并及时拔除静脉导管。

（五）案例分析

现病史:患者,赵某,男性,68 岁,胰腺癌术后 2 个月,为行化疗收治入院。在右前臂置外周静脉留置针输注白蛋白紫杉醇滴注。滴注 20 分钟后患者主诉右前臂输液处疼痛。

查体:右前臂置针处皮肤发白,有明显水肿,直径超过 5 cm,触及皮肤发凉,主诉疼痛。

问题：(1) 该患者 INS 渗出分级量表为几级?

　　　(2) 应如何处理?

第四节　腹膜透析护理评估

一、腹膜透析导管出口处评估

(一) 概述

腹膜透析(简称腹透)是利用患者自身腹膜的半透膜特性,通过弥散和对流的原理,规律、定时地向腹腔内灌入透析液并将废液排出体外,以清除体内潴留的代谢产物、纠正电解质和酸碱失衡、超滤过多水分的肾脏替代治疗方法。

透析液的进出身体靠腹透导管,腹透导管由无毒的惰性材料制成,可弯曲,能够长期留置于腹腔,有良好的组织相容性,对机体无刺激。腹透导管全长 32～42 cm,内径 0.25～0.30 cm,带 2 个涤纶套,将导管分为 3 段,即腹外段(约长 10 cm)、皮下隧道段(约长 7 cm)及腹内段(约长 15 cm)。而"出口处"就是指腹透导管从腹腔经过腹壁钻出皮肤的地方。长期腹透患者需要定期进行出口处护理,良好的出口处是成功的腹膜透析治疗关键因素之一。

(二) 意义

腹膜透析相关感染并发症包括腹透相关腹膜炎、出口处感染和隧道感染,其中后两者统称为导管相关感染,是导致腹透相关腹膜炎和拔管的主要原因之一。腹透出口处感染常见的致病菌包括金黄色葡萄球菌和铜绿假单胞菌等。因此,做好患者的出口处的评估与护理尤为重要。

隧道感染临床症状较为隐匿,可出现隧道走向的红、肿、硬块或触痛,病原微生物培养可为阳性或阴性,常常需要通过超声检查明确诊断,当超声检查发现隧道走向的积液,隧道感染诊断即成立。隧道感染可与出口处感染并存,也可单独发生。

(三) 评估表

1. 评估表选择及信效度　对腹透患者出口处进行评估时,常使用腹透导管出口处分类评估表(表 5-13),该表可针对需要通过超声检查以评估窦道情况;亦可使用国际腹膜透析协会(ISPD)推荐的出口处评分表(表 5-14),该表由儿童医师开发,尚未在成人患者中得到正式验证,但 ISPD 建议可使用该评分表评估出口处情况。

2. 评估表详情及赋值

(1) 腹透导管出口处分类评估表:腹透患者抵抗力低下、出口处护理不周时,周围皮肤易发生感染,根据出口处有无脓性分泌物及伴或不伴管周皮肤红肿、疼痛、肉芽生长及窦道情况,将皮肤出口处状况分为 5 类,依次为急性感染、慢性感染、可疑感染、良好出口和极好出口,而判断窦道有无异常,可通过超声进行评估(表 5-13)。

表 5-13　腹透导管出口处分类系统

分类	评估
急性感染	出口处出现疼痛、红肿,皮肤充血部位直径大于腹透导管直径 2 倍以上,皮肤变硬,有脓性或血性引流物和外生性肉芽组织,窦道表皮收缩。炎症持续时间＜4 周
慢性感染	窦道内渗液,肉芽组织长出出口或在窦道内异常生长,出口可被肉芽组织覆盖,有较大的硬壳或血痂,可无疼痛、红肿。炎症持续时间＞4 周
可疑感染	窦道内渗液,出口周围和窦道内肉芽组织轻度增生,引流物黏稠,每天结痂 1 次,常无疼痛和皮肤变硬,皮肤充血部位直径大于腹透导管直径 2 倍以上
良好出口	窦道内潮湿、无渗液,窦道内可见肉芽组织,并部分被上皮覆盖,引流物黏稠,2 天以上结痂 1 次,出口颜色呈浅橘红色
极好出口	出口形成 6 个月以上,窦道内完全由上皮覆盖,窦道内干燥,偶有潮湿和少量黏稠分泌物,7 天以上结痂 1 次,出口颜色正常或微黑

(2) 腹透导管出口处评分表:该评分表根据患者出口处周围皮肤肿胀情况、结痂情况、皮肤发红情况、周围皮肤按压疼痛情况及有无分泌物,予以打分,总分在 4 分或以上者为感染,如仅有脓性分泌物,也可以诊断感染。4 分以下者是否合并感染,还需结合临床情况考虑,需要定期监测患者的出口处情况(表 5-14)。

表 5-14　腹透出口处评分系统

项目	0 分	1 分	2 分
肿胀	无	仅限于出口处,＜0.5 cm	＞0.5 cm 和(或)隧道
痂	无	＜0.5 cm	＞0.5 cm
发红	无	＜0.5 cm	＞0.5 cm
疼痛	无	轻微	严重
分泌物	无	浆液性	脓性

注:总分≥4 分表示存在出口处感染;只要出现脓性分泌物即可诊断。＜4 分可能代表感染,也可能没有感染。该评分系统是由儿科医师开发的,尚未在成人患者中得到正式验证。

(四) 评估细则

1. 评估时机　腹透患者在治疗初期时,应 2 周至 1 个月随访 1 次;稳定期则 1~3 个月随访 1 次。随访时,应评估患者的一般情况、临床症状、体征、腹透相关情况(换液操作情况、出口处评估、管路情况、透析处方执行情况、腹膜炎及其他腹透并发症等)。

2. 评估的注意事项　对导管出口处感染进行评估时,采用"一看二按三挤压"的方法。沿导管隧道从内向外按压,观察导管出口处有无红肿、疼痛、脓性分泌物、周围皮肤红斑、结痂、是否出现肉芽组织等。一旦出口处出现脓性分泌物即可诊断;出口处周围皮肤红斑可能是感染的早期表现,也可能仅为皮肤反应。

3. 评估结果与护理措施　一旦发生出口处感染,应进行分泌物革兰氏染色涂片和分泌物微生物培养以指导用药,在完成分泌物微生物培养及药敏试验后,可开始经验性抗感染治疗,也可根据培养结果治疗。出口处感染的一般治疗主要包括加强局部换药(1~2 次/天)和使用抗生素乳膏。

长期出口处护理原则:

(1) 操作只能由专业腹透医护或接受了培训的患者或家属完成,正常情况下,每周换药 2 次或沐浴后换药 1 次。

(2) 换药前,先准备用物,检查无菌物品是否在有效期内,再用流动水洗净双手,并使用免洗手液消毒双手,严格做好手卫生,佩戴口罩,遮住口鼻,注意无菌操作。

(3) 常规出口处消毒剂可选择聚维酮碘、醋酸氯己定(洗必泰)等,可防止导管相关感染,注意不要让消毒剂流进隧道里,如出口处有痂皮,不能强行揭掉,可以使用生理盐水软化后轻轻去除。

(4) 若患者存在出口处感染情况,应及时就医,按要求进行特殊护理。

(5) 换药后,用敷料或胶布等将导管固定好,避免无效固定,日常活动时注意避免牵拉导管。固定时保持导管的自然走势,不扭曲、不压折。

(6) 长期腹透患者洗澡时要用干净的水从上至下淋浴,不能盆浴,不能让出口处浸泡在水里。

(7) 如患者是鼻腔金黄色葡萄球菌携带者,建议患者局部鼻腔涂抹莫匹罗星软膏治疗,以降低导管出口处感染风险。

(五)案例分析

患者,王某,65 岁,腹透术后 2 周,已完成相关培训,返回家中,今门诊随访时,发现其导管出口处敷料外观有黄色分泌物痕迹。

问题:(1) 腹透护士应如何处理?

(2) 该患者需要做哪些检查?

二、腹膜透析患者自我管理评估

(一)概述

持续非卧床腹膜透析(continuous ambulatory peritoneal dialysis,CAPD)具有保护残肾功能、降低交叉感染、较稳定的血液动力学等优点。多数情况下,患者经过规范化培训掌握腹透操作技能后,方可居家独立操作,包括熟练掌握腹透换液操作(如遵医嘱按时更换腹透液等)、腹透导管的护理、居家透析指标监测(如血压、体重、尿量、超滤量等)、透析意外情况的识别及处理(如腹透导管接口污染、腹透液浑浊识别)等内容。

(二)意义

自我管理(self-management)是指患者在医护人员指导下,通过自我管理进而达到预防与控制疾病、促进健康的目的。既往有研究证实,腹透患者良好的自我管理能力可提高患者腹透的治疗效果,改善疾病的预后,从而提高患者的生活质量。

(三)评估表

1. 评估表选择及信效度　慢性病自我管理量表所测量的范围较广,涉及依从治疗、症状管理和医患沟通合作等方面,但缺乏腹透管理的针对性和特异性。国内学者庞建红等以 Orem 自护理论为基础,编制了腹透患者自我管理评估量表,该表包括换液技术操作(7 个条目)、操作中异常情况处理(4 个条目)、饮食管理(5 个条目)、并发症监测(8 个条目)、情绪管理及社会回归(4 个条目),共 5 个维度 28 个条目(表 5 - 15),通过该量表对 313 例 CAPD 患者进行调查,得出内部一致性 Cronbach's α 系数为 0.926,分半系数为 0.960,总量表的内容效度(CVI)值为 0.963;结构效度中,相关系数均具有统计学意义($P < 0.01$)。探索性因子分析共萃取 5 个公因子,累积贡献率达 64.567%,较适用于国内的腹透患者自我管理能力的测评。

表 5 - 15　腹透患者自我管理评估量表

项目	从不	偶尔	经常	总是
一、换液技术操作				
1. 检查腹透液的有效期、浓度、有无浑浊,储液袋破损,并加温腹透液	0	1	2	3
2. 正确连接并引流滤出液	0	1	2	3
3. 正确排气和冲洗管路	0	1	2	3
4. 正确灌注腹透液和分离管路	0	1	2	3
5. 避免接触短管接口、双联双袋接口、防止碘伏帽更换引起的污染	0	1	2	3
6. 出口处护理,出口处为圆心,由里向外环形擦洗,消毒液不进入出口处及隧道	0	1	2	3
7. 遵医嘱使用腹透液	0	1	2	3
二、操作中异常情况处理				
1. 短管漏液或脱落时,会关闭腹透管近端,暂停腹透,无菌纱布覆盖该处,及时就医更换短管	0	1	2	3
2. 引流不畅时,会检查开关是否打开,管路是否受压或扭曲,采取调整体位和保持大便通畅等	0	1	2	3
3. 短管螺旋口污染时,会立即关闭短管并更换碘伏帽或消毒液消毒,然后和腹透专科护士联系	0	1	2	3
4. 灌液时如脱管、漏液,停止进液并能将已进入腹腔的腹透液引流出,然后和腹透专科护士联系	0	1	2	3
三、饮食管理				
1. 少吃植物蛋白,适量优质蛋白	0	1	2	3
2. 少吃高磷食物,根据电解质情况选择高钾或低钾食物	0	1	2	3
3. 适量摄入含盐含钠食物	0	1	2	3
4. 根据超滤量、是否水肿和尿量,调节液体摄入量	0	1	2	3
5. 少吃高脂饮食	0	1	2	3
四、并发症监测				
1. 定时测血压	0	1	2	3
2. 晨起测体重,监测有无下肢和眼睑水肿	0	1	2	3
3. 遵医嘱定期进行腹膜评估和更换短管	0	1	2	3
4. 关注有无四肢乏力和手、足、口周麻木等	0	1	2	3
5. 关注胸痛,胸闷气急,心悸和乏力加重等	0	1	2	3

（续表）

项目	从不	偶尔	经常	总是
6. 监测皮肤瘙痒	0	1	2	3
7. 监测腹部或大腿根部是否有异样突起	0	1	2	3
8. 监测睡眠情况	0	1	2	3
五、情绪管理及社会回归				
1. 有负性情绪时,向家人、朋友或腹透专科护士倾诉寻求帮助	0	1	2	3
2. 避免情绪焦虑,能自我调节心情,平静快乐地生活	0	1	2	3
3. 能完成并乐意做力所能及的事	0	1	2	3
4. 联络朋友聚会聊天,参加娱乐活动	0	1	2	3

2. 评估表详情及赋值　该量表采用 Likert 4 级计分,"从不""偶尔""经常"和"总是"分别计 0、1、2 和 3 分,不设反向条目,得分范围为 0～84 分,参考相关文献和临床经验将患者的自我管理能力水平分为 3 个等级,依次为"良好""中等""差"。分值越高表示患者自我管理水平越高。

（四）评估细则

1. 评估的频率　腹透患者的自我管理能力的监测频率没有做详细说明,但可参考肾脏疾病生活质量简表(KDQOL - SF™ 1.3):患者相对稳定,建议每年 2～4 次(每季度或每 6 个月)。如果患者不熟悉透析或透析处方发生变化等,则可能需要更频繁地评估。

2. 评估注意事项　行腹膜透析治疗患者,即使接受标准化的培训,但患者受到年龄、文化水平、透析时长及居住环境等因素的影响,其居家自我管理水平也会发生变化,首次接受评估的患者,对于不理解的条目,护士可向患者做好解释工作,从而避免评估无效,稳定期腹透患者精神可、智力正常,能良好地表达照护经验和感想、规律行腹透治疗≥3 个月、年满 18 周岁及以上、病情平稳(排除患者处于紧急突发事件如心力衰竭、呼吸衰竭及脑血管意外等)。

当患者发生操作不规范、透析不充分,或腹透相关感染时,在原有评估频次基础上,可再次行自我评估量表检测,分析患者存在的自我管理问题,制订护理干预措施。

3. 评估结果与护理措施　量表评分总得分≥67 分为"良好"(得分指标≥80%),67＞总得分≥50 分为"中等"(80%＞得分指标≥60%),总得分＜50 分为"差"(得分指标＜60%)。

腹透患者自我管理评估量表包括换液技术操作、操作中异常情况处理、饮食管理、并发症监测、情绪管理及社会回归 5 个方面,分值越高,则表明患者的自我管理能力越好。反之,自我管理能力较差会影响患者的透析效果,导致相关并发症的发生。

患者具有良好的自我管理能力,首先能够熟练掌握腹透换液操作(如遵医嘱按时更换腹透液、操作过程中的无菌意识等)、腹透导管的护理、自我容量评估与监测(如血压、体量、尿量和超滤量等)、透析意外事件的识别与正确处理等内容。

其次,患者需要定期进行随访,根据《腹膜透析标准操作规程》中指出,随访内容应包括患者的一般情况、临床症状、体征、透析处方执行情况、贫血、矿物质、骨代谢、营养指标、腹膜平衡试验、透析充分性、用药情况、同时涵盖患者的生活质量、心理状况、回归社会等，并做出个体化透析方案调整，帮助患者建立良好的自我管理能力。

（五）案例分析

患者，女性，60岁，已退休在家，腹膜透析1个月，患者自诉体重较1个月前减轻2 kg，双下肢偶有水肿，血压140/90 mmHg，超滤：+200 mL/天，尿量300~800 mL/天，生化检查示血钾：5.6 mmol/L，血钙：2.5 mmol/L，血磷：1.88 mmol/L，白蛋白：33 g/L，氨基末端脑钠肽前体（NT-proBNP）：800 pg/mL。

问题：目前该患者存在哪些问题？应通过哪些方面的指导来帮助患者提高自我管理能力？

三、肾脏疾病生活质量评估

（一）概述

1993年，世界卫生组织（WHO）将健康相关生活质量（health related quality of life，HRQOL，简称生活质量）定义为不同文化和价值体系中的个体对与他们的目标、期望、标准及所关心的事情有关的生存状况的体验。而随着医学生物模式的发展，患者的生活质量也越来越受到医护工作者的关注，并将其作为临床疗效的评价指标之一。

（二）意义

20世纪90年代初，关于腹透患者生活质量（quality of life，QOL）的研究报道开始增多。2020年，国际腹膜透析学会的处方高质量、目标为导向的腹膜透析指南提到，高质量的腹透处方，应该定期评估患者对其健康相关生活质量的看法，透析处方的制订，应考虑患者对生活的参与及心理社会状态。并明确"以患者为中心"的共同决策的个体化方法来调整和改进腹透治疗方案。根据患者的症状、医疗/临床需要、生活质量、幸福感和满意度、生活参与度，以明确限定的照护目标。

腹透患者随着透析时间的延长，其身体功能发生变化、活动能力和耐力会受限，从而影响患者的生活质量。目前，针对透析患者的生活质量量表多为生活质量量表（SF-36）、欧洲五维健康量表（EQ-5D）。此两种量表属于普适量表，适用于所有人群，Ron D. Hays以SF-36为基础编制肾脏疾病生活质量量表（KDQOL-SF™1.3），用于评价透析患者的生活质量。中文版本可从RAND网站下载，用于非商业用途的研究。

（三）评估表

1. 评估表选择及信效度　国内学者晏碧波等将KDQOL-SF™ 1.3量表应用于138名腹膜透析患者生活质量的测评，结果显示Cronbach's α系数为0.823；另有学者用此量表的中文版对血液透析患者进行适用性评价，结果显示，该量表的各分量表及总量表的Cronbach's α系数为0.844~0.917，总量表KMO检验值为0.828，球形Bartlet t检验χ^2为2 814.497（$P<0.05$）。因此，该量表可作为评价透析患者生活质量的专用工具。

2. 评估表详情及赋值　KDQOL-SF™1.3量表包括肾病相关生活质量（kidney

disease targeted areas，KDTA)和一般健康相关生活质量(SF-36)两部分。KDTA 包括 43 个问题，11 个维度，分别为症状(symptom/problem list，SPL)、肾病影响(effects of kidney disease，EKD)、肾病负担(burden of kidney disease，BKD)、工作状况(work status，WS)、认知功能(cognitive function，CF)、社交质量(quality of social interaction，QSI)、性功能(sex function，SeF)、睡眠状况(sleep)、社会支持(social support，SoS)、透析工作人员的鼓励(dialysis staff encouragement，DSE)、患者满意度(patient satisfaction，PS)；SF-36 部分包括 36 个问题，8 个维度，分别为躯体功能(physical function，PF)、躯体角色功能(role-physical，RP)、一般健康认知(general health，GH)、疼痛(body pain，BP)、情感角色功能(role emotional，RE)、能量/疲乏(energy/fatigue)、社会功能(social functioning，SF)，以及总体健康评级项目(0~10 分)。量表总分越高代表生活质量越高，详细赋值及计算方式见表 5-16、5-17。

表5-16　肾脏疾病生活质量简表(KDQOL-SF™ 1.3)

项目	得分
1. 您认为总体上来说您的健康状况属于	1 很好　2 好　3 一般　4 差　5 很差
2. 您认为您现在的总体健康状况与一年前相比?	1 好得多　2 好一点　3 一样　4 差一点　5 差很多

3. 下面是与您日常活动相关的问题,您的健康状况是否限制您的下列活动?

	限制很多 (不自如)	有点限制 (有点不自如)	没有限制 (自如)
a. 重体力活动(如跑步、搬重物等剧烈的运动)	1	2	3
b. 适度活动(移动桌椅、清扫地板、做操)	1	2	3
c. 提拿日常食品(如上街买菜、购物)	1	2	3
d. 上多层楼梯	1	2	3
e. 上 1 层楼梯	1	2	3
f. 身体活动(如弯腰、屈膝、俯身)	1	2	3
g. 步行 30 分钟(1 500 m 路程左右)	1	2	3
h. 步行 10 分钟(800 m 路程左右)	1	2	3
i. 步行 2 分钟(100 m 路程左右)	1	2	3
j. 自己洗澡和穿衣服	1	2	3

4. 在过去 4 个星期,是否由于您的健康而带来了下列问题?

	是	否
a. 缩减了工作和其他活动的时间?	1	2
b. 未能完成本想做的事情?	1	2
c. 工作或活动的种类受到限制?	1	2
d. 工作效率:难以完成一些工作和活动(很费力)?	1	2

5. 在过去 4 个星期,有没有因为您的情绪(如消沉或忧虑)带来了下列问题?

	是	否

（续表）

项目	得分

a. 缩减了工作和其他活动的时间？　　　　　　　　　　1　　　2

b. 不能完成预定的事情？　　　　　　　　　　　　　　1　　　2

c. 不能像往常一样专心做原来的工作和其他活动？　　1　　　2

6. 在过去 4 个星期,您的健康或情绪问题对您与　1 无影响　　2 少许影响　3 中等影响
家人相处有多大程度的影响？　　　　　　　　4 影响很大　5 影响非常大

7. 在过去 4 个星期,您经受过的身体疼痛程度？　1 完全无　2 非常轻微　3 轻微
　　　　　　　　　　　　　　　　　　　　　4 一般　　5 剧烈　　6 非常剧烈

8. 在过去 4 个星期,身体疼痛对您正常工作有多　1 完全无　2 有一点影响　3 中等影响
大程度的影响（包括工作和家务）？　　　　　4 影响很大　5 影响非常大

9. 下列问题是关于在过去 4 个星期,您有多少时间有以下感受及情况？（每一行在相应的数字上打"√"）

	全部	大部分	较多时间	部分	小部分	没有这种感觉
a. 觉得干劲十足	1	2	3	4	5	6
b. 感到精神十分紧张	1	2	3	4	5	6
c. 情绪非常不好,任何事情都无法让您开心	1	2	3	4	5	6
d. 感到平静	1	2	3	4	5	6
e. 做事精力充沛	1	2	3	4	5	6
f. 感到情绪低落	1	2	3	4	5	6
g. 感到精疲力竭	1	2	3	4	5	6
h. 您觉得自己是个快乐的人	1	2	3	4	5	6
i. 感到疲倦	1	2	3	4	5	6

10. 在过去 4 个星期,有多少时间健康或情绪问　1 所有时间　　2 大部分时间　3 部分时间
题影响了您的社交活动（如走亲访友）？　　4 小部分时间　5 从来没有

11. 请看下列每一条问题,哪一种答案最符合您的情况？（每一行在相应的数字上打"√"）

	非常同意	基本同意	不清楚	大部分不同意	完全不同意
a. 我似乎比别人容易生病	1	2	3	4	5
b. 我跟周围人一样健康	1	2	3	4	5
c. 我认为我的健康状况在变差	1	2	3	4	5
d. 我的健康状况非常好	1	2	3	4	5

12. 请在下列问题中,选择一个最能真实地形容您本身情况的答案？

	非常同意	基本同意	不清楚	大部分不同意	完全不同意
a. 肾脏疾病对我的生活造成了极大影响	1	2	3	4	5
b. 治疗肾脏疾病花费了我太多的时间	1	2	3	4	5
c. 对于肾脏疾病的治疗感到沮丧	1	2	3	4	5
d. 我是家庭的负担、累赘	1	2	3	4	5

13. 下列问题是关于您在过去 4 个星期的感觉,请在每题选出与您感觉最接近的答案。
　　在过去 4 个星期,您有多少时间：

（续表）

项目	得分					
	从来没有	少部分时间	部分时间	相当多时间	大部分时间	一直
a. 刻意与周围的人疏远	1	2	3	4	5	6
b. 对所发生的事或他人的话反应迟钝	1	2	3	4	5	6
c. 很急躁,向身边的人发脾气	1	2	3	4	5	6
d. 很难集中注意力或思考问题	1	2	3	4	5	6
e. 与人相处感到愉快	1	2	3	4	5	6
f. 感到混乱或迷惘	1	2	3	4	5	6

14. 在过去的 4 个星期,以下问题对您有多少困扰?

	毫无困扰	轻微困扰	中度困扰	很大困扰	严重困扰
a. 肌肉痛	1	2	3	4	5
b. 胸口痛	1	2	3	4	5
c. 抽筋	1	2	3	4	5
d. 皮肤瘙痒	1	2	3	4	5
e. 皮肤干燥	1	2	3	4	5
f. 气促	1	2	3	4	5
g. 头昏眼花	1	2	3	4	5
h. 无胃口	1	2	3	4	5
i. 非常疲倦	1	2	3	4	5
j. 手脚麻痹	1	2	3	4	5
k. 恶心或胃部不适	1	2	3	4	5
l. 血透患者动静脉发生问题	1	2	3	4	5
m. 腹透患者导管发生问题	1	2	3	4	5

15. 有些患者的日常生活因肾病而受影响,而有些患者则不受影响,肾病对您的日常生活有多少影响?

	毫无影响	轻微影响	中度影响	很多影响	严重影响
a. 饮水	1	2	3	4	5
b. 饮食	1	2	3	4	5
c. 家务劳动	1	2	3	4	5
d. 旅行	1	2	3	4	5
e. 依赖医护人员	1	2	3	4	5
f. 因肾脏疾病感到精神压力及忧虑	1	2	3	4	5
g. 性生活	1	2	3	4	5
h. 外表	1	2	3	4	5

以下题目是关于性生活的私人问题,您提供的资料对了解肾病是否影响您的正常生活非常重要。

16. 在过去 4 个星期,您有没有性生活?（请选其中一项）　□没有(如没有,请跳至 17 题)　□有
过去 4 个星期您在以下两方面是否遇到困难?（每一行在相应的数字上打"√"）

（续表）

项目	得分				
	毫无 困难	轻微 困难	有些 困难	很大 困难	极大 困难
a. 享受性生活	1	2	3	4	5
b. 引起性欲	1	2	3	4	5

17. 以下是一个睡眠量表，以 0 到 10 的数字衡量您睡眠的程度，0 表示"睡眠很糟糕"，10 表示"睡眠很好"来评定您的睡眠质量。假如您认为睡眠是中等或一般，请选择 5；如果您认为比一般睡眠要好一个水平，请选择 6。如果您认为比一般睡眠要差一个水平，请选择 4；如此类推，请在相应数字上打"√"

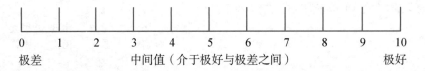

18. 最近 1 个月内，以下事情是否经常发生？（每一行在相应的数字上打"√"）

	从未	有时	较常	经常	大部分	持续
a. 夜晚梦醒，然后再也不能入睡	1	2	3	4	5	6
b. 睡眠充足	1	2	3	4	5	6
c. 白天打瞌睡	1	2	3	4	5	6

19. 关于您的家人和朋友，您是否满意？

	非常 不满意	不太 满意	比较 满意	非常 满意
a. 您有足够时间与家人和朋友相处	1	2	3	4
b. 家人和朋友给您支持	1	2	3	4

20. 在过去 4 个星期，您是否带薪工作？　　　　　　1 是　　2 否

21. 您的健康状况是否妨碍了您的工作？　　　　　　1 是　　2 否

22. 总体来说，您如何评价您的健康状况？（在相应数字上打勾"√"）

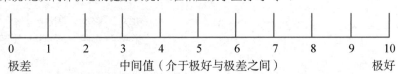

23. 医护人员对您的友善态度和关心的满意程度？（在相应的数字上打"√"）
    1 极差　2 很差　3 一般　4 满意　5 很满意　6 非常满意　7 我得到最好的照顾与服务

24. 请在下列情况，选择一个最能真实地形容您本身情况的答案？（每一行在相应的数字上打"√"）

	非常 真实	大部分 真实	不清楚	大部分 错误	完全 错误
a. 医护人员鼓励我尽量独立	1	2	3	4	5
b. 医护人员支持我面对肾病	1	2	3	4	5

（四）评估细则

1. 评估时机　根据我国的《腹膜透析标准操作规程》要求，透析稳定期的患者，建议

每年 2～4 次(每季度或每 6 个月)进行随访。随访时,需评估患者的生活质量。如患者发生残肾功能减退、透析不充分、营养不良等,根据患者病情需提早评估患者生活质量,了解患者存在的问题,给予合适的护理干预措施。

2. 评估的注意事项　该量表采用 Hays 的评估方法,量表每一条目的分数从 0～100 分,每一条目中分值越高代表该领域生活质量越高。但量表中有条目需要进行反向计分,表 5-17 提供了大部分 KDQOL-SF™ 条目的计分方法。

(1) 血液透析患者勾选 14l;腹膜透析患者勾选 14 m。

(2) 条目 17 和 22 需要乘以 10 才能把它们放在 0～100 可能的范围内。

(3) 条目 23 在 1～7 的选项中,要重新计分,将所选项减去 1(可能的最小值),除以 6(可能的最大值和最小值之间的差),然后乘以 100。

(4) 如条目 16 的答案是"不",则性功能量表的得分应被编码为"缺失"。

(5) 计算各维度中所有条目的平均分则为该领域的最终分数(表 5-18),其中条目 22 关于 SF-36 中总体健康评级(0～10 分)换算后进行单个条目计分。

表 5-17　KDQOL-SF™ 条目的计分方法

条目	原始选项	对应分值(分)
4a～d, 5a～c, 1	1 ——>	0
	2 ——>	100
3a～j	1 ——>	0
	2 ——>	50
	3 ——>	100
19a, b	1 ——>	0
	2 ——>	33.33
	3 ——>	66.66
	4 ——>	100
10, 11a, c, 12a～d	1 ——>	0
	2 ——>	25
	3 ——>	50
	4 ——>	75
	5 ——>	100
9b, c, f, g, i, 13e 18b	1 ——>	0
	2 ——>	20
	3 ——>	40
	4 ——>	60
	5 ——>	80
	6 ——>	100
20	1 ——>	100
	2 ——>	0
1～2, 6, 8, 11b, d, 14a～m, 15a～h, 16a～b, 24a～b	1 ——>	100
	2 ——>	75
	3 ——>	50
	4 ——>	25
	5 ——>	0

（续表）

条目	原始选项	对应分值（分）
7, 9a, d, e, h, 13a~d, f18a, c	1 ——>	100
	2 ——>	80
	3 ——>	60
	4 ——>	40
	5 ——>	20
	6 ——>	0

表 5-18　各领域的最终分数

分数	条目数	各维度所在条目号
kidney disease targeted areas, KDTA（43 个条目）		
症状（symptom/problem list, SPL）	12	14a~k, l(m)*
肾病影响（effects of kidney disease, EKD）	8	15a~h
肾病负担（burden of kidney disease, BKD）	4	12a~d
工作状况（work status, WS）	2	20, 21
认知功能（cognitive function, CF）	3	13b, d, f
社交质量（quality of social interaction, QSI）	3	13a, c, e
性功能（sex function, SeF）	2	16a, b
睡眠状况（sleep）	4	17, 18a~c
社会支持（social support, SoS）	2	19a, b
透析工作人员的鼓励（dialysis staff encouragement，DSE）	2	24a, b
患者满意度（patient satisfaction, PS）	1	23
SF-36（36 个条目）		
躯体功能（physical function, PF）	10	3a~j
躯体角色功能（role-physical limitation, RP）	4	4a~d
疼痛（body pain, BP）	2	7, 8
一般健康认知（general health perceptions，GH）	5	1, 11a~d
情绪健康（emotional well-being）	5	9b, c, d, f, h
情绪导致角色限制（role-emotional limitation）	3	5a~c
社会功能（social functioning, SF）	2	6, 10
能量/疲乏（energy/fatigue）	4	9a, e, g, i
总体健康评分（0~10 overall health rating items）	1	22

　　3. 评估结果与护理措施　腹透患者生活质量得分越高,表明患者的生活质量越好;反之,得分越低则表明生活质量越差。相关研究指出,腹透患者生活质量处于中等偏低水平,患者在日常生活中,需要在规范操作、合理饮食、控制容量及并发症预防等方面进行严格控制与管理。腹透医护人员可针对患者所处疾病阶段特征,为患者及家属提供个性化的疾病信息支持、操作技能培训与再教育;亦可采用多样化干预手段,如成立个案管理小组,对有相关症状的患者,提供具有针对性的干预指导,从而提高患者生活质量;对存在心理问题的患者,可提供合适的心理疏导如正念疗法、音乐疗法、适当的情绪宣泄等

引导患者调整心态,同时加大患者的家庭支持力度,帮助患者适应疾病及居家透析治疗对生活的改变。

(五）案例分析

患者,男性,35 岁,腹透治疗 1 个月,目前腹透方案:CAPD 1.5%低钙 2 000 mL×3 次/天,血压维持在 140/90 mmHg,尿量:1 000 mL/天。该患者处于病假状态,与其交流,发现患者言语不多,对今后顾虑较重。

问题:作为腹透护士,您觉得该患者的生活质量如何? 可以从哪些方面对其进行疏导?

▌第五节 血液透析护理评估

一、透析症状指数评估

（一）概述

维持性血液透析(maintenance hemodialysis,MHD)是终末期肾病患者最主要、最广泛使用的肾脏替代治疗。血液透析虽能改善晚期肾病的一些症状,延长存活时间,但并不能完全代替肾脏功能,且肾病会产生诸多并发症与不适感,加上长期的水盐摄入限制、生活方式的改变等,患者承受着疾病与治疗带来的双重困扰,普遍经历诸多症状,如疲乏、睡眠障碍、皮肤瘙痒、性欲减退、焦虑及抑郁等。

（二）意义

一系列症状影响患者日常生活,给患者增加痛苦,影响患者的生活质量。因此,定量评估血液透析患者的症状负担,筛查出发生频繁、较严重的症状进行症状管理,以期为临床规范化治疗和持续质量改进提供理论依据,也对医疗和护理干预的发展具有非常重要的意义。

（三）评估表

1. 评估表选择及信效度 透析症状指数量表(dialysis symptom index,DSI)是由 Weisbord 等于 2004 年编制,用于调查血液透析患者过去 1 周内有无相关症状及症状困扰严重程度。目前,国内外相关研究均证实该量表具有良好的信效度。国内学者高云等测得其 Cronbach's α 系数为 0.923,重测信度为 0.843,内容效度为 0.939。

2. 评估表详情及赋值 该量表包括 30 种症状及 1 个开放性条目。每一个条目均代表特定的身体或情绪症状。患者要求回答上述的症状是否在过去一星期的任意时间里出现过,要求患者对症状困扰出现与否、症状困扰程度两方面进行评估。其中 25 种为躯体症状,5 种为心理症状。其中评价有无相关症状(无=0,有=1);严重程度采用 Likert 5 级评分,从"完全没有"到"很多"分别赋值 0~4 分,总分 0~120 分,得分越高说明患者症状负担越严重。详见表 5 - 19。

表 5 - 19 指导语:下表列出了透析患者可能会有的生理和心理症状,请仔细阅读每

一症状,然后评价你过去 1 周内是否有这些症状,并圈出"有"或"没有"。如果选择"有",请评估症状对你的困扰程度,在相应的数字上画圈。

表 5 - 19　透析症状指数量表

在过去一周内 您有没有出现以下症状		如果有: 它对你造成了多少烦恼或困扰				
		完全没有	少许	有一些	较多	很多
1. 便秘	没有					
	有	0	1	2	3	4
2. 恶心	没有					
	有	0	1	2	3	4
3. 呕吐	没有					
	有	0	1	2	3	4
4. 腹泻	没有					
	有	0	1	2	3	4
5. 食欲下降	没有					
	有	0	1	2	3	4
6. 肌肉痉挛	没有					
	有	0	1	2	3	4
7. 下肢肿胀	没有					
	有	0	1	2	3	4
8. 呼吸急促	没有					
	有	0	1	2	3	4
9. 头晕	没有					
	有	0	1	2	3	4
10. 很难让腿静止不动	没有					
	有	0	1	2	3	4
11. 足部麻木或刺痛	没有					
	有	0	1	2	3	4
12. 疲惫或乏力	没有					
	有	0	1	2	3	4
13. 咳嗽	没有					
	有	0	1	2	3	4
14. 口干	没有					
	有	0	1	2	3	4
15. 骨或关节痛	没有					
	有	0	1	2	3	4
16. 胸痛	没有					
	有	0	1	2	3	4
17. 头痛	没有					
	有	0	1	2	3	4
18. 肌肉痛	没有					
	有	0	1	2	3	4

（续表）

在过去一周内 您有没有出现以下症状		如果有： 它对你造成了多少烦恼或困扰				
		完全没有	少许	有一些	较多	很多
19. 难以集中注意力	没有					
	有	0	1	2	3	4
20. 皮肤干燥	没有					
	有	0	1	2	3	4
21. 瘙痒	没有					
	有	0	1	2	3	4
22. 忧虑	没有					
	有	0	1	2	3	4
23. 紧张	没有					
	有	0	1	2	3	4
24. 入睡困难	没有					
	有	0	1	2	3	4
25. 易醒	没有					
	有	0	1	2	3	4
26. 易怒	没有					
	有	0	1	2	3	4
27. 伤心	没有					
	有	0	1	2	3	4
28. 焦虑	没有					
	有	0	1	2	3	4
29. 性欲减退	没有					
	有	0	1	2	3	4
30. 性冲动困难	没有					
	有	0	1	2	3	4

除了以上表格中列举出的症状，您在过去一星期内还有其他不适的症状吗？

如有：＿＿＿＿＿＿＿＿＿＿＿＿＿＿＿＿＿＿＿＿＿＿＿＿＿＿

（四）评估细则

1. 评估时机　透析症状量表的评估频率没有做详细说明，但可参考肾脏疾病生活质量简表（KDQOL-SF™ 1.3）：患者相对稳定，建议每年2~4次（每季度或每6个月）。如果患者透析处方发生变化等，则可能需要更频繁的评估。

2. 评估注意事项

（1）患者规律透析治疗时间≥3个月。

（2）病情稳定。

（3）认知功能正常，意识清楚。

（4）量表原则上由研究对象自行填写，对存在视力障碍或阅读困难者，调查者以中性无暗示语言逐条阅读协助其填写。

3. 评估结果与护理措施

该量表总分0～120分，得分越高说明患者症状负担越严重。

（1）患者症状负担较重时，应通知医师，优化治疗方案，如更改透析处方，更换药物等，血透护士多与患者交谈，做好心理护理。

（2）针对患者症状，采取针对性护理措施，如皮肤干燥问题，建议患者不要使用肥皂洗澡，洗澡后及时涂抹润肤乳等。

（3）持续监督，做好复评工作。

（五）案例分析

患者，男性，62岁，规律血液透析10月余，目前血透方案：血液透析每周2次，血液透析滤过每周1次。患者主诉皮肤干燥对生活造成很大困扰，经常难以入睡，经常感到精疲力竭，并且注意力难以集中。

问题：作为血液透析护士，您认为该患者存在哪些症状困扰？如何利用DSI量表进一步进行评价？

二、血液透析患者动静脉内瘘自我护理行为评估

（一）概述

血管通路是血液透析患者的"生命线"，良好的血管通路是实现血液透析的前提。自体动静脉内瘘（arteriovenous fistula，AVF）具有并发症少、使用寿命久、费用低等诸多优点，是指南和专家共识推荐的首选血管通路。维护内瘘功能，避免内瘘失去功能对于血液透析患者十分重要。根据研究显示，患者自我护理水平高低与动静脉内瘘并发症的发生密切相关。近年来相继有报道：我国血液透析患者自我护理的意识淡薄、自我护理能力总体水平不理想。因此进行AVF护理能力评估，可以帮助医护人员及时发现患者内瘘管理中的不足，从而进一步进行患者教育等工作。

（二）意义

通过内瘘自我护理行为量表的评估，可以对血液透析患者的动静脉内瘘自我护理行为进行现状调查，帮助分析其影响因素，旨在为实施动静脉内瘘患者自我护理教育提供参考依据，从而提高患者内瘘自我护理能力，降低内瘘并发症发生率，延长内瘘使用寿命。

（三）评估表

1. 评估表选择及信效度　血液透析患者动静脉内瘘自我护理行为量表（Scale of Assessment of Self-care Behaviors with Arteriovenous Fistula in Hemodialysis，ASBHD-AVF），该量表由Sousa等于2015年研制，杨淼淼等将其汉化并修订。总量表的Cronbach's α系数为0.865、内容效度为0.979。

2. 评估表详情及赋值　中文版ASBHD-AVF包含并发症预防（8个条目）和症状体征管理（4个条目）2个维度，12个条目，每个条目根据Likert 5级计分：从不＝1分、很

少＝2分、有时＝3分、经常＝4分、总是＝5分,总得分范围为 12～60 分,得分越高表示患者自我护理行为水平越高,其中总分＜46 分为低水平,46～51 分为中等水平,≥52 分为高水平。症状体征管理包括 4 个条目,分别为条目 1、2、10、12,并发症预防包括 8 个条目,分别对应表中的其他条目。具体见表 5-20。

表 5-20 提示语:本调查包含了血透患者动静脉内瘘需要观察的各项内容。我们想了解您采取了哪些措施保护自己的动静脉内瘘,以利于更好地给予指导。答案没有对错之分,请您根据实际情况打"√"。每一条目只选择一个选项,谢谢您的配合。

表 5-20　血透患者动静脉内瘘自我护理行为量表

项目	从不	很少	有时	经常	总是
1. 血透过程中若发生抽筋,我会告诉护士					
2. 血透时若出现头痛或胸痛,我会告诉护士					
3. 如果有血肿形成,我会在 24 小时后涂抹药膏					
4. 我会每天检查瘘管处有无震颤感至少 2 次					
5. 我会每天检查内瘘侧的手指有无发冷					
6. 我会观察内瘘穿刺处是否出现红肿					
7. 我会保护内瘘侧手臂不受伤(刮伤、切伤和穿刺伤)					
8. 我会每天检查内瘘侧手指皮肤及指甲是否有颜色改变					
9. 我会保护内瘘侧手臂不受碰撞					
10. 如果内瘘侧的手指疼痛,我会告诉护士					
11. 我会注意内瘘侧手臂保暖					
12. 如果内瘘侧手破溃,我会告诉护士					

(四) 评估细则

1. 评估时机　血液透析患者动静脉内瘘自我护理行为的评估频率没有做详细说明,可依据专家组推荐的 AVF 评估与监测方案:建议每 3 个月一次。如果患者发生内瘘功能不良等,则可能需要更频繁的评估。

2. 评估注意事项

(1) AVF 穿刺透析治疗时间≥3 个月。

(2) 病情稳定,能够生活自理,且能正常沟通和交流

(3) 量表原则上由研究对象自行填写,对存在视力障碍或阅读困难者,调查者以中性无暗示语言逐条阅读协助其填写。

3. 评估结果与护理措施　量表分数范围为 12～60 分,得分越高表示患者自我护理行为水平越高,其中总分＜46 分为低水平,46～51 分为中等水平,≥52 分为高水平。

(1) 对于自我护理行为低水平的患者,需制订全面健康教育计划,包括并发症预防和症状体征管理,进行内瘘护理行为干预。

(2) 对于自我护理行为中等水平的患者,建议血透中心医护人员识别患者护理行为

中的薄弱环节,采用个性化健康教育,有针对性地提高内瘘自我护理行为水平。

(3) 对于自我护理行为高水平的患者,持续监督,做好复评工作。

(五) 案例分析

患者,李某,男性,67 岁,原发病为慢性肾小球肾炎,入室透析血管通路为左前臂自体动静脉内瘘,现血液透析治疗 3 月余。目前治疗方案为血液透析 1 次/周递增式透析,穿刺方法为绳梯法。通过血透护士询问,发现患者卫生习惯差,透析前没有清洗内瘘手臂皮肤的习惯,并且认为不需要触摸内瘘震颤,透析期间发生腹泻时没有向血透室医护人员汇报。

问题:(1) 在 ASBHD - AVF 评分下,患者内瘘自我护理行为水平如何?

(2) 如何针对性制定内瘘宣教计划?

三、血液透析患者自我管理评估

(一) 概述

维持性血液透析(MHD)是终末期肾病最常用的治疗方式,但只能部分代替肾脏的滤过和排泄功能,且不能代替肾脏的内分泌和代谢功能。因此,患者的健康状况和治疗效果不仅取决于透析技术,亦依赖于患者的自我管理,即接受规律透析的同时,要对饮食、液体的摄取等严格控制。良好的自我管理水平能够显著降低血液透析患者的病死率和并发症发生率,提高患者的生存质量。

(二) 意义

通过评估血液透析患者自我管理能力,协助医护人员甄别不同类型患者的管理问题及薄弱环节,采取针对性的干预措施,提高血液透析患者的自我管理能力,进而实现生活质量的良好提升。

(三) 评估表

1. 评估表选择及信效度　该量表由我国台湾学者宋艺君编制,由李慧等进行跨文化调试,量表的 Cronbach's α 系数为 0.87,重测信度为 0.86,各维度 Cronbach's α 系数分别为 0.846、0.825、0.738 和 0.622。

2. 评估表详情及赋值　量表包含伙伴关系(4 个条目)、问题解决(5 个条目)、执行自我护理活动(7 个条目)和情绪处理(4 个条目)4 个维度,共 20 个条目,采用 Likert 4 级评分法,得分 1、2、3、4 分别表示"从不""偶尔""经常""总是",总分 20～80 分,得分越高表示自我管理行为越好。详见表 5 - 21。

表 5 - 21 提示语:请您根据最近 3 个月的情况,根据实际情况打"√"。每一条目只选择一个选项。得分高低无关对错,谢谢您的配合。

表 5 - 21　血液透析患者自我管理量表

项目	从不	偶尔	经常	总是
1. 当血液检查的结果不理想时,我会寻找出现问题的原因				

（续表）

项目	从不	偶尔	经常	总是
2. 我会针对导致血液检查不理想的原因加以改进				
3. 即使在外饮食,我也会特意选择符合饮食原则的食物(比如,低盐、低钾、低磷)				
4. 我会特意选择含钾量较低的蔬菜、水果食用				
5. 我能完成动静脉内瘘的护理				
6. 当我对肾脏疾病有疑问时,会主动询问他人(比如医护人员、家人、朋友或其他病友)				
7. 当我出现不舒适的症状时,会思考是什么原因导致了这些症状及这些症状是何时发生的				
8. 我会按照医护人员的指导,将青菜烫过再烹调				
9. 透析之前我会事先清洁穿刺部位				
10. 我会控制液体的摄入,使每天体重增加不超过 1 kg				
11. 我会通过与护士的核对来确定透析机上的超滤量、血流速度、温度设定值是否正确				
12. 当我食用含磷较多的食物时,会酌情增加降磷的药物				
13. 当我对于肾脏疾病有疑问时,会主动从书籍、录像带、电视或网络中寻找肾脏病相关的信息				
14. 透析前,如果有必要,我会与医护人员探讨透析机上我所期望的血流速度和温度设定值				
15. 透析前,我会与医护人员一起决定穿刺部位				
16. 当我口渴想喝水时,我仍会想办法控制水分的摄入量				
17. 我能自在地与医护人员诉说我心理上的困扰				
18. 我会借助一些活动来减少透析所带来的心理困扰				
19. 透析前,我会主动告诉医师我想透多少供医师参考				
20. 我会寻求他人的帮助,减少透析所带来的情绪问题				

（四）评估细则

1. 评估时机　血液透析患者自我管理能力的评估频率没有做详细说明,但可参考肾脏疾病生活质量简表(KDQOL - SF™ 1.3):患者相对稳定,建议每年 2～4 次(每季度或每 6 个月)。如果患者透析处方发生变化等,则可能需要更频繁的评估。

2. 评估注意事项

（1）患者为规律透析治疗时间≥3 个月,病情稳定。

（2）量表原则上由研究对象自行填写,对存在视力障碍或阅读困难者,调查者以中性无暗示语言逐条阅读协助其填写。

3. 风险等级与护理措施　该量表总分为 20～80 分,得分越高表示患者总体自我管理行为越好。同时在进行量表评估时,应关注量表的 4 个维度,评估患者在伙伴关系、问题解决、执行自我护理活动和情绪处理 4 个维度的能力,从而甄别不同类型患者的管理问题及薄弱环节,采取针对性的干预措施。

（1）对于低分的患者,表示患者自我管理行为较差,表现为与医务人员互动较少,不主动参与透析方案的制订，不积极进行自我护理，不关注疾病进展，仅满足于完成日常透析。在临床工作中，医护人员需重点关注这类患者，给予全方位的关心和支持；应耐心细致、通俗易懂地为其讲解自我管理的要点，如利用食物模型，告知饮食注意事项；采用演示方法，教授血管通路的维护；通过观看视频让其了解常见并发症的处理。此外，与家属建立有效沟通，教授家属居家护理的技巧，配合、协助患者进行自我管理，共同促进管理能力提升。

（2）对于分高的患者，表示患者具有较强的自我管理能力。针对这类患者，医护人员应以支持和提醒为主；鼓励患者提出透析治疗问题，拓宽其知识面，从而达到持续巩固和强化管理能力的效果。另外，这类患者在同伴教育活动中具有重要的榜样作用，可将性格友善、善于分享的患者培养成同伴教育者，协助医护人员共同进行健康管理。

（3）在巴珍妮等学者的研究中，将一类患者定义为"自我管理被动型"。此类患者表现为问题解决和执行自我护理活动两个维度得分较高，在情绪处理和伙伴关系两个维度得分较低，表示患者能够关注和解决自身疾病问题，完成日常的疾病护理，但却未能与医护人员形成良好的合作伙伴关系，治疗稍显被动；同时，自身不善于进行表达和交流，情绪管理能力相对低下，是群体中较为特殊的一类。针对此类患者，医护人员应主动与患者建立良好的伙伴关系，加强疾病知识宣教，提高其疾病适应能力，从而强化其自我管理意识。此外，还应积极关注该类患者的心理状态，指导其通过运动、音乐、冥想等转移宣泄负性情绪。鼓励其在身体条件允许的情况下回归社会，提升自我价值感。

（五）案例分析

现病史：患者，王某，男性，34岁，初中文化水平。入室透析血管通路为左前臂自体动静脉内瘘，现血液透析治疗1年余。患者平日比较关心自身健康，能较好地完成日常的疾病护理，包括内瘘清洁等方面，遵从医嘱。但是通过观察发现，患者很少与其他透析患者有交流，在上机时与护士交流也较少。

问题：（1）该患者自我管理行为在4个维度可能会表现出什么特点？

（2）根据评估结果，医护人员应该如何提高患者整体自我管理能力？

四、维持性血液透析患者治疗依从性量表

（一）概述

目前，倡导一体化治疗，即为了获得较好的治疗效果，患者除接受透析治疗外还必须遵守严格的用药、饮食和液体摄入等方面的限制。维持性血液透析患者治疗效果的好坏很大程度上取决于患者的依从性。依从性降低将直接影响其临床结局，导致生活质量和睡眠质量下降。维持性血液透析患者的治疗依从性是指患者的饮食、液体摄入、用药及透析治疗等行为与医嘱的符合程度。

（二）意义

通过维持性血液透析患者治疗依从性量表评估，能够较准确地了解、评定血液透析患者的治疗依从行为，及早发现该类患者在遵医行为上存在的问题，进而为依从性的干预、健康教育及其效果评价提供有效的依据。

(三)评估表

1. 评估表选择及信效度 选用维持性血液透析患者治疗依从性量表。该量表由张艳于 2012 年编制,用于评估终末期肾病维持性血液透析患者治疗依从性,该量表考虑到饮食依从、液体摄入依从、用药依从和透析方案依从 4 个主要方面,涵盖血液透析患者依从性的各个方面。量表的分半信度系数为 0.881,重测信度为 0.943,内容效度为 0.877,说明量表信效度较好,能有效测评国内维持性血液透析患者治疗依从性。吴宗壁的研究亦证实了该量表具有较好的内部一致性。

2. 评估表详情及赋值 该量表包括饮食依从(8 个条目)、液体摄入依从(6 个条目)、用药依从(5 个条目)和透析方案依从(4 个条目),共 4 个维度 23 个条目。均采用 Likert 5 级评分,1 分=从来不这样,2 分=偶尔这样,3 分=有时这样,4 分=经常这样,5 分=总是这样。总分为 23～115 分,得分越高,意味着患者的依从性越好。详见表 5 - 22。

表 5 - 22 终末期肾病维持性血液透析患者治疗依从性量表

项 目	从不这样	偶尔这样	有时这样	经常这样	完全这样
1. 我会进食少油、少盐、少辣椒、酱油、味精等的清淡饮食					
2. 我能做到每天少量多餐					
3. 少吃含磷高的食物(如奶制品、花生、动物内脏、全谷类、蛋类等)					
4. 少吃含钾高的食物(如香菇、花菜、菠菜、空心菜、奶类、豆制品、坚果、荔枝、西瓜、香蕉及黄色水果等)					
5. 少吃含脂肪较高的食物(如油炸食品、肥肉等)					
6. 我会根据每日应摄入蛋白质的量来调节饮食种类					
7. 能听从医务人员对我饮食方面的建议					
8. 我每日计算摄入蛋白质、热量及其他营养物质的含量					
9. 我每日计算饮水量					
10. 每天都测量体重,以作为自己饮水的参考					
11. 我会严格限制每天的液体摄入量					
12. 我喝水用的杯子有容量刻度,以方便计算每日饮水量					
13. 能听从医务人员对我饮水量的建议					
14. 即使透析当天我也会严格控制饮水量					
15. 我会按时服药					
16. 我会按照医师要求的剂量服药					
17. 我会按医师要求的次数服药					
18. 我不会漏服药物					
19. 我只服用医师处方开的药物					
20. 每个星期我能按医师规定的次数去透析					
21. 每个星期我能按医师建议的透析日期去透析					
22. 每次透析时,我不会要求提前下机					
23. 我能按照医师制定的透析方案进行透析					

（四）评估细则

1. 评估时机　维持性血液透析患者治疗依从性的评估频率没有做详细说明，可参考肾脏疾病生活质量简表（KDQOL‑SF™ 1.3）：患者相对稳定，建议每年 2～4 次（每季度或每 6 个月）。如果患者透析处方发生变化等，则可能需要更频繁的评估。

2. 评估注意事项

（1）患者为规律透析治疗时间≥3 个月，病情稳定。

（2）量表原则上由研究对象自行填写，对存在视力障碍或阅读困难者，调查者以中性无暗示语言逐条阅读协助其填写。

3. 风险等级与护理措施　该量表总分为 23～115 分，得分越高意味着患者的依从性越好。同时在进行量表评估时，应关注量表的 4 个维度，评估患者的饮食依从、液体摄入依从、用药依从及透析方案依从，从而甄别不同类型患者的管理问题及薄弱环节，采取针对性的干预措施。

（1）对于依从性较差的患者，需制订全面健康教育计划，进行依从性的干预。

（2）对于依从性处于中等水平的患者，建议血透中心医护人员识别患者依从性行为的薄弱环节，采取针对性措施。

（3）对于依从性较高水平的患者，持续监督，做好复评工作。

（五）案例分析

现病史：患者，史某，男性，42 岁，血液透析治疗 2 年余，干体重 65 kg。患者目前每周 3 次血液透析，每次超滤量 3 000～4 000 mL，时有提前下机，生化检查示血钾：5.4 mmol/L，血磷：1.91 mmol/L，甲状旁腺素：112 ng/L，白蛋白：40 g/L，NT‑proBNP：9 000 pg/mL。询问患者独居，饮食以外卖较多，较少关注饮食，偶尔忘记服药。

问题：（1）作为责任护士，你认为患者目前治疗依从性如何？

（2）可以通过哪些方面的指导提高患者治疗依从性？

第六节　内镜操作护理评估

一、镇静/麻醉后离室（院）评估

（一）概述

消化道内镜诊疗技术是消化道疾病最常见、最可靠的方法，但也会给患者带来不同程度的痛苦及不适感。随着患者对医疗服务要求的不断提高，对消化内镜诊疗的舒适度需求也日益增加，镇静/麻醉下的消化内镜操作逐年增加，但镇静/麻醉本身具有一定的风险，有些并发症可造成严重后果，甚至死亡。此外，部分消化内镜治疗的操作，如内镜黏膜下剥离术（endoscopic submucosal dissection，ESD）、内镜下逆行胰胆管造影术（endoscopic retrograde cholangio pancreatography，ERCP）、经口内镜下肌切开术（peroral endoscopic myotomy，POEM）等已经与外科腹腔镜手术操作性质相似，必须在麻醉下完成,其麻醉目的也和外科相同。基于循证的镇静/麻醉内镜诊疗患者离内镜中心或医院管理可提高临床内镜护理质量。

（二）意义

消化内镜诊疗的镇静/麻醉下可消除或减轻患者在接受内镜检查或治疗过程中的疼痛、腹胀、恶心、呕吐等主观痛苦和不适感,尤其可以消除患者对再次检查的恐惧感,提高患者对消化内镜的接受度,同时为内镜医师创造更良好的诊疗条件。麻醉恢复室（postanesthesia cure unit，PACU）是镇静/麻醉结束后继续观察病情、防治镇静/麻醉后近期并发症、保障患者安全的重要场所。凡镇静/麻醉结束后尚未清醒（含嗜睡）,或虽已清醒但肌张力恢复不满意的患者均应进入麻醉恢复室。而离室标准评估对患者安全起着至关重要的作用。

（三）评估表

1. 评估表选择及信效度　选择镇静/麻醉后离院评分量表。2018 年,国家消化内镜质控中心、国家麻醉质控中心《中国消化内镜诊疗镇静/麻醉操作技术规范》提出门诊接受一般消化内镜诊疗镇静/麻醉患者可以用镇静/麻醉后离院评分量表来评价患者是否可以离院。

2. 评估表详情及赋值　该量表总分 0～10 分,评分超过 9 分,建议患者由亲友陪同离院。详见表 5 - 23。

表 5 - 23　镇静/麻醉后离院评分量表

指标	评 分 标 准
生命体征（血压和心率）	2＝变化在术前数值 20％范围内 1＝变化在术前数值 21％～40％ 0＝变化超出术前值的 41％以上
疼痛	2＝轻微 1＝中等 0＝严重
运动功能	2＝步态稳定/没有头晕 1＝需要帮助 0＝不能行走/头晕
手术出血	2＝轻微 1＝中等 0＝严重
恶心呕吐	2＝轻微 1＝中等 0＝严重

（四）评估细则

1. 评估时机　离开麻醉恢复室前评估或离开医院前评估。

2. 评估注意事项　评估者必须经过系统培训考核。

3. 评估结果与护理措施　门诊患者达到离院标准,可由亲友陪同离开内镜中心或医院;离开时告知患者饮食、活动、用药和随访时间等注意事项,嘱患者当日不可以从事驾驶、高空作业等,并给予文字指导,提供紧急情况联系电话等。

住院患者达到离室标准离开内镜中心返回病房时应注意:明确接送人员和陪同人员、交接医疗记录等。

若患者达不到离院标准,可考虑继续观察、对症处理、转入急诊、转入病房或 ICU 等。特殊情况下(如需要急症再次手术)对患者进行术前处理和准备。

二、结肠镜检查肠道准备的质量评估

(一) 概述

结直肠癌(colorectal cancer,CRC)已上升为我国排名第 2 的高发癌症,新发病例在我国高发癌症中增长最快,但也是世界卫生组织明确推荐通过定期筛查可有效预防的癌症。结肠镜检查(colonoscopy)被广泛用于结直肠癌筛查,是最常用的方法之一。结肠镜检查是一种侵入性的操作,要求患者的肠道内没有粪便残留,这就需要在检查前做好肠道准备(bowel preparation)。

(二) 意义

充分的肠道准备对于成功的结肠镜 CRC 筛查至关重要。良好的肠道准备可以提高结肠镜诊断的准确性和结肠镜治疗的安全性。不充分的肠道准备除了导致腺瘤检出率(adenoma detection rate,ADR)显著降低、漏诊率显著上升、操作时间延长、操作难度增加。同时,患者医疗费用增加。其中主要是重复准备和检查的费用,同时占用了医疗资源。

(三) 评估表

1. 波士顿肠道准备评分量表

(1) 评估表选择及信效度:波士顿肠道准备评分量表(Boston Bowel Preparation Scale,BBPS)于 2009 年制定(图 5 - 6)。BBPS 是目前最方便使用的、经彻底验证的量表。其组内相关系数为 0.74(95% 预测区间:0.67~0.80),一致性检验 $Kappa$ 系数为 0.77(95% 可信区间:0.66~0.87)。

(2) 评估表详情及赋值:该量表将大肠分为 3 段:左半肠段(降结肠、乙状结肠、直肠)、中间肠段(肝曲、横结肠、脾曲)、右半肠段(升结肠、盲肠)。它的评分是在结肠镜检查的退镜阶段,所有灌洗、抽吸操作之后进行。它也是根据肠段之间肠道准备的潜在差异,按结肠段进行评分,同 OBPQS。它用数值替代主观、定性的术语,如优秀、良好、一般或较差,能更清楚描述肠腔状况,包括液体、粪便等。结肠各节段的评分范围为 0~3,得分越高表示清洁效果越好,总得分范围为 0~9。

(3) 评估细则:

1) 评估时机:结肠镜检查时,完成清洗操作即所有灌洗、抽吸操作后进行。

2) 评估注意事项:各肠段独立评分:左半肠段(降结肠、乙状结肠、直肠)、中间肠段(肝曲、横结肠、脾曲)和右半肠段(升结肠、盲肠)。

3) 评估结果与护理措施:通过各肠段评分相加获得总分,最低 0 分(很差)到最高 9

分(极好)。总分≥6 分且任何一个肠段评分≥2 分定义为肠道准备合格。

BBPS	3	2	1	0
3=Excellent 2=Good 1=Poor 0=Inadequate				
LC	☐	☐	☐	☐	☐
TC	☐	☐	☐	☐	☐
RC	☐	☐	☐	☐	☐
BBPS= ☐				

LC(降结肠、乙状结肠、直肠)	TC(肝曲、横结肠、脾曲)	RC(升结肠、盲肠)	总分(分)

图 5-6　波士顿肠道准备量表

注:评分标准,0 分:大量固体粪便残存,需重新肠道准备;1 分:部分肠段存在液体及半固态粪便,影响观察;2 分:少量粪便残存,不影响观察;3 分:微量或无固液态粪便残存,观察效果优。

鉴于肠道准备的重要性和复杂性,护士应向患者提供口头和书面指导,提醒患者在结肠镜检查前至少 3 天阅读该指导。指导应简单、易行,并使用患者能够理解的语言。有条件的可联合电话、短信、微信及 APP 等辅助方式指导患者进行肠道准备。在清洁肠道之后,护士应了解患者解便次数和末次解便的性状,若解便超过 3 次且末次解便呈透明的淡黄色,即可尽快安排检查。若解便仍有稀糊状或固体粪便,应分析以下肠道准备不充分的相关风险因素,并采取相应干预措施,包括:以往肠道准备不充分、便秘史、使用可能引起便秘的药物(即三环类抗抑郁药和阿片类药物)、痴呆或帕金森病、男性、健康素养(即认知技能)低、患者参与度低、肥胖、糖尿病、肝硬化、在结肠镜检查前一晚服用全部肠道清洁剂(而不是分次服用)、开始结肠镜检查的时间较晚。

对于因不按指导而导致肠道准备不充分的患者,应提供咨询并指导其再次尝试相同的肠道准备方案。对于不能耐受最初使用的清洁剂或效果不佳的患者,应更换清洁剂。如果患者的肠道准备情况极差(如仍有固体粪便),则在无禁忌证的情况下可加用另一种轻泻药或再次使用该清洁剂 2 天,采用分次给药并预约在上午进行结肠镜检查。

2. Aronchick 量表

(1) 评估表选择及信效度。Aronchick 量表是最早发表并使用的量表,它评价的是有粪便覆盖的结直肠黏膜占整个结直肠黏膜的百分比。它用在未进行任何冲洗和吸引之前。一项有效性研究发现,盲肠(0.76)和全结肠(0.77)的观察者间信度 $kappa$ 组内相关性系数($ICCs$)较高,但远端结肠(0.31)和升结肠段的相关性系数较低。

（2）评估表详情及赋值。该量表根据肠道准备后行结肠镜检查时所见肠道内残留粪便、液体覆盖肠黏膜的面积百分比将肠道准备效果分为 5 个等级，如表 5-24 所示。

表 5-24　Aronchick 量表

分数（分）	评 分 标 准
1	极好：有少量清亮液体，可见黏膜＞95％
2	良好：清亮液体占据 5％～25％ 的黏膜，但可见黏膜＞90％
3	一般：有半固体残留且无法灌注和抽吸，但可见黏膜＞90％
4	差：有半固体残留，且无法灌注和抽吸，而可见黏膜＜90％
5	不充分：需要重新准备后检查

（3）评估细则。

1）评估时机：结肠镜检查时，未行任何冲洗和吸引前进行。

2）评估注意事项：是对全结肠的评分，而不是将肠段区分来评分。

3）评估结果与护理措施：全结肠评分，最低 1 分（极好）到最高 5 分（不充分）。未提出肠道准备充足与不充足的阈值。护理措施同 BBPS。

3. 渥太华肠道准备量表

（1）评估表选择及信效度：渥太华肠道准备量表（Ottawa Bowel Preparation Quality Scale，OBPQS）是第 2 个发表并使用的量表。它将大肠分为 3 段：右半结肠，结肠中段和左半结肠。它不仅衡量清洁度，还加入全结肠内的液体量评分，评价为达到最佳视野而进行冲洗与吸引的情况。此外，OBPQS 并未将评分与可见黏膜百分比的主观估计联系起来，研究人员认为这可能会提高观察者之间的可靠性。在一项与 Aronchick 量表比较的信度和效度研究中，观察者间评分相关系数更高（0.89 vs 0.62，分别 $P＜0.001$）。$kappa$ ICCs 对 OBPQS 和 Aronchick 量表也有显著的优势［0.94（95％ 可信区间：0.91～0.96）vs 0.77（95％ 置信区间：0.65～0.84）；$P＜0.001$］。OBPQS 的间期一致性更强，并且测量的 3 个不同肠段的 OBPQS 的可靠性和一致性非常高，且节段之间没有显著差异。

（2）评估表详情及赋值：渥太华肠道准备量表针对各肠段按清洁至最差分 5 级为 0～4 分，见表 5-25，针对全结肠内液体量评分，少量、中量、大量分别为 0 分、1 分、2 分，见表 5-26。量表总分 0～14 分，总分≤7 分提示肠道准备合格。

表 5-25　针对各肠段评分标准

分数（分）	评 分 标 准
0	极好：黏膜细节清晰可见，几乎没有粪便残留物；如果有液体，它是透明的，几乎没有粪便残留物
1	良好：一些浑浊的液体或粪便残留物，但黏膜细节仍可见，无须清洗/抽吸
2	一般：一些粪便残余物的浑浊液体使黏膜细节模糊；然而，通过抽吸，黏膜细节变得清晰可见，无须清洗

分数(分)	评 分 标 准
3	粪便遮挡黏膜细节和轮廓;通过抽吸和清洗可获得视野
4	固体粪便掩盖黏膜细节,冲洗和抽吸也不能清除

表 5‒26　针对全结肠液体量评分标准

分数(分)	评 分 标 准
0	少量液体
1	中等液体
2	大量液体

（3）评估细则。

1）评估时机:结肠镜检查时,未行任何冲洗和吸引前进行。

2）评估注意事项:按肠段评分左半肠段、中段肠段、直乙结肠进行评分。但是评价液体量为全结肠单一评分,不计入总分。

3）评估结果与护理措施:通过各肠段评分相加获得总分,最低 0 分(极好)到最高 14 分(不充分)。评价全结肠液体量为单一评分,最低 0 分(少量)到最高 2 分(大量)。未提出肠道准备充足与不充足的阈值。护理措施同 BBPS。

4. Harefield 清洁量表

（1）评估表选择及信效度:Harefield 清洁量表是 20 世纪 90 年代开发的。与 BBPS 一样,它也是在清洗和抽吸后对各肠段进行评分(表 5‒27)。有研究对 337 例结肠镜检查中 Harefield 清洁量表与 Aronchick 量表进行比较的验证研究发现,两种量表之间存在高度的泊松(Pearson)相关性($r=0.833$),Spearman 相关系数为 -0.778(相关系数为负,因为在 HCS 和 Aroncick 量表中,清洁质量的提高由不同方向表示)。ROC 曲线分析与 Aroncick 量表的对比显示,曲线下面积为 0.945,在最佳评分截止点的灵敏度为 99%,特异度为 83%。询问者可靠性分析得出 ICC 为 0.457(95% 置信区间:0.366~0.539)。研究者之间的 Cohen $kappa$ 评分在 0.15~0.27 之间显示出轻微到公平的一致性。基于 0.81 的 Cronbach's α 系数,内部一致性是可以接受的,并且重新测试的可靠性评估显示总体 $kappa$ 为 0.639。

表 5‒27　Harefield 清洁量表

分数(分)	评 分 标 准
0	不可移动的,固体的,坚硬的粪便
1	半固体,仅部分可移动的粪便
2	棕色液体/完全可移除的半固体粪便
3	清亮液体
4	没有、清洁

（2）评估表详情及赋值：Harefield 清洁量表通过各肠段评分相加获得总分，最低 0 分（很差）到最高 20 分（极好）。根据肠段得分情况分为 A 级、B 级、C 级和 D 级。A 级是 5 段结肠均为 3~4 分，B 级是≥1 段结肠为 2 分，C 级是≥1 段结肠为 1 分，D 级是≥1 段结肠为 0 分。A 级和 B 级提示肠道准备充分，C 级和 D 级提示肠道准备不充分，需要重新准备。

（3）评估细则：

1）评估时机：结肠镜检查时，在冲洗和吸引后进行。

2）评估注意事项：各肠段独立评分：直肠、乙状结肠、左半结肠、横结肠和右半结肠。

3）评估结果与护理措施：通过各肠段评分相加获得总分，最低 0 分（很差）到最高 20 分（极好）。肠道准备的分级，A 级：无肠段得分<3 分或 4 分；B 级：≥1 肠段得分为 2 分，但无肠段<2 分；肠道准备不合格；C 级：≥1 个肠段得分为 1 分，但没有肠段<1 分；D 级：≥1 个肠段得分为 0 分。护理措施同 BBPS。

5. 芝加哥肠道准备量表

（1）评估表选择及信效度：与 Harefield 清洁量表一样，芝加哥肠道准备量表是为了解决其他常用肠道准备量表的局限性而开发的。在清洗或抽吸之前和之后进行评分，并单独进行液体评分作为次要措施（与 OBPQS 一样，未计入总分）。一项验证研究结果显示，芝加哥肠道准备量表（0.624~0.72）的患者间一致性 $kappa$ 系数高于 OBPQS（0.493~0.655）和 BBPS（0.545~0.661），但这些差异并不显著。芝加哥肠道准备量表和 OBPQS 总结肠液评分的 $Kappa$ 系数，以及患者间一致性的泊松（Pearson）相关系数也相似。

（2）评估表详情及赋值：通过各肠段评分相加获得总分，最低 0 分（未准备）到最高 36 分（极好）。全结肠液体量评分：最低 0 分（微量）到最高 3 分（大量）。未提出肠道准备充足与不充足的阈值（表 5-28、5-29）。

表 5-28　针对各肠段评分标准

分数（分）	评 分 标 准
0	未准备好的结肠段，粪便不能清除（>15%的黏膜不可见）
5	清洗后可见部分黏膜，但由于残留物质 15%的黏膜不可见
10	清洁后有少量残余物质，但肠段黏膜通常可见
11	冲洗后可见完整的肠段黏膜
12	冲洗或抽吸前可见完整的肠段黏膜

表 5-29　针对全结肠液体量评分标准

分数（分）	评 分 标 准
0	微量液体（≤50 mL）
1	少量液体（51~150 mL）
2	中等液体（151~300 mL）
3	大量液体（>300 mL）

（3）评估细则：

1）评估时机：结肠镜检查时，未行任何冲洗和吸引前进行液体量评分，清洗或抽吸后进行各肠段评分。

2）评估注意事项：各肠段独立评分：右半肠段（盲肠至肝曲）、中间肠段（肝曲至脾曲）及左半肠段（脾曲至直肠）。但是评价液体量为全结肠单一评分，不计入总分。

3）评估结果与护理措施：通过各肠段评分相加获得总分，最低 0 分（未准备）到最高 36 分（极好）。全结肠液体量评分：最低 0 分（微量）到最高 3 分（大量）。未提出肠道准备充足与不充足的阈值。护理措施同 BBPS。

6. New Jersey 肠道准备量表

（1）评估表选择及信效度：为了克服目前肠道准备评分系统的局限性，开发了 New Jersey 肠道准备量表（表 5-30）。一项单中心的研究显示，组内相关系数值 New Jersey 肠道准备量表的值最高，为 0.988，而 BBPS 和 OBPQS 的值分别为 0.883 和 0.894。

（2）评估表详情及赋值：量表的最终得分为 3 个肠段的平均分。

表 5-30　New Jersey 肠道准备量表

分数（分）	评 分 标 准
0	少于 1 个象限存在残余粪便或完全清晰。表示最干净的分数
25	至少 1 个但少于 2 个象限中存在残余粪便。无固体粪便存在于任何象限中
50	至少 2 个象限中存在残余粪便或任何象限中有固体粪便。表示最不干净的分数

（3）评估细则：

1）评估时机：结肠镜检查时，在冲洗和吸引后进行。

2）评估注意事项：各肠段独立评分：右半结肠、横结肠、左半结肠。统计总吸引量。

3）评估结果与护理措施：最终得分为 3 个肠段的平均分；如果总吸引量超过 500 mL，则最终得分＝平均分＋15 分（表 5-31）。

表 5-31　New Jersey 肠道准备最终得分及评价

最终得分（分）	评价	推荐再次肠镜检查的时间
0～15	极好	按指南
15～30	良好	3～5 年
30～45	普通	1～3 年
＞45	差	1 年或尽快

（四）案例分析

患者，朱某，男性，54 岁。

主诉：体检发现大便隐血 1 周。

现病史：患者于 1 周前体检发现大便隐血（＋＋＋），肛指未及异常，其余无特殊阳性结果，不伴有恶心、呕吐、腹痛及腹泻等不适症状。现为求结肠镜检查入院。患者病程中，精神可，胃纳可，夜眠可，二便无殊，体重无明显降低。

既往史：糖尿病 5 年。

个人史：吸烟 30 余年，每天约 1 包；酗酒，每天约 2 两白酒。

家族史：3 年前父亲因结肠癌去世。

体格检查：身高 168 cm，体重 81 kg。

辅助检查：CA199：66.7 U/mL，余无殊。

结肠镜诊疗：镇静/麻醉下，距肛缘 35 cm 处见一大小约 2.5 cm×2.0 cm 的侧向发育型息肉，表面黏膜光滑，予内镜黏膜下剥离术（endoscopic mucosal dissection，ESD）；距肛缘 20 cm、30 cm、50 cm 各见一大小 0.4～0.6 cm 息肉，均予内镜下黏膜切除术（endoscopic mucosal resection，EMR）；余所见黏膜均无充血水肿。手术顺利，患者安返。

结肠镜诊疗结果如图 5-7。

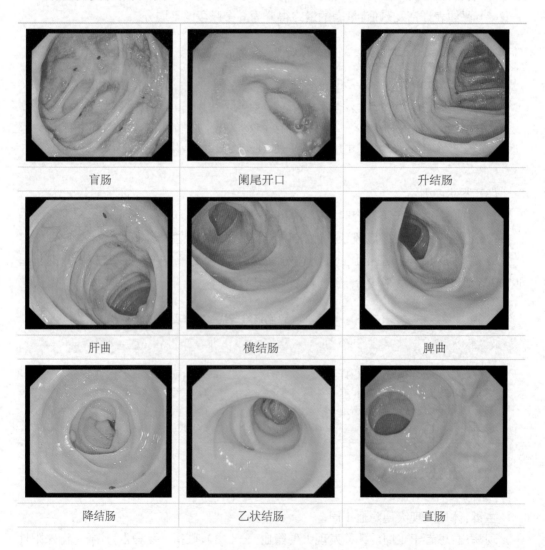

盲肠	阑尾开口	升结肠
肝曲	横结肠	脾曲
降结肠	乙状结肠	直肠

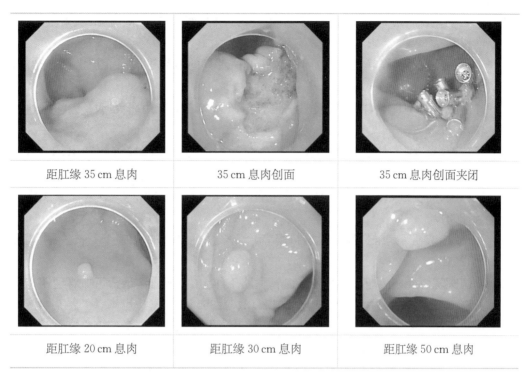

| 距肛缘 35 cm 息肉 | 35 cm 息肉创面 | 35 cm 息肉创面夹闭 |
| 距肛缘 20 cm 息肉 | 距肛缘 30 cm 息肉 | 距肛缘 50 cm 息肉 |

图 5-7　结肠镜检查

　　结肠镜诊疗病理学报告：(距肛缘 20 cm、30 cm、50 cm)管状腺瘤伴上皮内瘤变低级别；(距肛缘 35 cm)管状腺瘤伴上皮内瘤变低级别，部分区呈上皮内瘤变高级别，水平及基底切缘均未见病变累及。

　　问题：(1) 该患者结肠镜诊疗波士顿肠道准备评分为多少？

　　　　　(2) 根据《中国早期结直肠癌筛查及内镜诊治指南(2014 年,北京)》，应建议患者何时复查结肠镜？

(周云峰　吴　燕　肖沙璐　曹艳佩　葛霄琳　卢文文　王　萍)

参考文献

[1] 蔡贤黎,张琦,方芳,等. 无痛内镜诊疗患者离院管理的循证实践[J]. 中国实用护理杂志,2019,35(24):1869-1872.

[2] 陈香美. 腹膜透析标准操作规程[M]. 北京:人民军医出版社,2010.

[3] 国家消化内镜质控中心,国家麻醉质控中心. 中国消化内镜诊疗镇静/麻醉操作技术规范[J]. 中华消化内镜杂志,2018,35(12):946-949.

[4] 贾赤宇. 伤口评估过程中应加入循证医学元素[J]. 感染、炎症、修复,2014,15(02):67-69.

[5] 李加敏,庞冬,张剑锋,等. 造口周围皮肤评估工具的研究进展[J]. 护理研究,2019,33(24):4267-4270.

［ 6 ］宋艺君. 血液透析病患自我管理量表之建构与测试［D］. 高雄：高雄医学大学,2009.

［ 7 ］王蒙蒙,冯尘尘,程静霞. 造口周围皮肤评估工具的研究进展［J］. 护士进修杂志,2018,33(18):1656 - 1658.

［ 8 ］徐薇薇. WOWI 量表的汉化及其在慢性伤口患者中的应用研究［D］. 天津医科大学,2017.

［ 9 ］杨琼琼,余学清. 腹膜透析相关感染的防治指南［J］. 中华肾脏病杂志,2018,34 (02):139 - 148.

［10］姚礼庆、周平红、钟芸诗. 下消化道疾病内镜综合诊治［M］. 北京：人民卫生出版社,2021.

［11］张艳. 终末期肾病维持性血液透析患者治疗依从性量表的编制［D］. 长沙：中南大学,2012.

［12］中国医院协会血液净化中心分会血管通路工作组. 中国血液透析用血管通路专家共识(第 2 版)［J］. 中国血液净化,2019,18(6):365 - 381.

［13］中华医学会消化内镜分会麻醉协作组. 常见消化内镜手术麻醉管理专家共识［J］. 临床麻醉学杂志,2019,35(2):177 - 185.

［14］Beitz J, Gerlaeh M, Ginsburg P, et al. Content validation of a standardized algorithm for ostomy care ［J］, Ostomy Wound Management，2010, 56 (10): 22 - 38.

［15］Clemence B J, Maneval R E. Risk factors associated with catheter-related upper extremity deep vein thrombosis in patients with peripherally inserted central venous catheters: literature review part 1［J］. J Infus Nurs, 2014, 37 (3): 187 - 196.

［16］Dowsett C G M, Harding K. Taking wound assessment beyond the wound edge ［J］. Wound International, 2015,6(1):6 - 10.

［17］Falanga V. Classifications for wound bed preparation and stimulation of chronic wounds ［J］. Wound Repair Regen，2000,8(5):347 - 352.

［18］Hays R D, Kallich J, Mapes D, et al. Kidney disease quality of life short form (KDQOL - SF ＆trade;), Version 1. 3: A manual for use and scoring ［M］. Santa Monica, CA: RAND Corporation, 1997.

［19］Jemee G B, Martins L, Claessens I, et al. Assessing peristomal skin changes in ostomy patients: validation of the ostomy skin tool ［J］. British J Dermatology, 2011,164(2):330 - 335.

［20］Maneval R E, Clemence B J. Risk factors associated with catheter-related upper extremity deep vein thrombosis in patients with peripherally inserted central venous catheters: a prospective observational cohort study part 2［J］. J Infus Nurs, 2014,37(4):260 - 268.

[21] Sabri A，Szalas J，Holmes K S，et al. Failed attempts and improvement strategies in peripheral intravenous catheterization [J]. Bio-Medical Materials and Engineering，2013,23(1):93-108.

[22] Seeley M A，Santiago M，Shott S. Prediction tool for thrombi associated with peripherally inserted central catheters [J]. J Infus Nurs，2007,30(5):280-286.

[23] Sousa C N，Figueiredo M H，Dias V F，et al. Construction and validation of a scale of assessment of self-care behaviours anticipatory to creation of arteriovenous fistula [J]. J clinical nursing，2015,24:3674-3680.

[24] Szeto C，Li P K，Johnson D W，et al. ISPD catheter-related infection recommendations: 2017 update [J]. Peritoneal Dialysis International: Journal of the International Society for Peritoneal Dialysis，2017,37(2):141-154.

[25] Upton D，Upton P，Alexander R. Well-being in wounds inventory (WOWI): development of a valid and reliable measure of well-being in patients with wounds [J]. J Wound Care，2016,25(3):114,6-20.

[26] Weisbord S D，Fried L F，Arnold R M，et al. Development of a symptom assessment instrument for chronic hemodialysis patients: the Dialysis Symptom Index [J]. J Pain Symptom Manage，2004,27(3):226-240.

图书在版编目(CIP)数据

实用临床护理评估工具手册/秦薇主编. —上海:复旦大学出版社,2024.8
(实用临床护理规范系列/张玉侠总主编)
ISBN 978-7-309-17411-3

Ⅰ.①实… Ⅱ.①秦… Ⅲ.①护理-评估-手册 Ⅳ.①R47-62

中国国家版本馆 CIP 数据核字(2024)第 088306 号

实用临床护理评估工具手册
秦　薇　主编
责任编辑/江黎涵

复旦大学出版社有限公司出版发行
上海市国权路 579 号　邮编:200433
网址:fupnet@ fudanpress. com　http://www. fudanpress. com
门市零售:86-21-65102580　　团体订购:86-21-65104505
出版部电话:86-21-65642845
上海丽佳制版印刷有限公司

开本 787 毫米×1092 毫米　1/16　印张 22.5　字数 493 千字
2024 年 8 月第 1 版第 1 次印刷

ISBN 978-7-309-17411-3/R · 2097
定价:88.00 元

如有印装质量问题,请向复旦大学出版社有限公司出版部调换。